Friedhelm Scheffel
Lebenswelt in der Pflege
Anforderungen an die berufliche Pflege

Schriftenreihe

GESUNDHEIT - PFLEGE - SOZIALE ARBEIT

Band 8

HERAUSGEGEBEN VON

Sabine Bartholomeyczik, Frankfurt am Main
Eberhard Göpel, Magdeburg
Stefan Görres, Bremen
Hans-Günther Homfeldt, Trier
Ulrich Laaser, Bielefeld
Albert Mühlum, Heidelberg

Friedhelm Scheffel

Lebenswelt in der Pflege

Anforderungen an die berufliche Pflege

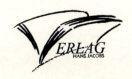

Die Deutsche Bibliothek - CIP-Einheitsaufnahme
Friedhelm Scheffel
Lebenswelt in der Pflege : Anforderungen an die berufliche Pflege /
Friedhelm Scheffel. - Lage : Jacobs, 2000
   (Gesundheit - Pflege - soziale Arbeit ; Bd. 8)
   ISBN 3-932136-53-5

Redaktion der Schriftenreihe:
Dr. Jürgen Breckenkamp MPH
Institut für Bevölkerungsforschung und Sozialpolitik (IBS)
Universität Bielefeld
Postfach 100 131
D-33501 Bielefeld
Tel.:   0521-106/5166
Fax: 0521-106/6021
E-Mail: jbrecken@ibs-serv.ibs.uni-bielefeld.de

ISBN 3-932136-53-5

Vorwort

Krankheit, Hilfs- und Pflegebedürftigkeit stellen im Alter ein komplexes Problem dar, denn physische, psychische und soziale Prozesse sind auf das Engste miteinander verknüpft. Dieses für die Erhaltung oder Förderung von Selbständigkeit wesentliche Geflecht kann ohne den Bezug zur Lebenswelt der Betroffenen nur unvollständig aufgeklärt und nutzbar gemacht werden. Dieser Befund gilt auch für die Bewältigung von Krankheit, Hilfs- und Pflegebedürftigkeit. Relevant wird diese Einsicht nicht zuletzt für pflegerisches Handeln und die Ausbildung in der Pflege.

Die vorliegende Publikation ist der gelungene Versuch, durch die Auseinandersetzung mit dem Begriff Lebenswelt einen neuen Ansatz für die zu-Pflegenden-Orientierung in der beruflichen Pflege aufzuzeigen.

Zunächst erfolgt eine Auseinandersetzung mit einschlägigen Theorien zur Lebenswelt entlang zweier Intentionen. Neben Darstellung und Kritik ausgewählter Theorien geht es um die Ermittlung unterschiedlicher Dimensionen von Lebenswelten. Der theoretische Bezugsrahmen wird sodann verknüpft mit der Praxis der Lebenswelt älterer Menschen, der nicht zu leugnenden Individualität von Lebenswelten älterer Menschen bis hin zur Bewältigung von Problemen im Alter und damit verbundenen Anforderungen an die berufliche Pflege. Beispielhaft dargestellt wird dies etwa am Case-Management, an der multidisziplinären Zusammenarbeit, an der Organisation von Pflegearbeit ebenso wie an Instrumenten für eine lebensweltorientierte Pflege: Biographiearbeit, Fallbesprechung, Pflegevisite, nicht direktive Beratung und Pflegedokumentation.

Ein weiterer Schwerpunkt ist die Frage, inwieweit in den Einrichtungen der Altenhilfe organisatorische Bedingungen vorfindbar sind, die eine Orientierung der Pflegearbeit an den Lebenswelten von Pflegenden gestatten. Dabei kommt der Autor unweigerlich zu dem Schluß, daß gegenwärtig eine Reihe negativer Auswirkungen in Einrichtungen anzutreffen sind, die eine Orientierung von Pflegearbeit an Lebensweltkonzepten erheblich erschweren. Konsequenterweise werden deshalb Gestaltungsoptionen vorgestellt, die dazu beitragen könnten, die gegenwärtigen Bedingungen für eine Lebensweltorientierung von Pflegearbeit zu optimieren. Eine wichtige Voraussetzung dazu sind Aus-, Fort- und Weiterbildung von Pflegeberufen.

Dazu werden Ansätze für zukünftige Unterrichtskonzepte formuliert, angefangen bei didaktischen Modellen für eine an den Lebenswelten von Lehrenden und Lernenden orientierten Bildung über Unterrichtskonzepte bis hin zu Curricula. Der Autor weist in diesem Zusammenhang der Entwicklung von Schlüsselkompetenzen einen besonderen Stellenwert zu. Belegt wird die Bedeutung von Schlüsselkompetenzen anhand der Beispiele Wahrnehmen, hermeneutisches Verstehen, Empathie und Anpassungsfähigkeit.

Die vorliegende Publikation ist ein wesentlicher Beitrag für die Einführung des Lebensweltbegriffes in die Pflegewissenschaft. Es wird deutlich, daß gerade bei älteren Menschen Biographiearbeit und Lebensweltorientierung unverzichtbar sind. Darüber hinaus erhält die berufspädagogische und pädagogisch-didaktische Diskussion in der Pflegebildung durch die Ausführungen zu den Lebenswelten von Lehrenden und Lernenden wertvolle Anregungen.

Bremen, im Dezember 1999 Prof. Dr. Stefan Görres

Inhalt

10

1 Einleitung

Diese Veröffentlichung wird durch eine Auseinandersetzung mit dem Begriff Lebenswelt geprägt. Ziel der nachfolgenden Ausführungen ist es, mit dieser Auseinandersetzung einen Ansatz für die Zu-Pflegenden-Orientierung in der beruflichen Pflege aufzuweisen. Die Realisierung des Vorhabens vollzieht sich in drei Schritten: 1. eine Annäherung an den Begriff Lebenswelt 2. das Aufzeigen von Auswirkungen der Lebenswelten alternder Menschen auf berufliches Pflegehandeln und 3. das Entwickeln notwendiger Folgerungen für die berufliche Pflege.

Lebenswelt ist ein Verbund unterschiedlicher Dimensionen des menschlichen Seins. Beispiele für Dimensionen von Lebenswelt sind Erfahrungen, Haltungen und Kreativität. Lebenswelt beeinflußt das Aufkommen von Pflegebedürftigkeit und unterliegt dem Einfluß von Pflegebedürftigkeit als ein herausragendes Problem in Alternsprozessen. Von Interesse dürfte sein, einen solchen Einfluß unterstellt, welche Konsequenzen das Aufkommen von Pflegebedürftigkeit für die Lebenswelten von alternden Menschen haben kann. Für berufliche Pflege sind die Auswirkungen der Lebenswelten von alternden Menschen insbesondere dann relevant, wenn Pflegebedürftigkeit eingetreten ist.

Besonderes Gewicht erhält deshalb die Auseinandersetzung mit Auswirkungen der Lebenswelten von zu Pflegenden. Es erfordert wenig Phantasie, sich vorzustellen, daß vorhandene Lebenswelten berufliches Pflegehandeln und deren Ziele wesentlich beeinflussen können und müssen. Zugespitzt formuliert: Lebenswelten von zu Pflegenden können berufliches Pflegehandeln erlauben oder ausschließen, fördern oder beeinträchtigen. Herausragende Bedeutung kommt der Frage zu, ob und inwieweit berufliches Pflegehandeln die vorhandenen Lebenswelten von zu Pflegenden aufgreift.

Das Wissen um Lebenswelten, deren Auswirkungen und Veränderungen führt zu der Frage, welche Anforderungen für berufliche Pflege sich aus diesem Wissen ergeben. Für die Orientierung von Pflegearbeit an den Lebenswelten von zu Pflegenden sind Leitkriterien zu entwickeln. Eine angemessene Würdigung von Lebenswelten erfordert angemessene Konzepte. Für die Auseinandersetzung mit unterschiedlichen Lebenswelten ist die Entwicklung von Arbeitsinstrumenten unerläßlich. Wer Pflegenden und zu Pflegenden eine Lebenswelt zugesteht, kommt nicht umhin, fachliche Kompetenzen diesem Umstand Rechnung tragen zu lassen. Für die Auseinandersetzung mit unterschiedlichen Lebenswelten ist die Entwicklung von Arbeitsinstrumenten unerläßlich. Nicht zuletzt gilt es, fachliche Kompetenzen den Lebenswelten Rechnung tragen zu lassen. Die sich abzeichnenden Anforderungen erzwingen eine Reflexion von Aus-, Fort- und Weiterbildung in Pflegeberufen.

Berufliches Pflegehandeln vollzieht sich wesentlich anhand theoriegeleiteten Wissens und individueller Erfahrungen. Für die Pflegearbeit relevante Erfahrungen erwachsen aus der praktischen Arbeit, entstammen darüber hinaus den Lebenswelten der Pflegenden. Berufliche Pflege unterliegt somit auch den Auswirkungen der Lebenswelten von Pflegenden. Die Auswirkungen der Lebenswelten von Pflegenden sollen deshalb in dieser Arbeit zumindest angedeutet werden.

Unterschiedliche Erfahrungen in der eigenen Pflegepraxis haben mich bewogen, nach Erklärungen für auftretende Phänomene zu suchen. Ein bemerkenswertes Phänomen ist die unterschiedliche Akzeptanz, die zu Pflegende den Intenventionen beruflicher Pflege entgegenbringen. Pflegerische Interventionen in stationären Einrichtungen werden nach meinem Eindruck von zu Pflegenden zumindest relativ gut akzeptiert. Ein herausragendes Phänomen in der ambulanten Versorgung hingegen ist, daß pflegerische Interventionen an enge Grenzen stoßen, Interventionen weniger gut akzeptiert sind. Die individuelle Akzeptanz beruflichen Pflegehandelns scheint von ganz unterschiedlichen Bedingungen abhängig zu sein. Das Akzeptieren oder Ablehnen von Pflegearbeit wird, so eine vorläufige Hypothese, möglicherweise entscheidend durch die Entfaltung vorhandener Lebenswelten beeinflußt. Die Auseinandersetzung mit dem hier genannten Phänomen hat zentrale Bedeutung für mein eigenes Pflegeverständnis.

Lebenswelt zeigt sich als vom Subjekt leiblich-konkret erlebter Weltbezug (vgl. MERLEAU-PONTY 1966). Mit dieser Perspektive wird dem Leib von zu Pflegenden eine herausragende Bedeutung zugewiesen.

Lebenswelt tritt als soziale Wirklichkeit zutage, mit der ein Subjekt vielfältig verknüpft ist (vgl. SCHÜTZ 1974, SCHÜTZ/LUCKMANN 1979). Die sozialen Dimensionen pflegerischen Handelns sind bis vor wenigen Jahren weitgehend unberücksichtigt geblieben. Berufliche Pflege, ausgeprägt an den Naturwissenschaften orientiert, hat allenfalls die Beziehung von Pflegenden und zu Pflegenden thematisiert. Die soziale Umwelt der zu Pflegenden sowie die Wechselwirkungen zwischen den zu Pflegenden und deren sozialer Umwelt wurden nahezu ignoriert. Den Auswirkungen des sozialen Umfeldes auf zu Pflegende und den Auswirkungen des Handelns von zu Pflegenden auf das soziale Umfeld ist ein hoher Stellenwert beizumessen (vgl. beispielsweise GROND 1992). Das menschliche Individuum und die Wechselwirkungen mit der sozialen Umwelt sind wesentliche Merkmale in unterschiedlichen Theorien von Lebenswelt.

Das Handeln von zu Pflegenden vollzieht sich vor dem Hintergrund einer Lebenswelt mit unterschiedlich ausgeprägten Merkmalen. Kulturelles Wissen ist ein Merkmal von Lebenswelten (vgl. HABERMAS 1997). Wissen kann als ein Fundus kulturell vermittelter Deutungsmuster betrachtet werden. Lebenswelt dient als ein Vorrat selbstverständlicher Haltungen und/oder unerschütterter Auffassungen. Diese Auffassungen und Haltungen dienen Handelnden als Instrumente für die Deutung der jeweiligen Handlungssituation und der in ihnen ablaufenden Kommunikation. HABERMAS begreift Lebenswelt als „Vorrat an Deutungsmustern" (HABERMAS 1997: 189), die kulturell überliefert und sprachlich organisiert sind. Die Bildung von Sinn greift auf vorhandene Deutungsmuster zurück, ist aber immer auch Ergebnis sich verändernder Bedingungen. Die Verständigung über pflegerische Interventionen gerät womöglich deshalb nicht selten so problematisch, weil die beständige Reproduktion der Lebenswelt aufgrund von Pflegebedürftigkeit beeinträchtigt ist. Mit einer gewissen Portion Zynismus ließe sich behaupten, pflegerische Intervention stoße in stationären Einrichtungen deshalb auf vergleichsweise gute Akzeptanz, weil den Pflegenden keine Lebenswelt entgegenwirke. Die Lebenswelt von zu Pflegenden wäre demzufolge in stationären Einrichtungen zusammengebrochen, mindestens aber wirkungslos. Eine Verständigung zwischen Pflegenden und zu Pflegenden ist darüber hinaus auch dann nicht möglich, wenn der Sinn des jeweiligen Handelns dem anderen Akteur verborgen bleibt.

Lebenswelt ist möglicherweise auch als ein vielschichtiger Kontext aufzufassen. Pflegende kommen nicht umhin, dem je vorfindlichen Kontext Rechnung zu tragen, da insbesondere die Interaktionen zwischen Pflegenden und zu Pflegenden an einen solchen Kontext gebunden sind. „Menschen sind nur im Kontext (...) zu begreifen" (PETZOLD 1992: IX).

Der Begriff Lebenswelt ist Gegenstand zahlreicher Fachpublikationen in der beruflichen Pflege (vgl. beispielsweise KESSELRING 1996, PETZOLD 1992, SCHACHTNER 1996). Die in unterschiedlichen Publikationen vorgenommene Auseinandersetzung mit diesem Begriff zeigt sehr unterschiedliche Ergebnisse. Nicht immer wird erkennbar, in welchen Kontext der Begriff Lebenswelt eingebettet ist. Auch bleibt in einzelnen Fällen unklar, auf welches theoretische Modell sich der Begriff Lebenswelt gründet.

Die vorliegende Arbeit ist bewußt als Überblick angelegt. Meine Ausführungen folgen neben anderen der Intention, dem schillernden Begriff Lebenswelt eine Gestalt zu geben. Im Sinne einer notwendigen Begrenzung der Thematik beschränken sich die nachfolgenden Ausführungen wesentlich auf die Lebenswelten von alternden und zu pflegenden Menschen sowie der mit ihrer Versorgung befaßten Pflegenden. Die nachfolgenden Ausführungen

werden die unterschiedlichen Dimensionen von Lebenswelten allenfalls
skizzieren können. Eine erschöpfende Bearbeitung des Konzeptes Lebenswelt für berufliche Pflege ist nicht intendiert und im Rahmen dieser Arbeit
nicht möglich.

Für den Begriff Lebenswelt habe ich in der mir zugänglichen Literatur aus
dem englischen und amerikanischen Sprachraum kein adäquates Pendant
gefunden. Die Recherchen für diese Arbeit stützen sich deshalb wesentlich
auf deutschsprachige Literatur.

Das Kapitel 1 gibt der Auseinandersetzung mit ausgewählten Theorien
der Lebenswelt besonderen Raum. Die Auseinandersetzung folgt zwei unterschiedlichen Intentionen. Neben der Darstellung ausgewählter Theorien
ist das Ermitteln unterschiedlicher Dimensionen von Lebenswelten beabsichtigt. In Kapitel 2 werden Ergebnisse der Auseinandersetzung mit Theorien der Lebenswelt an der Praxis der Lebenswelten alternder Menschen
überprüft. Die Reflexion von Bedingungen für Lebenswelten und Prozessen
der Reproduktion von Lebenswelten ist Gegenstand dieser Überprüfung.
Das Kapitel 3 umfaßt eine Vielzahl von Anforderungen für die berufliche
Pflege, die aus der Auseinandersetzung mit Lebenswelten alternder und/oder
pflegebedürftiger Menschen resultieren. Diese Anforderungen werden in
Kategorien unterschieden. Den Lebenswelten von alternden und/oder pflegebedürftigen Menschen in der Pflegearbeit Rechnung tragen zu wollen,
setzt eine Orientierung an den Lebenswelten von Pflegenden voraus. In Kapitel 4 werden die Lebenswelten von Pflegenden thematisiert. Besonderes
Gewicht erhalten mit Blick auf die Lebenswelten von Pflegenden organisatorische Bedingungen in Einrichtungen von Gesundheits- und Sozialwesen.
Neben organisatorischen Veränderungen erzwingt eine Orientierung an den
Lebenswelten von zu Pflegenden Konsequenzen für Aus-, Fort- und Weiterbildung in Pflegeberufen. Das Kapitel 5 greift Forderungen für die Bildung
in Pflegeberufen auf, die sich aus einer Orientierung an den Lebenswelten
von Pflegenden und zu Pflegenden ergeben. In Kapitel 6 wird ein Ausblick
versucht. Die Aussichten für eine an den Lebenswelten von Pflegenden und
zu Pflegenden orientierte Pflegearbeit werden einer abschließenden Bewertung unterzogen.

Das Ziel dieser Publikation ist, die Ausrichtung von Pflegearbeit an den
Lebenswelten von (alternden) zu Pflegenden als eine Möglichkeit der Zu-
Pflegenden-Orientierung in der beruflichen Pflege zu veranschaulichen.

2 Ausgewählte Theorien der Lebenswelt

Der Begriff Lebenswelt ist Gegenstand unterschiedlicher Theorien in der Philosophie und Soziologie. Die nachfolgenden Ausführungen intendieren, das Wesen ausgewählter Theorien, deren unterschiedliche Gewichtungen und Beziehungen zwischen den ausgewählten Theorien deutlich werden zu lassen. Das zentrale Anliegen der Auseinandersetzung mit Theorien der Lebenswelt ist das Ermitteln unterschiedlicher Dimensionen von Lebenswelt. Ein Überblick über Dimensionen der Lebenswelt beschließt diese Ausführungen.

2.1 Theorien der Lebenswelt in der Phänomenologie

2.1.1   Eine Einführung in die Phänomenologie

Lebenswelt ist als Theorie aus der Phänomenologie hervorgegangen. Die nachfolgenden Ausführungen sollen Phänomenologie als eine Disziplin in der Philosophie skizzieren.

Der Phänomenologie kommt als einer wichtigen Disziplin in der modernen Philosophie besondere Bedeutung zu. Wissenschaft untersucht Phänomene in der Regel anhand der Analyse definierter Kriterien. Phänomene werden auf diesem Weg oftmals reduziert. Anliegen der Phänomenologie hingegen ist es, Phänomene so anzunehmen, wie sie sich darbieten (vgl. HUSSERL 1962). Phänomenologie als wissenschaftliche Philosophie wird dort relevant, wo Gegenstände in unmittelbarer Erfahrung oder im Zusammenhang der Selbsterfahrung erkannt werden sollen (vgl. BÖHME 1994).

Der Begründer der Phänomenologie ist Edmund HUSSERL (1859-1938). Wesentliches Motiv für die Untersuchungen von HUSSERL war, die Philosophie als Wissenschaft begründen zu wollen. Als weitere Vertreter der Phänomenologie in Deutschland sind Theodor LIPPS, Alexander PFÄNDER und Max SCHELER zu nennen (vgl. LÜBCKE 1994). Die philosophischen Arbeiten von Martin HEIDEGGER wurden durch die Phänomenologie wesentlich beeinflußt. Bedeutende Vertreter der Phänomenologie über die Grenzen von Deutschland hinaus waren Jean-Paul SATRE und Maurice MERLEAU-PONTY.

Der Begriff Phänomen entstammt der griechischen Sprache und bedeutet Erscheinung. Erklärtes Ziel der Phänomenologie ist, ein Phänomen als solches zu untersuchen und anzuerkennen. Das Anerkennen eines Phänomens als solches erfordert, das Gegebene zu akzeptieren als das, als was es sich ausgibt. Voraussetzung für die genaue Bestimmung eines Phänomens ist die Untersuchung der Gegebenheitsweisen des Gegebenen. Die Frage nach den Bedingungen der Möglichkeit einer Erscheinung hat für die Phänomenologie zentrale Bedeutung. Diese Frage ist Ausdruck der Transzendenz in der Phänomenologie. Transzendenz geht über das unmittelbar Gegebene hinaus und bezeichnet die Bedingungen einer Möglichkeit. Unterstellt wird in diesem Zusammenhang, daß zu ermitelnde Bedingungen ein Phänomen präformieren. Phänomen kann vor diesem Hintergrund nicht das Phänomen in seiner Gegebenheit sein. Vielmehr interessiert eine Phänomengattung, die in ihrer Abhängigkeit von subjektiven Bedingungen untersucht wird. Der wichtigste Schritt in einer Untersuchung ist im Verständnis von HUSSERL die sogenannte Enthaltung oder Einklammerung. Diese Enthaltung bezieht sich auf die Gegebenheit von Phänomenen. Die Untersuchenden sollen sich in der Untersuchung der Annahme enthalten, daß Phänome etwas Gegebenes repräsentieren. Über das Phänomen hinaus wird auch die Gegebenheit der Untersuchenden eingeklammert. Die Einklammerung der Gegebenheit von Subjekt und Objekt ist wesentliche Voraussetzung für das Wahrnehmen des Phänomens an sich. Die Untersuchenden sollen in der Untersuchung über die Einklammerung hinaus jegliches Vorwissen unberücksichtigt lassen. Diese Voraussetzung ist außerordentlich schwer zu erfüllen, weil alle Wahrnehmungen an Sprache gebunden sind. Wenn die genannten Voraussetzungen erfüllt sind, schließt sich in der Untersuchung die phänomenologische Reduktion an. Im Rahmen phänomenologischer Reduktion soll Wesentliches von Unwesentlichem geschieden werden. Diese Differenzierung stützt sich nicht auf das Ermitteln eines vermeintlichen Charakters des zu untersuchenden Phänomens. Durch die Feststellung dessen, was am Gegebenen wesentlich ist, wird Wesentliches von Unwesentlichem getrennt. Eine Form der phänomenologischen Reduktion zielt darauf ab, ermitteln zu wollen, welche Merkmale für das gegebene Phänomen charakteristisch sind. Phänomenologische Arbeit umfaßt wesentlich die Unterscheidung von Phänomengattungen, deren Analyse und Synthese.

Herausragende Bedeutung kommt in der Phänomenologie der Auseinandersetzung mit dem menschlichen Leib zu. Der Leib ist im Verständnis von HUSSERL „das in Wahrnehmungen und Bewegungen Mit-Gegebene" (BÖHME 1994: 137). Wahrnehmungen des eigenen Körpers vermitteln dem Wahrnehmenden den Eindruck, sich selbst und nicht einen nur physischen Körper zu empfinden. HUSSERL unterscheidet zwischen dem menschlichen Leib als Entität eigener Gattung und dem menschlichen Körper als physischen Gegenstand.

„So ist Sinnlichkeit, das ich-tätige Fungieren des Leibes (...) zu aller Körpererfahrung grundwesentlich gehörig. Sie verläuft bewußtseinsmäßig nicht als bloßer Verlauf von Körpererscheinungen, als ob diese in sich, durch sich allein und ihre Verschmelzungen, Erscheinungen von Körpern wären. Sondern das sind sie bewußtseinsmäßig nur in eins mit (...) dem hier in einer eigentümlichen Aktivität und Habitualität fungierenden Ich" (HUSSERL 1962: 109).

Hermann SCHMITZ und Maurice MERLAU-PONTY haben in eigenen Untersuchungen die Auseinandersetzung mit dem Phänomen des menschlichen Leibes fortgesetzt und Modelle zum menschlichen Leib entwickelt. Die Unterscheidung von Leiblichkeit und Körperlichkeit stützt sich im Verständnis von SCHMITZ darauf, im leiblichen Spüren ein konkretes „Hier" angeben zu können. Das Benennen von Körperteilen orientiert sich hingegen an relativen Lagebeziehungen. An den Leib gebundene Phänomene sind beispielsweise Angst und Schmerz, das Erwachen, Hunger und Durst, der Ekel. An einem solchen Verstehen menschlichen Leibes können sich Pflege und Pflegewissenschaft orientieren. Die Phänomenologie eröffnet hier einen Zugang zum menschlichen Körper, der sich wesentlich auf die Wahrnehmung des zu Pflegenden selbst stützt. Die Einschätzung einer Situation vollzieht sich nicht anhand von definierten Kriterien, sondern gründet sich auf die Wahrnehmung von Phänomene.

Eine bemerkenswerte Arbeit in der Phänomenologie ist die Analyse der Lebenswelt von HUSSERL. Die zentrale Forderung von HUSSERL in diesem Zusammenhang intendiert einen Rückgang auf die ursprüngliche Erfahrung. Die Welt der natürlichen Einstellung thematisierte HUSSERL erstmals in seinen Ideen zu einer reinen Phänomenologie. Alle Gegenstände der Wissenschaft werden demzufolge bereits in der Welt der natürlichen Einstellung angelegt.

2.1.2 Lebenswelt als Ausgangspunkt für die Wissenschaften - Die Perspektive von HUSSERL

HUSSERL versteht Lebenswelt als ein fortwährend vorhandenes Universalfeld, auf das sich jegliche Praxis gründet. Lebenswelt ist an ein leibliches Ich gebunden. Das Ich erschließt sich Phänomene in der Umgebung durch unmittelbare Wahrnehmung. Für die unmittelbare Wahrnehmung werden vorhandene Geltungen ausgesetzt.

Der Begriff Lebenswelt ist elementarer Bestandteil in der Kritik von HUSSERL an den europäischen Wissenschaften. Er beklagt in dieser Kritik die Dominanz eines positivistischen Wissenschaftsbegriffes. Die Dominanz des positivistischen Wissenschaftsbegriffes artikuliert sich auf unterschiedlichen Wegen: 1. Der Begriff des objektiven Seins wird erheblich ausgeweitet und erhält in zahlreichen Wissenschaften besonderes Gewicht. 2. Der Zusammenhang von Philosophie und Wissenschaft zerbricht, deren Relevanz für das Leben ist bedeutungslos geworden. Die Kritik von HUSSERL wendet sich insbesondere gegen die Naturwissenschaft von GALILEI und Philosophie von DESCARTES (vgl. MÜHLMANN 1980). Menschen betreiben Wissenschaft wie eine Maschine. Wissenschaftler haben für den Sinn von Wissenschaft kein tiefgreifendes Verständnis entwickelt. Die fundamentale Kritik von HUSSERL offenbart sein wesentliches Anliegen. Er beabsichtigt die Entwicklung einer theoriefreien Lehre der Phänomene, die allen Wissenschaften als Grundlage dient. Diese Grundlage stützt sich auf die reinen Beschreibungen menschlicher Erfahrungen. Neben den Gegenständen der Erfahrung kommt auch den Arten der Erfahrung Bedeutung zu. HUSSERL fragt danach, was Gegenstand menschlicher Erfahrung ist und wie sich menschliche Erfahrung vollzieht. Eine theoriefreie Lehre der Phänomene muß Grundlage von Philosophie und für wissenschaftliche Theorie sein. Als zentraler Anknüpfpunkt wird die Lebenswelt ausgewiesen. Lebenswelt bezeichnet eine Welt, deren Erfahrung an ein leibliches Ich gebunden ist. Die ursprünglich sinngebenden Leistungen entstammen nicht der Wissenschaft, sondern entfalten sich in der Lebenswelt. Die Phänomenologie der Lebenswelt wird damit als sinnstiftende Grundlage für die Wissenschaften ausgewiesen (vgl. SKIRBEKK/GILJE 1993). Aus dieser Kritik an den Wissenschaften geht die transzendentale Phänomenologie hervor. Mit Hilfe der Phänomenologie beabsichtigt HUSSERL, das Wesen der Phänomene zu ergründen.

In seiner Auseinandersetzung mit der Mathematik und ihren Methoden kommt HUSSERL zu dem Ergebnis, daß Wissenschaft die Lebenswelt überlagert. Was menschliche Individuen als das wahre Sein erleben, sind aus seiner Sicht lediglich Methoden. HUSSERL behauptet, daß über Jahrhunderte hinweg Wissenschaft betrieben wurde, ohne ein Verständnis für den eigentlichen Sinn und die Notwendigkeit solcher Leistungen entwickelt zu haben. Als Beispiel für seine Ausführungen bemüht er GALILEI und dessen Entwicklung der Geometrie.

„Es war ein verhängnisvolles Versäumnis, daß Galilei nicht auf eine ursprünglich sinngebende Leistung zurückfragte, welche, als Idealisierung an dem Urboden alles theoretischen wie praktischen Lebens (...) betätigt, die geometrische Idealgebilde ergibt" (HUSSERL 1962: 49).

Eine zentrale Aussage in der Kritik an den Wissenschaften ist, daß der ursprüngliche Sinn aller wissenschaftlichen Theorien den Wissenschaftlern verborgen bleibt. HUSSERL bezeichnet Arbeit in der Wissenschaft als sinnloses technisches Denken und Handeln. Er fordert von den Wissenschaftlern die Ausbildung der Fähigkeit, den Ursprungssinn des Wahrgenommenen ermitteln zu wollen. Das Sein gründet in einer Lebenswelt, die der Wissenschaft vorausliegt. Wissenschaft beschäftigt sich mit Phänomenen, die ihren Ursprung in der Lebenswelt haben. Die wissenschaftliche Arbeit setzt das Vorhandensein der Lebenswelt voraus, ohne sich dieser ausdrücklich anzunehmen. Der Unterschied zwischen der subjektiven Lebenswelt und der objektiven Welt besteht in der wirklichen Erfahrbarkeit des lebensweltlich Subjektiven. Die objektive Welt hingegen ist eine theoretische Konstruktion, die nicht erfahren werden kann. Erfahrung vollzieht sich in der Lebenswelt. Das Objektive ist selbst nicht erfahrbar. HUSSERL erhebt den Anspruch, daß wissenschaftlicher Arbeit die Erforschung der Lebenswelt vorhergehen muß. Er intendiert die Begründung einer Wissenschaft, die dem universalen Wie der Vorgegebenheit der Welt nachspürt. Besondere Bedeutung kommt somit den Bewußtseinsakten zu, in denen verschiedene Gegenstände in ihrer unmittelbaren Gegebenheit erfahren werden. Über den Gegenstand der Erfahrung hinaus sind im Bewußtseinsakt Art und Weise der Erfahrung enthalten. Der Phänomenologie obliegt, sowohl die Erfahrungsgegenstände wie auch die Erfahrungen zu beschreiben. Eine solche Beschreibung der Phänomene offenbart eine Akthierarchie, in der alle Bewußtseinsakte einer Rangordnung unterworfen werden. Ein Akt ist notwendige Bedingung für einen folgenden Akt. Die Erfahrung eines Gegenstandes baut auf eine Reihe von verschiedenen Akten auf. Das Ermitteln der unterschiedlichen Akte wird als Reduktion bezeichnet (vgl. LÜBCKE 1994). HUSSERL beabsichtigt

> „(...) die Schaffung einer Wissenschaft von den letzten Gründen, aus denen alle objektive Begründung ihre wahre Kraft (...) schöpft" (HUSSERL 1962: 149).

Lebenswelt umfaßt alle Bedingungen, die den Menschen ein gemeinsames Leben in der Welt ermöglichen. Diese Bedingungen weisen einen gemeinsamen Bezugspunkt auf. Dieser Bezugspunkt ist die Welt einfacher intersubjektiver Erfahrungen. Lebenswelt ist für die in ihr lebenden Menschen immer schon vorhanden. HUSSERL begreift die Lebenswelt als fortwährend vorhandenes Universalfeld, auf das sich jegliche Praxis gründet. Dieses Universalfeld weist eine charakteristische Struktur auf. Jeder Gegenstand in einer Lebenswelt weist auf diese Lebenswelt zurück. Lebenswelt ist eine not-

wendige Bedingung jeder Erfahrung. Deshalb kann sie als transzendentale
Bedingung bezeichnet werden. Lebenswelt ist an ein leibliches Ich gebunden. Dieses Ich richtet sich mit seiner Wahrnehmung auf Gegenstände in
seiner Umgebung. Die Auseinandersetzung mit der Lebenswelt erfordert
eine grundlegende Änderung der natürlichen Einstellung. Alle Geltungsvollzüge, die menschliches Sein charakterisieren, müssen ausgesetzt werden.
Der Zugang für die Erforschung der Lebenswelt gliedert sich in verschiedene Schritte. Voraussetzung für jeden dieser Schritte ist die Enthaltung von
bereits vorhandenen Geltungen. Das vorhandene Wissen soll eingeklammert
werden. HUSSERL bezeichnet die Enthaltung von Geltungen als Epoche´.

> „Die Lebenswelt, konkret in ihrer mißachteten Relativität (...) wollen wir also
> betrachten, die Welt, in der wir anschaulich leben, mit ihren Realitäten, aber
> so, wie sie uns zunächst in der schlichten Erfahrung sich geben (...) Wir
> schließen also alle Erkenntnisse aus, alle Feststellungen von wahrem Sein und
> prädikativen Wahrheiten dafür, wie sie das handelnde Leben für seine Praxis
> braucht (...)" (HUSSERL 1962: 159).

Bemerkenswert an diesem Vorgehen ist, daß sich auf dem Wege des sy-
stematischen Erfragens von Phänomenen auch der Fragende selbst konstituiert. Das Selbst des Fragenden, als Anlage vorhanden, muß in den Prozessen
des Fragens und Auslegens konkretisiert werden. Die Konkretisierung des
Selbst gründet sich auf die Analyse der Phänomene (vgl. HUSSERL 1962:
191).

Das Selbst erzeugt in der Verschiedenartigkeit der vielfältigen Akte die
Identität. Vor diesem Hintergrund kann das Selbst als Zusammenhang im
Bewußtseinsstrom aufgefaßt werden. Das Selbst ist der Orientierungspunkt,
an dem sich alle Bewußtseinsakte orientieren. Als Orientierungspunkt
kommt dem Selbst elementare Bedeutung zu. Das Selbst muß deshalb als
Bedingung für alle Erfahrungen verstanden werden. Es befindet sich in einer
andauernden Entwicklung, weil sich der Bewußtseinsstrom fortwährend von
Akt zu Akt bewegt. Das Selbst organisiert einen Zusammenhang im Erleben
von Gegenständen (vgl. LÜBCKE 1994).

2.1.3   Kritik an der Theorie von HUSSERL

Die Kritik (vgl. beispielsweise WELZ 1996) wendet sich wesentlich gegen
die von HUSSERL geforderte Aussetzung (Einklammerung) vorhandenen
Wissens. Theoriefreie Aussagen über Erfahrungen sind nicht möglich. Erfahrungen knüpfen immer an vorhandenes Wissen an und werden in dieses aufgenommen. Ein zentrales Anliegen der Phänomenologie ist die Untersu-

chung von Bedingungen der Erfahrung. Die Untersuchung von Bedingungen kann sich nur dann als sinnvoll erweisen, wenn sich diese auf vorhandenes Wissen stützt. Darüber hinaus sind Erfahrungen immer an Sprache gebunden. Die geforderte Unterscheidung zwischen Bewußtsein und Sprache ist außerordentlich problematisch. Bewußtsein artikuliert sich in der Regel auch als Sprache. Die geforderte Evidenz der absoluten Gegebenheiten bleibt eine Idee, weil ein zwingender Beweis nicht erbracht werden kann. Das Bewußtsein in der Phänomenologie von HUSSERL ist nicht an Bedingungen gebunden, weil es sich in einem absolut geschlossenen Universum selbst erhält. WELZ bezeichnet diese Denkform der Phänomenologie als „absolutistisch" (WELZ 1996: 93). Die Welt ausschließlich als Welt der Wahrnehmung betrachten zu müssen und die Verpflichtung auf die Methode der Reduktion vermitteln der Phänomenologie den Charakter eines Positivismus höherer Ordnung. Wissenschaftliche Arbeit gründet nicht ausschließlich in der alltäglichen Lebenswelt. Die von HUSSERL geforderte Rückführung auf ein Erstes vorgegebener Erfahrung ist damit obsolet. Die Reduzierung der physikalischen Realität allein auf die Sinneswirklichkeit kennzeichnet einen naiven Realismus. Phänomenologie hat einen allein beschreibenden Anspruch. Erklärungen sind auf dem Boden der Phänomenologie nicht möglich. Realität als eine ausschließlich vom individuellen Subjekt konstituierte Wirklichkeit zu untersuchen, ignoriert Lebenswelt als das Ergebnis eines evolutionären Prozesses. Die Entwicklung eines Menschen geht über die Interaktionen hinaus, die vom Bewußtsein dieses Menschen erfaßt werden (vgl. WELZ 1996).

Als Gegenstand des Bewußtseins gilt im Verständnis der Phänomenologie allein der, welcher in ihm selbst als Sinn enthalten ist. Die Forderung nach der Reduktion auf eine einfache Meinung erlaubt die wissenschaftliche Rekonstruktion eines Forschungsobjektes nur als die eines gedanklichen Bestandes. Auf diese Weise setzt sich Phänomenologie als nicht bedingt. Die Loslösung vom Gegenstand der Forschung läßt Phänomenologie als unabhängig von Bedingungen erscheinen. Eine phänomenologische Untersuchung versperrt sich den Zugang auf die Aufgabe, den Ursprung von Subjektivität aus spezifischen Bedingungen heraus ermitteln zu wollen, wenn die eigenen Bewußtseinsleistungen nur als solche eines geschlossenen Zusammenhanges in transzendentaler Einstellung zu untersuchen sind. Spezifische Bedingungen lassen sich nach einer transzendentalen Reduktion nicht mehr als spezifische Bedingungen untersuchen, weil gerade das Spezifische in der Reduktion abhanden gekommen ist. Die Beobachtung der eigenen Bewußtseinsleistungen unabhängig von einem Gegenstand erlaubt keinen Bildungsprozeß. Kognitive Strukturen werden in einem ontogenetischen Entwicklungsprozeß entwickelt. Dieser Prozeß muß einer empirischen Untersuchung zugänglich sein (vgl. WELZ 1996). Kritik an der Theorie von HUSSERL hat neben anderen auch HEIDEGGER geübt. Er wendet sich gegen die Enthaltung von vorhandenen Geltungen als Voraussetzung für den unmittelbaren Zugang zur Welt.

2.1.4   Das menschliche Sein als In-der-Welt-sein
- Der Entwurf von HEIDEGGER

HEIDEGGER gründet das Erschließen der (Lebens-)Welt auf einen interessierten Umgang mit den umgebenden Phänomen. Eine Welt öffnet sich anhand des Erschließens von Bedeutungen. Das Dasein ist im Verständnis von HEIDEGGER ein „In-der-Welt-sein" (HEIDEGGER 1927: 53). Durch das In-der-Welt-sein kann sich das Dasein Bedeutungen erschließen, die an ein Phänomen geknüpft sind.

HEIDEGGER und HUSSERL betrachten das menschliche Bewußtsein aus unterschiedlichen Perspektiven. HUSSERL geht davon aus, menschliches Bewußtsein unabhängig von der Existenz eines Menschen erfahren zu können. HEIDEGGER hingegen knüpft das menschliche Bewußtsein an dessen Existenz. Menschliche Existenz und menschliches Bewußtsein können nicht geschieden werden. Der ursprüngliche Zugang zum eigenen Bewußtsein gründet sich auf die Erfahrung des Verhaltens zur eigenen Existenz. HEIDEGGER bezeichnet die menschliche Existenz als Dasein. Menschliche Existenz setzt voraus, das Bewußtsein auf Phänomene in der Umwelt richten zu können. Phänomene in der Umwelt sind beispielsweise Gegenstände. Das Dasein ist Voraussetzung für das Bewußtsein. Das Verhalten gegenüber den Phänomenen (das Seiende) in der Umgebung ermöglicht menschliche Existenz. Die Erfahrung eines Phänomens setzt ein Verständnis vom Sein (der Existenz) des Phänomens voraus. Der Erfahrung des Phänomens entspricht eine Erschlossenheit für das Sein des Phänomens. Das Dasein überschreitet das Phänomen, indem durch sein Seinsverständnis das Sein des Phänomens offenbart wird. Das Sein muß sich offenbaren, damit das Phänomen erfahren werden kann. Das Dasein kann als ein Seiendes verstanden werden, das die umgebenden Phänomene überschreitet und dem das Sein der Phänomene erschlossen ist. Die Erfahrung von Phänomenen setzt Gerichtetheit (Intentionalität) voraus. Das Dasein ist auf die umgebenden Phänomene gerichtet. Das intentionale Betrachten eines Phänomens ist nur möglich, weil sich das Dasein grundsätzlich in einem interessierten, gebrauchenden und besorgenden Umgang mit dem Phänomen befindet. Gebrauchendes Besorgen ist eine notwendige Bedingung für die Intentionalität.

HEIDEGGER gründet das Erschließen eines Phänomens auf einen interessierten Umgang mit dem Phänomen. HUSSERL vertritt hingegen die Auffassung, Phänomene ausschließlich durch einen interessenfreien und direkten Zugang erschließen zu können. Phänomene sind in unterschiedliche Bedeutungszusammenhänge eingebunden. HEIDEGGER spricht mit Blick auf unterschiedliche Bedeutungszusammenhänge auch von unterschiedlichen Gebrauchszusammenhängen. Ein Gebrauchszusammenhang erfüllt zwei unterschiedliche Funktionen: 1. Er definiert im Verbund mit anderen Gebrauchszusammenhängen die Bedeutung eines Phänomens. 2. Ein Gebrauchszusammenhang konstituiert im Verbund mit anderen Gebrauchszusammenhängen das Phänomen. Ein Phänomen entsteht mit seinen Gebrauchszusammenhängen. Das Dasein ist als ein Seiendes aufzufassen, das in der Welt ist und die Welt zu verstehen vermag. HEIDEGGER bezeichnet das Dasein als „In-der-Welt-sein" (HEIDEGGER 1927: 53). Durch das In-der-Welt-sein kann sich das Dasein die Bedeutungen erschließen, die an ein Phänomen geknüpft sind. Das Dasein existiert nur, wenn es für die Situationen, in die es eingebunden ist, ein Verstehen entwickeln kann. Dasein erfordert, für die umgebende Welt offen zu sein. In-der-Welt-sein ist die verstehende Offenheit für die Welt. Das Verstehen einer Situation kann auch als das Entwerfen einer Situation gedacht werden. Ein Kennzeichen jeder Situation ist, den Bedingungen einer jeden Situation nicht ausweichen zu können. HEIDEGGER spricht in diesem Zusammenhang von Geworfenheit. Die passiven Aspekte der Seinsweise des Daseins sind die Gebundenheit an Bedingungen einer Situation und die emotionale Einstellung zu der Situation. Das Entwerfen einer Situation kann als aktiver Aspekt der Seinsweise des Daseins aufgefaßt werden. Das Dasein ist entwerfende Geworfenheit, vereint Aktivität und Passivität in sich. Dieses Merkmal des Daseins wird von HEIDEGGER als Sorge bezeichnet. Das Verhalten zu einer Situation kann sich in unterschiedlichen Formen artikulieren. Formen des Verhaltens in einer Situation sind Affekte. Ein Beispiel für Affekte ist Furcht. Alle Affekte sind durch ihre Gerichtetheit charakterisiert. Affekte erwachsen aus dem Umgehen mit einem Phänomen (vgl. LÜBCKE 1994).

Der Entwurf des menschlichen Seins von HEIDEGGER hat unter anderem MERLEAU-PONTY beeinflußt. MERLEAU-PONTY vertritt wie HEIDEGGER die Auffassung, das menschliche Subjekt erlange vermittels der Welt den Zugang zum Selbst.

2.1.5   Wahrnehmen als Erschließen der Welt
- Phänomenologie der Wahrnehmung von
MERLEAU-PONTY

MERLEAU-PONTY begreift Wahrnehmung als Zugang zur Welt. Das Verstehen der Welt vollzieht sich durch den Leib. Leiblichkeit ermöglicht Menschen, an einer gemeinsamen Welt teilhaben zu können.

MERLEAU-PONTY greift den von HUSSERL geprägten Begriff der Lebenswelt auf, geht aber über dessen Entwurf der Phänomenologie hinaus. Er stützt seine Kritik an der Denktradition des DESCARTES auf eine Phänomenologie, die er hinsichtlich elementarer Bestandteile verändert und erweitert. MERLEAU-PONTY entwickelt eine Phänomenologie der Wahrnehmung, die sich auf die Phänomenologie des Leibes gründet. Der Leib ist die Bedingung der Möglichkeit des Wahrnehmens.

In der Theorie von DESCARTES ist das Subjekt ein sicheres Fundament, welches zur Welt eine Distanz einnimmt. Die Welt wird damit zu einem nur Äußeren. Sie liegt dem menschlichen Subjekt gegenüber. Dieses findet für die Welt einen nur mittelbaren Zugang. Zu sich selbst erlangt das menschliche Subjekt einen unmittelbaren Zugang. Das Subjekt kann in sich hineinsehen, wenn es seine Aufmerksamkeit von der Welt abwendet und sich selbst zuwendet. HUSSERL führt in seinem Verständnis von Phänomenologie die Welt auf Subjektivität zurück. Die Welt erlangt Geltung ausschließlich in der reinen Subjektivität. HUSSERL setzt mit dieser Auffassung die Denktradition von DESCARTES fort. MERLEAU-PONTY wendet sich gegen die Theorie von DESCARTES, die das Subjekt als dasjenige betrachtet, welches Gewißheit und Bedeutung verleiht. Er begreift das menschliche Subjekt als schon in der Welt existierend, bevor es sich mittels bewußter Selbsterkenntnis erfaßt. Das Subjekt ist nicht unmittelbare Gegenwärtigkeit für sich selbst. Es erreicht sich selbst nur durch die Welt vermittelt. Das menschliche Sein ist ein In-der-Welt-sein (vgl. GRON 1994). An dieser Stelle wird ein Bezug zu HEIDEGGER offenkundig.

Wahrnehmen ist das privilegierte Erschließen der Welt. Alle anderen Zugangsweisen gründen sich auf die Wahrnehmung. In der Wahrnehmung zeigt die Welt ihre grundlegende Bedeutung als Lebenswelt. MERLEAU-PONTY fordert den Rückgang auf die Lebenswelt,

> „(...) um aus ihr Recht und Grenzen der Vorstellung einer objektiven Welt zu verstehen, den Dingen ihre konkrete Physiognomie wiederzugeben, das eigentümliche Weltverhältnis eines Organismus und die Geschichtlichkeit der Subjektivität zu begreifen; um Zugang zu gewinnen zum phänomenalen Feld der lebendigen Erfahrung, in dem Andere und Dinge uns anfänglich begeg-

nen, zum Ursprung der Konstellation von Ich, Anderen und Dingen" (MERLEAU-PONTY 1966: 80).

Wahrnehmung eröffnet dem Menschen einen Zugang für die Welt, in der er sich immer schon befindet. MERLEAU-PONTY bestimmt das Sein als zwischen Bewußtsein und Leib angesiedelt. Abstraktionen aus der Lebenswelt ermöglichen, von einem rein Körperlichen oder rein Bewußten zu sprechen. Die Welt hat einen Sinn, bevor Menschen ihr einen Sinn geben. DESCARTES bestimmt den Leib als eine Summe von Teilen ohne ein Inneres. Die Seele ist ein für sich selbst völlig Gegenwärtiges ohne eigenes Äußeres. Als herausragendes Merkmal des Bewußtseins kann die Durchsichtigkeit gegenüber sich selbst ausgewiesen werden. Bewußtsein ist nichts anderes als das, was es zu sein denkt. Aus diesen Definitionen lassen sich zwei Seinsweisen ableiten. Die erste Seinsweise bezieht sich auf ein Ding als ein Ansichsein. Die zweite Seinsweise bezieht sich auf ein Bewußtsein als Fürsichsein. Diese Seinsweisen führen zu einer Trennung zwischen Objekt und Subjekt. MERLEAU-PONTY versucht diese Trennung zu überwinden, indem er die Wiederentdeckung des eigenen Körpers aufnimmt. Der menschliche Leib hat eine Welt. Er ist nicht anderen Gegenständen in einem Raum vergleichbar, sondern bewohnt Raum und Zeit (vgl. MERLEAU-PONTY 1966). Der Leib kann aufgrund des Wohnens in Raum und Zeit sich in Raum und Zeit ausdehnen. Das menschliche Subjekt verändert seine Seinsweise, indem es sich Dinge aneignet. Diese Dinge hören nach einer Aneignung auf, einfache Objekte zu sein. Sie haben sich in Medien verwandelt, mit denen das menschliche Sein gestaltet wird. Die Einheit eines Gegenstandes kann nur in leiblicher Erfahrung erlebt werden.

Die Wahrnehmung wird vielfach dem objektiven Denken zugerechnet. Objektives Denken betrachtet den Leib als ein Objekt, welches anderen Objekten in der Welt vergleichbar ist. Das aus der Wissenschaft hervorgegangene Wissen hat die Erfahrung entwertet. Aufgrund dieser Entwertung haben die Menschen das Wahrnehmen verlernt.

> „Die synästhetische Wahrnehmung ist vielmehr die Regel, und wenn wir uns dessen selten bewußt sind, so weil das Wissen der Wissenschaft unsere Erfahrung verschoben hat und wir zu sehen, zu hören und überhaupt zu empfinden verlernt haben" (MERLEAU-PONTY 1966: 268).

Die Wahrnehmung ist im Verständnis der Wissenschaft ein Objekt, Phänomen neben anderen Phänomenen. MERLEAU-PONTY unterscheidet hinsichtlich der Wahrnehmung zwischen verschiedenen Sinnen, deren Verschiedenheit auf eine jeweils eigene Seinsstruktur zurückgeführt werden kann. Er betont, mit dem Wahrnehmen die Welt erschließen zu können. Wahrnehmung ist unverzichtbare Voraussetzung für das objektive Denken. Vielfach wird übersehen, daß sich das Wahrnehmen in einem Kontext vollzieht. Jede Wahrnehmung setzt bei einem wahrnehmenden Subjekt eine Vergangenheit voraus. Wahrnehmung ist nur möglich, wenn sie ein bereits vorhandenes Wissen aktualisiert. Das Subjekt der Wahrnehmung ist der Leib (vgl. MERLEAU-PONTY 1966).

Das Verstehen der Welt vollzieht sich durch den Leib. Leiblichkeit versetzt Menschen in die Lage, an einer gemeinsamen Welt teilhaben zu können. Die Welt der Wahrnehmung überschreitet die Grenzen des einzelnen wahrnehmenden Ich. Deshalb kann die Perspektive des Anderen auch die eigene Perspektive überschreiten. Das Beobachten des Handelns eines Anderen vermittelt der/dem Betrachtenden neue Bedeutungen. Der Leib des Anderen ist nicht nur ein Teil der Welt, sondern eine neue Perspektive dieser Welt. Die Welt, zu der sich Menschen mit der Hilfe von Wahrnehmung einen Zugang verschaffen, ist offen.

> „Wir haben Erfahrung von einer Welt nicht im Sinne eines Systems von Beziehungen, die jedes Vorkommnis in ihr vollständig determinieren, sondern im Sinne einer offenen Totalität, deren Synthese unvollendbar bleibt" (MERLEAU-PONTY 1966: 257).

Die Welt entfaltet sich nicht vor unbeteiligten Zuschauern. Das Entdecken der Welt bedarf des Engagements, welches jeder Wahrnehmung innewohnt. Mit der Notwendigkeit des Engagements deutet MERLEAU-PONTY die Endlichkeit des menschlichen Seins an. Die Erfahrung des Gegebenen gründet sich auf das Zusammenwirken zwischen einem endlichen Subjekt und einer nicht durchschaubaren Welt (vgl. GRON 1994).

2.2   Eine Theorie der Lebenswelt in der Wissenssoziologie

2.2.1   Lebenswelt als ein Ausschnitt der Wirklichkeit - die Theorie von SCHÜTZ und LUCKMANN

SCHÜTZ und LUCKMANN bestimmen Lebenswelt als einen Ausschnitt der Welt, der sich in aktueller Reichweite eines Menschen befindet. Menschen leben in einer Welt, die für sie fraglos und selbstverständlich ist. Lebenswelt weist eine kulturelle und soziale sowie eine natürliche, räumliche und zeitliche Dimension auf. Diese Dimensionen ermöglichen und beschränken menschliches Handeln. Die Ausführungen von SCHÜTZ und

LUCKMANN erhalten aufgrund der anschaulichen Darstellung von unterschiedlichen Dimensionen der Lebenswelt in dieser Arbeit besonderen Raum.

Die Theorie der Lebenswelt von SCHÜTZ und LUCKMANN ist wesentlich aus den Arbeiten von SCHÜTZ hervorgegangen und wurde publiziert, als dieser bereits verstorben war. SCHÜTZ bezieht sich auf die Phänomenologie von HUSSERL und die Arbeiten von BERGSON und WEBER (vgl. SCHÜTZ 1974). Er versucht mit seinen frühen Arbeiten die Grundlegung für eine systematische Beschreibung der Alltagswelt als soziale Wirklichkeit. Aus seiner Sicht ist es Aufgabe der Sozialwissenschaften, menschliches Denken und Handeln zu erklären. Für eine solche Aufgabe ist die Beschreibung der Grundstrukturen menschlicher Wirklichkeit unverzichtbare Voraussetzung. SCHÜTZ und LUCKMANN bezeichnen diese Wirklichkeit als „alltägliche Lebenswelt" (SCHÜTZ /LUCKMANN 1979: 25).

Einem Menschen ist die Welt in jeder Situation nur in einem bestimmten Ausschnitt gegeben. Lediglich ein kleiner Anteil der Welt befindet sich in aktueller Reichweite. Dieser Ausschnitt ist von anderen Ausschnitten umgeben, die in erlangbarer oder wiederherstellbarer Reichweite liegen. Die alltägliche Lebenswelt ist ein Wirklichkeitsausschnitt, in den der Mensch eingreifen kann. Vermittels seines Leibes wirkt der Mensch auf die Lebenswelt. Die Handlungsmöglichkeiten werden durch in diesem Wirklichkeitsausschnitt vorfindliche Gegenstände und Ereignisse beschränkt. Prozesse der Verständigung mit anderen Menschen vollziehen sich innerhalb dieses Wirklichkeitsausschnittes. Die Konstituierung einer gemeinsamen Umwelt kann nur auf dem Boden einer alltäglichen Lebenswelt gelingen.

> „Die Lebenswelt des Alltags ist folglich die vornehmliche und ausgezeichnete Wirklichkeit des Menschen" (SCHÜTZ/ LUCKMANN 1979: 25).

SCHÜTZ und LUCKMANN begreifen die alltägliche Lebenswelt als jenen Wirklichkeitsausschnitt, den ein wacher und normaler Erwachsener als „schlicht gegeben" (SCHÜTZ/LUCKMANN 1979: 25) vorfindet. Schlicht gegeben ist alles, was Menschen als fraglos erleben. Jeder Sachverhalt, der als vorläufig unproblematisch erscheint, kann als schlicht gegeben angesehen werden. Menschen befinden sich in einer Welt, die für sie fraglos und selbstverständlich wirklich ist. Die Lebenswelt ist keine Privatwelt, sondern hat intersubjektiven Charakter. Die Grundstruktur der Wirklichkeit ist für alle an einer Lebenswelt teilhabenden Menschen gemeinsame Grundstruktur. SCHÜTZ und LUCKMANN betrachten in der natürlichen Einstellung als fraglos gegeben:

„a) die körperliche Existenz von anderen Menschen; b) daß diese Körper mit einem Bewußtsein ausgestattet sind, das dem meinen prinzipiell ähnlich ist; c) daß die Außenweltdinge in meiner Umwelt und der meiner Mitmenschen für uns die gleichen sind (...); d) daß ich mit meinen Mitmenschen in Wechselbeziehung (...) treten kann; e) daß ich mich (...) mit ihnen verständigen kann; f) daß eine gegliederte Sozial- und Kulturwelt als Bezugsrahmen für mich und meine Mitmenschen historisch vorgegeben ist (...); g) daß also die Situation, in der ich mich jeweils befinde, nur zu einem geringen Teil eine rein von mir geschaffene ist" (SCHÜTZ/LUCKMANN 1979: 27).

Natürliche Einstellung meint das Wahrnehmen einer Welt, wie sie sich darbietet. Die vorangegangene Definition macht deutlich, daß Lebenswelt neben der Naturwelt auch eine Sozialwelt und eine Kulturwelt einschließt. SCHÜTZ und LUCKMANN weisen ausdrücklich darauf hin, daß sich menschliches Handeln nicht nur in der Lebenswelt vollzieht, sondern auch auf diese einwirkt. Mit den Bewegungen des Leibes greifen Menschen auf die Lebenswelt ein und verändern sowohl Gegenstände wie Beziehungen. Lebenswelt ist demzufolge eine Wirklichkeit, die durch menschliche Handlungen modifiziert wird und die ihrerseits menschliche Handlungen beeinflußt. Die natürliche Einstellung gegenüber der Welt täglichen Lebens kann als pragmatisch motiviert bezeichnet werden. Menschen müssen Lebenswelt in einem bestimmten Ausmaß verstehen können, damit sie in ihr handeln und auf diese wirken können. Das Denken in der natürlichen Einstellung greift auf frühere Erfahrungen zurück. Dieses können eigene Erfahrungen oder durch andere Menschen vermittelte Erfahrungen sein. SCHÜTZ und LUCKMANN bezeichnen das auf Erfahrungen zurückgehende Wissen als ein Bezugsschema, welches die Auslegung der Welt ermöglicht. Das Vorhandensein eines solchen Bezugsschemas erlaubt den Wahrnehmenden, Gegenstände und Ereignisse in ihrer Lebenswelt als Typen wahrzunehmen. Denken in natürlicher Einstellung setzt zwei Idealitäten voraus: 1. Menschen vertrauen darauf, daß die ihnen bekannte Welt wesentlich in jener Weise erhalten bleiben wird, wie sie diese wahrnehmen. 2. Handlungen, die sich bewährt haben, können jederzeit wiederholt werden. Die Konstanz der Welt ist wesentliche Voraussetzung für die grundsätzliche Gültigkeit des Wissens. HUSSERL bezeichnet diese Idealität als „Und So Weiter" (HUSSERL zit. nach SCHÜTZ/LUCKMANN 1979: 29). Aus dieser Annahme läßt sich folgern, alle vorgenommenen erfolgreichen Handlungen jederzeit wiederholen zu können. Diese Idealität hat HUSSERL als „Ich Kann Immer Wieder" (HUSSERL zit. nach SCHÜTZ/LUCKMANN 1979: 29) ausgewiesen. Eine mangelhafte Übereinstimmung zwischen aktueller Situation und Wissensvorrat zeichnet sich ab, wenn aus einer aktuellen Situation resultierende Erfahrungen nicht in den vorhandenen Bezugsrahmen integriert werden können.

Der Wissensvorrat lebensweltlichen Denkens bezeichnet die Gesamtheit wechselnder Selbstverständlichkeiten, die jeweils von wechselnden Situationen abhängig sind. Diese Gesamtheit ist als solche nicht faßbar. Das Auslegen jeder Situation wird maßgeblich von diesem Wissensvorrat geleitet. Die Auslegung einer Situation vollzieht sich nur so weit, wie es für die Bewältigung der Situation notwendig erscheint. Das Auslegen ist damit pragmatisch orientiert. Kann eine aktuelle Erfahrung einer vorangegangenen Erfahrung zugeordnet werden, wird die Gültigkeit des Erfahrungsvorrates bestätigt. Die Fraglosigkeit einer Erfahrung zerbricht, wenn sich unterschiedliche Erfahrungen von gleichen Aspekten eines Gegenstandes als inkongruent erweisen. Die fehlende Übereinstimmung tritt zutage, wenn Aspekte, die einem Gegenstand als selbstverständlich zugehörig angesehen wurden, durch aktuelle Wahrnehmung selbst in das Bewußtsein gelangen. Das bisher Fraglose wird damit rückwirkend in Frage gestellt. Die Erfahrung, bisher als selbstverständlich akzeptiert, ist problematisch geworden. Dieses Geschehen legt die Vermutung nahe, daß die vorangegangene Auslegung des wahrgenommenen Gegenstandes an einer Stelle abgebrochen wurde. Die vorangegangene Auslegung des Gegenstandes erschien dem Auslegenden als für die Situation ausreichend, er brach deshalb die Auslegung an einer Stelle ab. Kommen aufgrund neuer Wahrnehmung neue Aspekte hinzu, kann der als scheinbar hinreichend ausgelegte Gegenstand fraglich werden. Die Auslegung wird neu aufgenommen und ausgehend von der bereits erreichten Stelle vorangetrieben. Der menschliche Wissensvorrat, durch unterschiedliche Typisierungsschemata organisiert, erhält seine Gestalt durch Auslegungsprozesse, die grundsätzlich nicht abgeschlossen sind. SCHÜTZ und LUCKMANN sprechen in diesem Zusammenhang von der „Sedimentierung vergangener Situationsproblematiken" (SCHÜTZ/ LUCKMANN 1979: 35).

SCHÜTZ und LUCKMANN fassen Lebenswelt als subjektiven Sinnzusammenhang auf. Der Auslegende erlebt Lebenswelt in Auslegungsprozessen seines Bewußtseins als sinnvoll. Sinn ist das Ergebnis einer Auslegung vorangegangener Erlebnisse, auf die ein aktuelles Jetzt zurückgreift. Erlebnisse werden nur in einer rückwirkenden Auslegung sinnvoll.

> „Subjektiv sinnvoll sind also nur Erlebnisse, die über ihre Aktualität hinaus erinnert, auf ihre Konstitution befragt und auf ihre Position in einem zuhandenen Bezugsschema ausgelegt werden" (SCHÜTZ/LUCKMANN 1979: 38).

Das Verhalten von Mitmenschen wird Wahrnehmenden aufgrund der Deutung des leiblichen Wirkens dieser Mitmenschen verständlich. Das Verhalten der Wahrnehmenden können sich Mitmenschen ebenfalls anhand Deutens des leiblichen Wirkens als sinnvoll erschließen. Handlungen verweisen grundsätzlich auf einen Sinn, den Wahrnehmende auslegen können. Die Auslegung von Sinn ist elementare Orientierungshilfe in der je eigenen Lebenswelt. Handeln kann aus der Sicht von SCHÜTZ und LUCKMANN dann als sinnvoll erlebt werden, wenn dieses als motiviert und zielstrebig erscheint. Auch die Institutionalisierungen des Handelns in sozialen Einrichtungen sind sinnvoll, weil sie grundsätzlich auf das Handeln von Mitmenschen verweisen. Neben den menschlichen Handlungen sowie deren Institutionalisierungen werden auch Vergegenständlichungen menschlicher Intentionen in Sprache und Zeichensystemen als sinnvoll erlebt. Gleiches gilt für die objektivierten Ergebnisse menschliches Handelns, beispielsweise Kunstwerke. Sprache und Zeichensysteme gründen sich auf sinngebende Prozesse reflexiver Auslegungen, nachfolgende Wiederauslegungsprozesse und deren Habitualisierung. Die Habitualisierung mündet in „Sinn-Selbstverständlichkeiten" (SCHÜTZ/LUCKMANN 1979: 39). Zeichensysteme sind selbstverständlich sinnvoll (vgl. SCHÜTZ/LUCKMANN 1979).

Menschen befinden sich in einer raum-zeitlich und sozial definierten Position. Darüber hinaus sind Menschen in eine natürlich und gesellschaftlich gegliederte Umwelt eingebunden. Aus Position und Umwelt ergeben sich Relevanzstrukturen. Werden diese Relevanzstrukturen mit Erinnerungen an vergangene Entscheidungen, begonnene Handlungen und unvollendete Projekte verknüpft, erwächst aus diesem Zusammenhang ein Plansystem. Von aktuellem Interesse gelenkt, findet sich im Bewußtsein zumeist ein vereinzelter Plan. Dieser Einzelplan ist in einen umfassenden Sinnhorizont eingebunden. Handlungen sind Teilhandlungen in einem übergeordneten Plan und knüpfen an einzelnen Bereichen der Lebenswelt an. Diese Bereiche finden ihrerseits Platz in einem mehr oder weniger konkretisierten Lebensplan (vgl. SCHÜTZ/LUCKMANN 1979).

Die Ordnungen der Wirklichkeit ergeben sich nicht aus ontologischen Strukturen ihrer Objekte. Ordnungen werden durch den Sinn menschlicher Erfahrung konstituiert. SCHÜTZ und LUCKMANN sprechen deshalb von „geschlossenen Sinngebieten" (SCHÜTZ/LUCKMANN 1979: 49). Alle Erfahrungen, die einem geschlossenen Sinngebiet angehören, haben einen besonderen Erlebens- bzw. Erkenntnisstil. Die Geschlossenheit eines Sinngebietes beruht auf der Einheitlichkeit des ihm zugehörigen Erlebens- bzw. Erkenntnisstiles. SCHÜTZ und LUCKMANN unterscheiden als geschlossene Sinngebiete die tägliche Lebenswelt, die Traumwelt, die Welt der Wissenschaft und die Welt religiöser Erfahrung. Der Wechsel zwischen geschlossenen Sinnbereichen erfolgt nicht als Transformation. Vielmehr vollzieht sich der Übergang zwischen geschlossenen Sinnbereichen als Sprung. Der aktuelle Erlebensstil wird mit einem anderen Erlebensstil vertauscht. Der Erlebens- bzw. Erkenntnisstil gründet sich auf die „spezifische Spannung des Bewußtseins" (SCHÜTZ/LUCKMANN 1979: 51). Bewußtseinsspannungen ermöglichen den Menschen, eine bestimmte Einstellung zum Leben einzunehmen. Handeln ist an die höchste Bewußtseinsspannung gebunden. Im menschlichen Handeln findet sich ein überragendes Interesse, der Realität zu begegnen. SCHÜTZ und LUCKMANN weisen dieses Interesse als grundlegendes regulatives Prinzip bewußten Lebens aus. Dieses Interesse beschreibt den jeweils relevanten Ausschnitt der Welt. Bemerkenswert ist, daß mit abnehmender Bewußtseinsspannung zunehmend größer werdende Ausschnitte der täglichen Lebenswelt den Charakter Selbstverständlichkeit und den Bezug zur Realität einbüßen (vgl. SCHÜTZT/LUCKMANN 1979).

Als Zeitperspektive nennen SCHÜTZ und LUCKMANN die Standardzeit. Standardzeit ist der Schnittpunkt von innerer Dauer als subjektive Zeit und Welt-Zeit. Ausgangspunkt für die Orientierung eines Menschen ist der Ort, an dem er sich befindet, sein aktuelles Hier. Dieser Ort ist der Nullpunkt des Koordinatensystemes, innerhalb dessen die Distanzen und Perspektiven der umgebenden Gegenstände bestimmt werden. Der Ausschnitt der Welt, welcher der unmittelbaren Erfahrung eines Menschen zugänglich ist, wird von SCHÜTZ und LUCKMANN als „Welt in aktueller Reichweite" (SCHÜTZ/LUCKMANN 1979: 64) bezeichnet. Die „Welt in potentieller Reichweite" (SCHÜTZ/LUCKMANN 1979: 64) bezeichnet eine Welt, die sich ein Mensch erstmalig zugänglich oder nochmals zugänglich machen kann. Das Wiedererlangen einer vormals aktuellen Welt ist an zwei Grundannahmen gebunden. Diese Grundannahmen sind 1. die Konstanz der Weltstruktur und 2. mit ausgewählten Aktivitäten diese zurückliegende Welt erneut aufsuchen zu können. Das Wiedererlangen einer Welt kennzeichnet den Zeitcharakter der Vergangenheit. Der Zutritt zu einer neuen Welt, von der keine eigenen Erfahrungen vorliegen, ist ebenfalls an Voraussetzungen geknüpft. Diese Voraussetzungen sind 1. Position in einer bestimmten Zeit, 2. Position in der Gesellschaft, 3. die biographische Situation, 4. sich aus der biographischen Situation ergebende Pläne und 5. mit diesen Plänen verbundene Wahrscheinlichkeiten. Die Welt in der aktuellen Reichweite eines Menschen überschneidet sich mit der Welt eines Mitmenschen. Der unterschiedliche Wissensvorrat von Menschen macht eine Verständigung über Situationen nicht unmöglich. Unterschiedliche Biographien hingegen können sich dahingehend auswirken, daß Menschen bestimmte Ausschnitte der Welt nicht aufsuchen können. Die verschiedenen Schichten der Sozialwelt sind mit einem System räumlicher Gliederungen verknüpft. Aus dieser Verknüpfung gehen Differenzierungen von Intimität und Anonymität, Fremdheit und Vertrautheit, Nähe und Distanz hervor. SCHÜTZ und LUCKMANN weisen in der Welt der Reichweite eine Zone aus, die sie als Wirkzone benennen. Die Wirkzone ist eine Zone, auf die das direkte Handeln eines Menschen einwirken kann. SCHÜTZ und LUCKMANN begreifen die Wirkzone als „Kern der Wirklichkeit" (SCHÜTZ /LUCKMANN 1979: 69). Der Dauer menschlichen Seins sind Grenzen gesetzt. Das Wissen von der Endlichkeit ist elementare Voraussetzung für das Relevanzsystem der natürlichen Einstellung. Hoffnung und Furcht, Bedürfnisse und Befriedigungen, Chancen und Risiken bestehen vor dem Hintergrund menschlicher Endlichkeit. Das Entwerfen und Durchführen von Plänen vollzieht sich in dem Wissen um die Vergänglichkeit menschlichen Lebens. Welt-Zeit überschreitet das Sein des menschlichen Individuums, transzendiert die subjektive Zeit. Die Struktur lebensweltlicher Zeit ergibt sich aus Überschneidungen der subjektiven Zeit mit der biologischen Zeit, der Welt-Zeit und der sozialen Zeit. Subjektive Zeit bezeichnet das „Dahinströmen" von Bewußtsein, die innere Dauer. Die Rhythmik des menschlichen Körpers ist Ausdruck der biologischen Zeit. Die Welt-Zeit umfaßt insbesondere Abfolge und Wandel der Jahreszeiten. Der Kalender ist Inbegriff der sozialen Zeit. Biologische Zeit, Welt-Zeit und soziale Zeit veranlassen den Menschen, zeitliche Prioritäten zu entwickeln. Diese Prioritäten gehen in einen Lebensplan ein. Aus dem Lebensplan resultieren Tagespläne. Welt-Zeit ist die Transzendenz der Endlichkeit. Diese Erfahrung bezeichnen SCHÜTZ und LUCKMANN als Grundmotiv für den Lebensplan. Die Zwangsläufigkeit der Welt-Zeit findet ihren Niederschlag in der Abfolge des lebensweltlichen Alltages, sie ist deshalb das Grundmotiv für den Tagesplan.

Die Lebenswelt weist Bereiche auf, die ein Mensch nicht verändern kann. SCHÜTZ und LUCKMANN sprechen von einem „Bereich des Bewirkbaren" (SCHÜTZ/LUCKMANN 1979: 78), der seine Begrenzung in der nicht zu verändernden ontologischen Struktur der Lebenswelt findet. Zeitstruktur, technologisch-praktischer Wissensstand in einer Gesellschaft und die Vorerfahrungen eines Menschen begrenzen die Lebenswelt, auf die ein Mensch Einfluß nehmen kann. SCHÜTZ und LUCKMANN merken an, daß der Bereich des Bewirkbaren nicht zuletzt durch die geschichtliche und biographische Situation eines Menschen begrenzt wird. Lebenswelt in aktueller Reichweite hat den Zeitcharakter der Gegenwart. Von der aktuellen Reichweite lassen sich die wiederherstellbare Reichweite und die erlangbare Reichweite abgrenzen.

Ein allgemeines Prinzip des Bewußtseins ist, daß die Aktivität des Bewußtseins nur dann erfaßt werden kann, wenn sich ein Mensch dieser Aktivität ausdrücklich zuwendet. Grundsätzlich richtet sich das Bewußtsein auf Objekte, die eigene Aktivität bleibt ausgeblendet. Die Aktivität des Bewußtseins kann nur im Zuge einer ausdrücklichen Reflexion erfaßt werden. Dieses Prinzip ist für die Sinnhaftigkeit einer Erfahrung von großer Bedeutung. Der Sinn einer Erfahrung liegt nicht in der Erfahrung selbst, sondern wird der Erfahrung durch eine reflektive Zuwendung vermittelt. Jede in der Gegenwart ablaufende Erfahrung bezieht sich auf bereits abgeschlossene Erfahrungen der Vergangenheit und offene Erwartungen in der Zukunft.

Besondere Bedeutung kommt der Frage zu, in welcher Weise Sinn entsteht, der über die Sinnstrukturen des Tagesgeschehens hinausreicht. Die vorangegangenen Erläuterungen machen deutlich, daß aktuelle Erfahrungen als sinnhaft erfahren werden können. Sinn wird jedoch nicht ausschließlich aktuellen Erfahrungen des Tagesgeschehens zugeordnet. Über aktuelle Erfahrungen hinaus kann Sinn aus dem Lebenslauf gewonnen werden. SCHÜTZ und LUCKMANN unterscheiden zwischen zeitlichen Artikulierungen von Erfahrungen im Tagesablauf und zeitlichen Artikulierungen von Erfahrungen im Lebenslauf. Ein herausragender Aspekt der biographischen Artikulation ist die individuelle Abfolge und Sedimentierung von Erfahrungen eines Menschen in der inneren Dauer. Die Situation eines Menschen in seiner Lebenswelt unterliegt wesentlich der Welt-Zeit und deren Zwangsläufigkeit, die sich als menschliche Endlichkeit manifestiert. Neben der Welt-Zeit ist die Geschichte der Erfahrungen eines Menschen für dessen Situation in der Lebenswelt bedeutsam. Die Geschichte der Erfahrungen eines Menschen kann als chronologische Abfolge aufgefaßt werden. Diese chronologische Abfolge ist individuell geprägt. Wenn jede in der Gegenwart ablaufende Erfahrung auf Erfahrungen aus der Vergangenheit zurückgreift, ist die aktuelle Erfahrung von der Einzigartigkeit der Abfolge von Erfahrungen mitbestimmt. Alle Erfahrungen weisen eine individuelle biographische Artikulierung auf. Erfahrungen erhalten einen besonderen Sinn, weil sie an einer besonderen Stelle in den Ablauf der inneren Dauer integriert werden. SCHÜTZ und LUCKMANN nennen zwei elementare Voraussetzungen für die sozialisierte natürliche Einstellung. 1. Die sozialisierte natürliche Einstellung verweist auf das Vorhandensein von anderen Menschen, die mit einem Bewußtsein ausgestattet sind. 2. Die sozialisierte natürliche Einstellung ist abhängig davon, daß Menschen die Gegenstände der Lebenswelt in einer zumindest ähnlichen Weise erfahren können. Die biographische Artikulation einer Erfahrung hindert Menschen daran, den gleichen Gegenstand in der gleichen Weise erfahren zu können. SCHÜTZ und LUCKMANN sprechen hinsichtlich der zweiten Voraussetzung von „modifizierenden Momenten" (SCHÜTZ/LUCKMANN 1979: 88). Diese Modifikationen werden durch zwei Idealisierungen aufgehoben. Für die Ermöglichung einer vergleichbaren Erfahrensweise können die Standpunkte der beteiligten Menschen vertauscht werden. Ein Mensch nimmt den Standpunkt seines Gegenüber ein und erfährt den Gegenstand in gleicher Perspektive, Distanz und Reichweite. Die zweite Idealisierung ist die „Kongruenz der Relevanzsysteme" (SCHÜTZ/LUCKMANN 1979: 88). Menschen in einer Situation akzeptieren Unterschiede in Auffassung und Auslegung, die aus der Verschiedenartigkeit der biographischen Situationen resultieren. Sie setzen sich über Unterschiede hinweg und handeln so, wie wenn sie den fraglichen Gegenstand in gleicher Weise erfahren hätten. SCHÜTZ und LUCKMANN fassen die Vertauschbarkeit der Standpunkte und die Kongruenz der Relevanzsysteme in der These der „wechselseitigen Perspektiven" (SCHÜTZ/LUCKMANN 1979: 89) zusammen. Diese These ist Grundlage für die soziale Ausbildung und sprachliche Definition von Denkobjekten, die an die Stelle von Denkobjekten aus der vorsozialen Welt eines Menschen treten.

Die Erfahrung sozialer Wirklichkeit gründet sich auf das Wissen um das Vorhandensein anderer Menschen. Menschen nehmen andere Menschen wahr, die ihnen hinsichtlich wesentlicher Merkmale gleich sind. Die Beziehung zu anderen Menschen gliedert sich nach verschiedenen Stufen der Erlebnisnähe, Erlebnistiefe und Anonymität. Die Erfahrung der Sozialwelt umspannt ein breites Spektrum. Von der unmittelbaren Begegnung mit einem Menschen bis zu einer vagen Einstellung gegenüber Institutionen sind sehr unterschiedliche Erfahrungen möglich. Die unmittelbare Begegnung ist durch zeitliche und räumliche Unmittelbarkeit gekennzeichnet. Diese Form der Erfahrung wird als face-to-face-situation bezeichnet. Voraussetzung für eine solche Erfahrung ist, daß ein Mensch seine Aufmerksamkeit einem anderen Menschen zuwendet. SCHÜTZ und LUCKMANN sprechen in diesem Zusammenhang von einer „Du-Einstellung" (SCHÜTZ/LUCKMANN 1979: 91). Die wechselseitige Du-Einstellung motiviert eine soziale Beziehung, die als „Wir-Beziehung" (SCHÜTZ/LUCKMANN 1979: 91) bezeichnet wird. Die unmittelbare Erfahrung anderer Menschen stützt sich auf das Erfassen von Bewegungen, Ausdruck und Mitteilungen der Anderen. Diese Äußerungen werden von den Erfahrenden als Anzeichen subjektiv sinnvoller Erfahrungen eines fremden Ich interpretiert. Für die Interpretation greifen die erfahrenden Menschen auf einen Wissensvorrat zurück, der Typisierungen von anderen Menschen enthält. Ein wesentlicher Bestandteil der Erfahrung von anderen Menschen ist, auch deren Einstellung zu der/dem

Erfahrenden erfassen zu können. In der Wir-Beziehung sind die Erfahrungen wechselseitig bestimmt und aufeinander bezogen. Menschen erfahren sich selbst durch andere Menschen und die je anderen Menschen erfahren sich durch das Gegenüber. Das unmittelbare Erfassen von Ergebnissen des Handelns anderer Menschen gründet sich auf den Verlauf gemeinsamen Erfahrens. Lebenswelt ist die Welt gemeinsamer Erfahrung. Die Intersubjektivität der Lebenswelt wird in der Wir-Beziehung begründet und kontinuierlich bestätigt. Der Abbruch oder die Einschränkung dieser kontinuierlichen Bestätigung führt zu schwerwiegenden Problemen. Die Selbstverständlichkeiten, auf die sich Lebenswelt gründet, werden in solchen Situationen vielfach abgebaut.

Neben der unmittelbaren Erfahrung anderer Menschen gibt es andere Formen des Erfahrens anderer Menschen. Die Erfahrung von „Zeitgenossen" (SCHÜTZ/LUCKMANN 1979: 103) unterscheidet sich von der unmittelbaren Erfahrung eines Menschen durch das Fehlen von räumlicher und zeitlicher Unmittelbarkeit. Eigene vorangegangene Erfahrungen von anderen Menschen, die Zuhilfenahme des Wissens anderer Menschen oder das Erfahren von Dingen und Ereignissen in der Lebenswelt ermöglichen, einen Zeitgenossen aufzubauen. Analog zu der Du-Beziehung und Wir-Beziehung sprechen SCHÜTZ und LUCKMANN hier von einer „Ihr-Beziehung" (SCHÜTZ/LUCKMANN 1979: 107).

Menschen benutzen für die Verständigung in Begegnungen (Wir-Beziehung) unterschiedliche Zeichensysteme. Für die Gestaltung einer Ihr-Beziehung ist die Verwendung von Zeichensystemen unverzichtbar. Der Gebrauch von Zeichensystemen hängt wesentlich vom Grad der Anonymisierung des Anderen ab. Je anonyer der Andere ist, um so objektiver muß der Gebrauch der Zeichensysteme sein.

Ein Frage von herausragender Bedeutung ist, inwieweit zwischen den sozialen Kategorien einer Biographie und dem Erfahren von Lebenswelt Wechselbeziehungen bestehen. Erfahrungshorizonte, Deutungsmuster und Entwürfe beziehen ihren Sinn auf Tagespläne und den Lebenslauf. Der Sinngehalt eines Lebenslaufes ist an unterschiedliche soziale Kategorien gebunden. Diese Kategorien sind als Bestandteil objektiver Wirklichkeit dem einzelnen Menschen vorgegeben. Während die Geschichtlichkeit der Situation dem einzelnen Menschen auferlegt ist, kann dieser die sozialen Kategorien in seinem Lebenslauf bewältigen oder umgehen. Die Geschichtlichkeit der Situation muß als unveränderliche Rahmenbedingung eines Lebenslaufes angesehen werden. Soziale Kategorien hingegen sind keine unausweichlichen Rahmenbedingungen für die Lebenswelt, sondern Möglichkeiten der Lebensführung in einer aktuellen Situation. Neben den sozialen Kategorien sind mitteilbare Typisierungen für die Ausformung einer Biographie bedeutungsvoll. Den Typisierungen lassen sich wertende Deutungen der Sozialwelt überordnen, die eine hohe Relevanz für die Biographie aufweisen. Wertende Deutungen der Sozialwelt finden ihren Ausdruck in Legitimierungen sozialer Institutionen, Gesetzen und Handlungsanweisungen. Menschen erlernen Typisierungen als Möglichkeiten, Selbstverständlichkeiten und Unmöglichkeiten für ihren Lebenslauf. Die objektivierte Sozialwelt präsentiert sich dem Einzelnen als auf ihn bezogene Abstufung subjektiver Chancen. Sozialwelt läßt sich begreifen als ein Gefüge von Pflichten, leicht oder schwer erreichbaren Zielen und Möglichkeiten. Die Sozialstruktur steht dem einzelnen Menschen als Angebot typischer Biographien grundsätzlich offen. Sozialstruktur ist ein Rahmen, in dem der einzelne sein Altern, seinen Lebensplan und seine Prioritäten konkretisieren kann. Die Gestaltungsmöglichkeiten eines einzelnen Menschen hinsichtlich Altern, Lebensplan und Prioritäten sind begrenzt. Gestaltungsmöglichkeiten finden Grenzen im Charakter der Sozialstruktur, die der jeweiligen historischen Situation unterliegt. Der Lebenslauf eines Menschen ist an seine soziale Situation und an Grundbedingungen seines Lebens gebunden. Grundbedingungen menschlichen Lebens sind beispielsweise Alter und Geschlecht. Eine Erwerbstätigkeit kann an das (ein) Geschlecht gebunden sein. Die Möglichkeiten in einer Sozialstruktur begegnen dem einzelnen Menschen nicht in ihrer Gesamtheit, sondern durch bestimmte Menschen selektiert als Auswahl. Das Weiterreichen bestimmter Ausschnitte der Sozialstruktur obliegt vielfach Familienangehörigen, beispielsweise den Vorfahren. Insbesondere wird dem einzelnen Menschen vermittelt, was in seinem Leben als erstrebenswert, erduldbar oder unerträglich gelten kann. Der einzelne erlernt Lebenspläne in einer definierten Auswahl, vermittelt von bestimmten anderen im Rahmen der für ihn zeitgenössischen Sozialwelt (vgl. SCHÜTZ/LUCKMANN 1979).

Die soziale Dimension von Lebenswelt in der Theorie von SCHÜTZ und LUCKMANN ist von BERGER und LUCKMANN aufgenommen und als Struktur einer Theorie der Alltagswelt entwickelt worden.

2.2.2   Kritik an der Lebenswelt-Theorie von SCHÜTZ

Die Theorie der Lebenswelt von SCHÜTZ weist unterschiedliche Probleme auf (vgl. HABERMAS 1997b, WELZ 1996). Als problematisch erweist sich, wie SCHÜTZ die aus seiner Sicht invarianten Strukturen der Lebenswelt mit historischer Faktizität verknüpfen will. SCHÜTZ sieht in seinem Modell von Lebenswelt das Entwerfen von historisch veränderlichen Welten anhand eines invarianten Fundamentes vor. Historisch veränderlich sind

Welten, die sich an die Zukunft wenden. Historisch veränderliche Welten, die individuelle Subjekte in ihrer Lebenswelt entwerfen, können nicht auf dem Boden eines unveränderlichen Fundamentes entfaltet werden. Voraussetzung für das Entwerfen veränderlicher Welten ist ein veränderliches Fundament (vgl. WELZ 1996).

Die Lebenswelt im Verständnis von SCHÜTZ sieht das Subjekt der Sozialwelt nicht im Zusammenhang seiner praktischen Einbindung in die Welt. Damit wird die Welt zum Konstitutionsprodukt ausschließlich von Subjektivität, Gesellschaft gerät zur Ansichtssache. Der Sinn von Erfahrungen konstituiert demzufolge die Wirklichkeit. Gesellschaft und Geschichte sind in dieser Denkfigur ohne Struktur. Beide sind damit ausschließlich dem jeweiligen Interesse des interessierten Subjektes überlassen. Die soziale Realität erschöpft sich darin, wie sie im Alltagsdenken der Menschen erfahren wird. Wenn Bedeutungen und Wissen hingegen aus sozialen Praktiken hervorgehen, werden die Grenzen des menschlichen Bewußtseins gesprengt. Die Dynamik der Wirklichkeit geht weit über das statische Abbild aktualer Erfahrung hinaus (vgl. WELZ 1996). HABERMAS kritisiert die Theorie der Lebenswelt von SCHÜTZ und LUCKMANN als kulturalistisch verkürzt, weil in ihr soziale Integration und Vergesellschaftung als Prozesse der Reproduktion von Lebenswelt nicht aufgehoben sind (vgl. HABERMAS 1997b).

2.2.3 Alltagswelt als soziale Wirklichkeit - Gesellschaftliche Konstruktion von Wirklichkeit im Verständnis von BERGER und LUCKMANN

BERGER und LUCKMANN fassen Wirklichkeit als sozial konstruiert auf. Wirklichkeit wird in einer Gesellschaft entwickelt und durch die Erfahrungen im Alltag bestimmt. BERGER und LUCKMANN unter-scheiden zwischen objektiver und subjektiver Wirklichkeit. Lebenswelt erhält hier die Gestalt einer Alltagswelt.

Alltagswelt kann als Wirklichkeit aufgefaßt werden, die von Menschen gedeutet und verstanden wird. Den an ihr teilhabenden Menschen erscheint Alltagswelt subjektiv sinnhaft. Die Welt findet Ausdruck in einer Vielzahl von Wirklichkeiten. Herausragende Wirklichkeit ist die Wirklichkeit der Alltagswelt. Die Anspannung des Bewußtseins ist in der Alltagswelt am stärksten ausgeprägt. Ein Mensch erfährt die Wirklichkeit der Alltagswelt als eine Wirklichkeitsordnung. Sprache als zentrales Medium versorgt Menschen mit Objektivationen. Dieses Medium vermittelt eine Ordnung, in der Objektivationen Sinn finden. In der anhand Sprache geschaffenen Ordnung

erscheint die Alltagswelt sinnhaft. Die Alltagswelt wird inter-subjektiv vermittelt. Die Wirklichkeit der Alltagswelt wird als Wirklichkeit fraglos akzeptiert. Ihre Präsenz benötigt keine zusätzliche Bestätigung. Die Wirklichkeit der Alltagswelt ist eine selbstverständliche Faktizität. Andere Wirklichkeiten sind in dieser herausragenden Wirklichkeit aufgehoben. Ein Beispiel
für andere Wirklichkeiten sind Träume. Die Grenzen dieser Wirklichkeiten
sind durch definierte Bedeutungs- und Erfahrungsweisen gekennzeichnet.
Das Bewußtsein bewegt sich zwischen unterschiedlichen Wirklichkeiten, hat
seinen zentralen Standort in der Alltagswelt. Umgangssprache, die ein
Mensch für die Objektivation seiner Erfahrungen verwendet, wurzelt in der
Alltagswelt. Der Austausch über Erfahrungen in anderen Wirklichkeiten
greift auf die Umgangssprache zurück, welche sich der Alltagswelt bedient.
Zeitlichkeit ist im Bewußtsein verankert. Es können verschiedene Ebenen
der Zeitlichkeit unterschieden werden. Alltagswelt verfügt über eine eigene
Standardzeit. Die menschliche Existenz wird durch die Zeit gesteuert (vgl.
BERGER/LUCKMANN 1994).

   Die grundlegende Erfahrung des Anderen ist die von Angesicht zu Angesicht. BERGER und LUCKMANN sprechen in diesem Zusammenhang von
einer „Vis-a´-vis-Situation" (BERGER/LUCKMANN 1994: 31). Fortwährende Reziprozität ermöglicht sich begegnenden Menschen, gleichermaßen
Zugang für einander zu finden. Die Vis-a´-vis-Situation vermittelt einem
Menschen unmittelbare Evidenz seines Mitmenschen, von dessen Eigenschaften und Handlungen. Ein Mensch greift auf Typisierungen zurück,
wenn er sich mangels unmittelbarer Erfahrung nicht angemessen orientieren
kann. Die Wahrnehmung der gesellschaftlichen Wirklichkeit der Alltagswelt
stützt sich wesentlich auf Typisierungen. Diese Typisierungen erhalten einen
zunehmend anonymen Charakter, je mehr sie von der unmittelbaren Erfahrung entfernt sind.

   Das Medium Sprache weist eine Fülle von Typisierungen auf. Losgelöst
von einer aktuellen Situation kann Sprache Phänomenen eine Gestalt geben,
obgleich diese räumlich und zeitlich nicht in der aktuellen Situation enthalten
sind. Sprache erreicht Regionen, die für Allerweltserfahrung nicht mehr zugänglich sind. Über die Wirklichkeit der Alltagswelt hinaus kann Sprache
symbolische Systeme entstehen und sich entfalten lassen. Beispielhaft für
symbolische Systeme sind Kunst, Religion und Wissenschaft. Sprache kann
andererseits diesen symbolischen Systemen einzelne Symbole entnehmen
und in die Alltagswelt transferieren, um sie dort als objektiv wirkliche Faktoren zu präsentieren. Symbole und Sprache sind elementare Voraussetzungen für die Alltagswelt.

Die Interaktionen in der Alltagswelt stützen sich unter anderem auf den Wissensvorrat, über den der gleichen Alltagswelt zugehörige Menschen verfügen. Dieser Wissensvorrat enthält wesentlich Handlungsanleitungen für das Lösen wiederkehrender Probleme. Wenn die wiederkehrenden Probleme mit diesen Handlungsanleitungen gelöst werden können, besteht in der Regel kein Bedarf, über das pragmatische Wissen hinauszugehen. Das alltagsweltliche Wissen gliedert sich nach unterschiedlichen Relevanzen. Einige Relevanzen sind das Ergebnis unmittelbar praktischer Zwänge, andere Relevanzen ergeben sich aus der gesellschaftlichen Position eines Menschen. Wissen in der Alltagswelt ist distribuiert vorfindbar. Verschiedene Menschen verfügen in unterschiedlicher Weise über verschiedene Anteile des Wissens in der Alltagswelt. Das Wissen, über das ein Mensch verfügt, entspricht nicht dem Wissen eines anderen Menschen, welcher der gleichen Alltagswelt zugehört (vgl. BERGER/LUCKMANN 1994).

BERGER und LUCKMANN werfen in ihren Ausführungen die Frage auf, in welcher Weise gesellschaftliche Ordnungen entstehen. Eine wesentliche Ursache für das Entstehen gesellschaftlicher Ordnungen ist die Instabilität des menschlichen Organismus. Diese Instabilität veranlaßt Menschen, eine stabile Umwelt zu schaffen, um die eigene Existenz sichern zu können. Jeder Institutionalisierung gehen Prozesse der Habitualisierung voraus. Habitualisierung bedeutet, eine Handlung mit möglichst geringem Aufwand in gleicher Weise jederzeit wiederholen zu können. Menschliches Handeln erhält durch Habitualisierung eine Richtung und Spezialisierung. Institutionalisierung vollzieht sich, wenn habitualisierte Handlungen mittels Typen von Handelnden wechselseitig typisiert werden. Alle auf diesem Wege entstehenden Typisierungen sind Institutionen. Typisierungen sind ein für alle Mitglieder einer gesellschaftlichen Gruppe erreichbares Allgemeingut. Institutionen stehen einem Individuum als objektive Faktizitäten gegenüber. Institutionale Welt wird als objektive Wirklichkeit erlebt. Die Gegenständlichkeit der institutionalen Welt ist eine von Menschen konstruierte Objektivität. Der Prozeß, der Produkten menschlicher Entäußerung objektiven Charakter verleiht, wird als Objektivation bezeichnet. Die Beziehung zwischen Menschen als Produzenten der gesellschaftlichen Welt und gesellschaftlicher Welt als Produkt ist eine dialektische Beziehung. Das Produkt wird von seinen Produzenten hervorgebracht und wirkt auf seine Produzenten zurück. Gesellschaft als objektive Wirklichkeit ist ein menschliches Produkt, der Mensch ein gesellschaftliches Produkt. Institutionale Ordnung bedarf angemessener Legitimationen, die in kognitiven und normativen Interpretationen ihren Ausdruck finden. Das Verhalten von Menschen wird vorhersehbar, wenn Verhaltensweisen weitgehend institutionalisiert sind. Zwangsmittel können zurückhaltend eingesetzt werden, wenn die Sozialisation des einzelnen Menschen erfolgreich verläuft. Die objektivierte soziale Welt erhält durch Sprache ein logisches Fundament. Die Logik einer institutionalen Ordnung ist Bestandteil des gesellschaftlich zugänglichen Wissensvorrates und wird als solcher unreflektiert hingenommen. Wissen über die Gesellschaft hat einen doppelten Charakter. Dieses Wissen ermöglicht das Erfassen der objektivierten gesellschaftlichen Wirklichkeit und das fortwährende Produzieren einer solchen Wirklichkeit. Institutionen werden mit der Hilfe von Rollen individueller Erfahrung zugänglich gemacht. Rollen sind ein wesentlicher Bestandteil der objektiv erfaßbaren Welt jeder Gesellschaft. Menschen sind als Träger einer Rolle oder mehrerer Rollen an der gesellschaftlichen Welt beteiligt. Gesellschaftliche Welt wird für einen Menschen subjektive Wirklichkeit, wenn er seine Rollen internalisiert. Rollen erhalten eine konkrete Gestalt, sobald ein allgemeiner Wissensvorrat mit reziproken Verhaltenstypisierungen entsteht. Rollen sind Ausdruck einer Gesellschaftsordnung. Die Verteilung des Wissens in einer Gesellschaft orientiert sich an der Relevanz des Wissens für alle Mitglieder. Abhängig ist die Verteilung von Wissen überdies von spezifischen Rollen. Die Zuweisung von Wissen an die Inhaber spezifischer Rollen läßt an die Arbeit von Experten denken. Experten benötigen für die Beherrschung eines Spezialgebietes ein angemessenes Expertenwissen. Ein allen Menschen in einer Gesellschaft zugängliches Wissen ist die Kenntnis einer Typologie der Experten. Die Typologie der Experten muß dem allgemein relevanten Wissensvorrat zugerechnet werden. Expertenwissen hingegen ist nicht allgemein verbindlich. Rollen repräsentieren Institutionen und vermitteln zwischen objektivierten Wissensbeständen. Die Aufgliederung der institutionalen Ordnung und die notwendig werdende Zuteilung von Wissen lassen ein schwerwiegendes Problem hervortreten. Es erweist sich als ausgesprochen problematisch, integrationsfähige Bedeutungen zu schaffen, die für eine ganze Gesellschaft gelten können. Eine Folge der institutionalen Aufgliederung ist das Entstehen sogenannter „Subsinnwelten" (BERGER /LUCKMANN 1994: 90), die sich von der Gesellschaft lösen. Das Auftreten von Subsinnwelten ermöglicht eine Vielzahl von Perspektiven, mit denen Gesellschaft betrachtet werden kann. BERGER und LUCKMANN rechnen dem Kreis der Subsinnwelten nicht zuletzt Wissenschaft zu. Wissenschaft kann sich von ihrer gesellschaftlichen Grundlage weitgehend unabhängig machen. Die beständig zunehmende Anzahl und Komplexität von Subsinnwelten erschwert „Außenseitern" den Zugang zu solchen Bereichen. Am Beispiel der Medizin machen BERGER und LUCKMANN deutlich, in welchem Ausmaß sich Hilfesuchende auf die

Subsinnwelt Medizin einlassen müssen, um diese überhaupt in Anspruch nehmen zu können (vgl. BERGER/LUCKMANN 1994).

Legitimierung bezeichnet Prozesse des Objektivierens von Sinn. Als Ergebnis dieser Prozesse entstehen neue Sinnhaftigkeiten, die Bedeutungen unterschiedlicher Institutionen in sich zusammenfassen. Legitimierung vollzieht sich als Erklärung einer institutionalen Ordnung und als Rechtfertigung einer institutionalen Ordnung. Die Erklärung einer institutionalen Ordnung beinhaltet, daß der objektivierte Sinn einer solchen Ordnung eine kognitive Gültigkeit erhält. Die Rechtfertigung einer institutionalen Ordnung erhebt deren pragmatische Imperative zu Normen. Das Legitimieren von Institutionen vermittelt Wissen und Werte. Legitimierung vollzieht sich auf unterschiedlichen Ebenen. Die Integration verschiedener Sinnhaftigkeiten erreicht auf unterschiedlichen Ebenen ein unterschiedlich hohes Integrationsniveau. Ein alle Sinnhaftigkeiten umfassendes Integrationssystem ist die symbolische Sinnwelt. Die symbolische Sinnwelt nimmt alle gesellschaftlich objektivierten und subjektiv wirklichen Sinnhaftigkeiten in sich auf. BERGER und LUCKMANN bezeichnen die symbolische Sinnwelt als „Matrix" (BERGER/LUCKMANN 1994: 103) aller gesellschaftlich objektivierten und subjektiv wirklichen Sinnhaftigkeiten. Symbolische Sinnwelten gehen aus subjektiven Reflexionen hervor, die vermittels gesellschaftlicher Objektivierungen zentrale Themen aus verschiedenen Institutionen zusammenfassen. Symbolische Sinnwelten integrieren Erfahrungen aus verschiedenen Wirklichkeitsbereichen. Die Legitimierung durch die symbolische Sinnwelt bezieht sich auch auf die Wirklichkeit der Identität des Einzelnen. Identität erhält ihre Legitimation, wenn sie in den Zusammenhang einer symbolischen Sinnwelt integriert wird. Die symbolische Sinnwelt vermittelt Phänomenen ihren Rang in einer Hierarchie menschlicher Existenz. Gesellschaft erhält als solche einen Sinn, weil die symbolische Sinnwelt alle isolierten institutionellen Prozesse zusammenführt. Institutionen und Rollen werden durch ihren Platz in einer sinnhaften Welt legitimiert. Die Legitimierung der institutionalen Ordnung sieht sich der fortwährenden Notwendigkeit gegenüber, Gefährdungen der gesellschaftlichen Wirklichkeit abwenden und beherrschen zu müssen. Grundsätzlich hat eine symbolische Sinnwelt den Charakter einer „fraglosen Gewißheit" (BERGER/LUCKMANN 1994: 112). Wird eine symbolische Sinnwelt problematisch, sind besondere Maßnahmen für die Erhaltung der Sinnwelt zu ergreifen. Jede symbolische Sinnwelt kann grundsätzlich problematisch werden. Menschen beleben ihre Sinnwelt in sehr unterschiedlicher Weise, sind ihrer Sinnwelt unterschiedlich verhaftet. Für die Aufrechterhaltung von Sinnwelten kann sich als notwendig erweisen, theoretische Konzepte zu entwickeln. Die Zuhilfenahme unterstützender Konzepte wird beispielsweise dann erforderlich, wenn sich zwei Völker mit unterschiedlicher Geschichte gegenüberstehen. Das Auftauchen einer anderen symbolischen Sinnwelt ist eine Gefahr für die eigene Sinnwelt, weil deutlich wird, daß die eigene Sinnwelt nicht wirklich zwingend ist. Stützkonzepte für Sinnwelten sind zum Beispiel die Mythologie, die Theologie, die Philosophie und die Wissenschaft. Gesellschaftliche Wirklichkeit wird von konkreten Personen und/oder konkreten Gruppen definiert. Die Spezialisierung von Wissen und die Organisation von Personal für spezialisierte Wissensbestände sind ein Ergebnis der Entwicklung von Arbeitsteiligkeit (vgl. BERGER/ LUCKMANN 1994: 98 ff).

Moderne Gesellschaften sind pluralistisch organisiert. Sie weisen bestimmte gemeinsame Grundelemente einer Sinnwelt auf, die als gesichert gelten dürfen. Neben diesen gemeinsamen Grundelementen koexistieren verschiedene Teilsinnwelten. Diese pluralistische Situation verändert nicht nur die gesellschaftlichen Perspektiven von Wirklichkeit, sondern wirkt auch in das Bewußtsein des einzelnen Menschen hinein (vgl. BERGER/ LUCKMANN 1994).

Die vorangegangenen Ausführungen beziehen sich auf die strukturellen Aspekte der gesellschaftlichen Existenz von Personengruppen, die über eine eigene Sinnwelt verfügen. Jede symbolische Sinnwelt und jede Legitimation ist das Produkt von Menschen. Institutionen und symbolische Sinnwelten werden durch Menschen legitimiert, die ihren konkreten gesellschaftlichen Ort und konkrete gesellschaftliche Interessen haben. Legitimationstheorien sind immer Bestandteil der Geschichte einer Gesellschaft (vgl. BERGER/ LUCKMANN 1994).

Gesellschaft ist ein beständiger dialektischer Prozeß, der sich aus drei verschiedenen Anteilen zusammenfügt. BERGER und LUCKMANN benennen diese Anteile mit „Externalisierung, Objektivation und Internalisierung" (BERGER/LUCKMANN 1994: 139). Prozesse der Internalisierung sind Ausdruck des Vertrautmachens von Menschen mit deren Teilhabe an einer Gesellschaft. Internalisieren bezeichnet das unmittelbare Erfassen und Auslegen eines Sinn vermittelnden Vorganges. Das Erfassen von Sinn ist an die Offenbarung subjektiver Vorgänge bei anderen Menschen geknüpft. Internalisierung bezeichnet die Grundlage für das Verstehen anderer Menschen und das Erfassen der Welt als sinnhafter und gesellschaftlicher Wirklichkeit. Das wechselseitige Teilhaben am eigenen Sein und am Sein der Anderen geht auf den Prozeß der Sozialisation zurück. Sozialisation ist die grundlegende und umfassende Einführung von Menschen in die objektive Welt einer menschlichen Gesellschaft. Die Sozialisation von Menschen obliegt anderen Menschen in deren unmittelbarer Umgebung. BERGER und LUCKMANN bezeichnen diese anderen Menschen als „signifikante Andere" (BERGER/ LUCKMANN 1994: 141). Bestimmungen einer Situation, in denen sich Sozialisation vollzieht, haben den Charakter objektiver Wirklichkeit. Die an Menschen vermittelte Welt wird durch die vermittelnden Menschen modifiziert. Abhängig von ihrem eigenen gesellschaftlichen Ort und von ihren eigenen biographisch begründeten Intentionen wählen die Vermittler Aspekte aus. Das Teilhaben am eigenen und anderem Sein wird nur möglich, wo es zu einer Identifizierung gekommen ist. Ein Kind übernimmt Rollen und Einstellungen der signifikanten Anderen. Menschen erwachsen aus dem, was andere Menschen in sie hineingelegt haben. Sozialisation bezeichnet keinen einseitigen Prozeß. Dieser Prozeß gründet sich auf die Dialektik zwischen Identifizierung durch Andere und Selbstidentifikation. Sozialisation bewegt sich zwischen objektiv zugewiesener und subjektiv angeeigneter Identität. Die Setzung von Lernsequenzen und Lebensstadien ist wesentlich abhängig von der Gesellschaft, in der sich die Lernprozesse vollziehen. Das Internalisieren von Gesellschaft, Identität und Wirklichkeit im Kindesalter wird von BERGER und LUCKMANN als „primäre Sozialisation" (BERGER/ LUCKMANN 1994: 146) bezeichnet. Sekundäre Sozialisation bezeichnet die Internalisierung insbesondere institutioneller Subwelten. Der Prozeß sekundärer Sozialisation orientiert sich an der Differenzierung von Arbeitsteiligkeit und der Verteilung von Wissen in einer Gesellschaft. Sekundäre Sozialisation zielt darauf ab, rollenspezifisches Wissen zu erwerben. Die Übernahme von Rollen ist unmittelbar oder mittelbar an die Arbeitsteiligkeit in einer Gesellschaft geknüpft. Die Aneignung eines rollenspezifischen Vokabulars steht bei der sekundären Sozialisation im Vordergrund. Das Erlernen rollenspezifischen Vokabulars ist für das Routineverhalten in einem institutionellen Bereich unverzichtbare Voraussetzung. Neben einem angemessenen Vokabular werden Wertbestimmungen erworben, die dem Gebrauch des Vokabulars als Voraussetzung dienen. Sekundäre Sozialisation setzt einen vorhergegangenen Prozeß primärer Sozialisation voraus. Das neue Wissen muß mit einer bereits vorhandenen Wirklichkeit verknüpft werden. Rollen sind im Rahmen der sekundären Sozialisation mit einer ausgeprägten Anonymität besetzt. Anonymität und Formalität sind Ausdruck gesellschaftlicher Beziehungen in der aktuellen Situation. Das in der sekundären Sozialisation Erlernte ist weitaus weniger subjektiv geprägt als in primärer Sozialisation Erlerntes. Die in der sekundären Sozialisation erworbene Wirklichkeit wurzelt weniger tief im Bewußtsein eines Menschen als die in der primären Sozialisation erworbene Wirklichkeit. BERGER und LUCKMANN unterscheiden zwei Möglichkeiten für die Absicherung subjektiver Wirklichkeit. Routine im Handeln dient der Aufrechterhaltung subjektiver Wirklichkeit in der Alltagswelt. Die Bewältigung von Krisen sichert subjektive Wirklichkeit in Grenzsituationen. Das Erhalten der Wirklichkeit stützt sich wesentlich auf Kommunikation. Wirklichkeit wird durch Kommunikation nicht nur genährt, sondern auch verändert. Die Erfahrung des Einzelnen wird anhand von Sprache in eine kohärente Ordnung transformiert. Durch die Errichtung einer solchen Ordnung realisiert Sprache eine Welt in zweifacher Hinsicht. Sprache begreift die Welt und erzeugt die Welt. Die Objektivationen der Sprache werden im Verlauf des Kommunizierens zu Objekten individuellen Bewußtseins. Subjektive Wirklichkeit ist an besondere Plausibilitätsstrukturen gebunden. Strukturen der Plausibilität sind jene gesellschaftlichen Prozesse, welche die subjektive Wirklichkeit aufrechterhalten. Als plausibel erscheint, was subjektive Wirklichkeit erhält. Subjektive Wirklichkeit ist variabel. Die Veränderung subjektiver Wirklichkeit kann als Verwandlung eines Menschen ihren Verlauf nehmen. Eine Verwandlung vollzieht sich, wenn der interessierte Mensch überzeugende Plausibilitätsstrukturen vorfindet. Verwandlung setzt neben überzeugenden Plausibilitätsstrukturen signifikante Andere voraus, mit denen sich der interessierte Mensch identifizieren kann (vgl. BERGER/LUCKMANN 1994: 157 ff).

Bei einer erfolgreichen Sozialisation sind objektive Wirklichkeit und subjektive Wirklichkeit einander sehr ähnlich. Erfolglose Sozialisation ist durch eine Asymmetrie zwischen objektiver Wirklichkeit und subjektiver Wirklichkeit charakterisiert. Die differenzierte Verteilung des Wissens in einer Gesellschaft erschwert das Gelingen der Sozialisation von Menschen. Differenziertes Wissen findet Ausdruck in einer Vielzahl verschiedenartiger objektiver Wirklichkeiten. Die Divergenz der Perspektiven aller an der Sozialisation beteiligten signifikanten Anderen kann Ursache für mißlingende Sozialisation sein. Angehörige unterschiedlicher Geschlechter entwickeln mitunter zu gleichen Phänomenen sehr unterschiedliche Perspektiven. Die Sozialisation durch die Eltern und die Sozialisation durch andere Kinder weichen möglicherweise erheblich voneinander ab. Das Phänomen des Individualismus ist ebenfalls Ausdruck einer mißlungenen Sozialisation. Individuen konstruieren das Selbst weitgehend unabhängig von der sozialen Umgebung. Eine Gesellschaft, die eine Fülle unterschiedlicher Welten repräsentiert, macht Orientierung nahezu unmöglich. Die zunehmende Relativität der Welten wirkt unmittelbar auf das Individuum. Die eigene Welt ist eine Welt unter vielen Welten. Das eigene institutionalisierte Verhalten kann abgestreift werden (vgl. BERGER/ LUCKMANN 1994: 174 ff).

Abschließend sei darauf hingewiesen, daß jede Phase der Konstruktion von Wirklichkeit dem Einfluß des menschlichen Organismus unterliegt. Ne-

ben der Dialektik zwischen dem individuellen Menschen und seiner gesellschaftlichen Welt besteht eine weitere Wechselbeziehung. Es ist dies die
Dialektik zwischen der biologischen Grundlage des Individuums und seiner
gesellschaftlich vermittelten Identität (vgl. BERGER/LUCKMANN 1994:
191 ff).

2.3 Lebenswelt in der `Theorie des kommunikativen Handelns´

2.3.1 Lebenswelt als Ort des Erhebens von Geltungs-ansprüchen - Die Konstruktion von HABERMAS

HABERMAS versteht Lebenswelt als einen Ort, an dem unterschiedliche
Geltunganprüche erhoben und verhandelt werden. Lebenswelt repräsentiert
sich als Vorrat an Deutungsmustern, die kulturell überliefert und sprachlich
organisiert sind. Für Akte des Verständigens ist Lebenswelt konstitutiv.

Das Konzept der Lebenswelt erhält in der Theorie des kommunikativen
Handelns von HABERMAS einen zentralen Stellenwert. HABERMAS begreift Gesellschaft als Verbund aus System und Lebenswelt. Die Entwicklung des Konzeptes der Lebenswelt vollzieht HABERMAS in fünf Schritten.
Zunächst erläutert er die Beziehungen der Lebenswelt zu jenen Welten, auf
die verständigungsorientiert handelnde Subjekte zurückgreifen, um gemeinsame Situationen beschreiben zu können. Die sich anschließende Entfaltung
der Lebenswelt stützt sich auf phänomenologische Analysen von Lebenswelt. In einem weiteren Schritt reflektiert HABERMAS unterschiedliche
Theorien der Lebenswelt aus der verstehenden Soziologie. Diese Theorien
der Lebenswelt gründen sich wesentlich auf Alltagskonzepte. An die Reflexion unterschiedlicher Theorien der Lebenswelt knüpft eine Untersuchung
der Funktionen kommunikativen Handelns an. Diese Untersuchung zielt darauf ab, die Bedeutung des kommunikativen Handelns für die Reproduktion
von Lebenswelt zu ermitteln. Insbesondere sind noch zu erläuternde Funktionen kommunikativen Handelns unerläßliche Voraussetzung für die Rationalisierung der Lebenswelt. Die hier skizzierten Arbeitsschritte münden in
einen Entwurf, der Gesellschaft auf System und Lebenswelt gleichermaßen
gründet (vgl. HABERMAS 1997b: 183).

Alle kommunikativen Äußerungen eines Subjektes knüpfen an verschiedene Weltbezüge an. HABERMAS versteht kommunikatives Handeln als
kooperativen Deutungsprozeß unterschiedlicher Kommunikationsteilnehmer.
Alle Kommunikationsteilnehmer beziehen sich gleichzeitig auf eine objekti-

ve, soziale und subjektive Welt. Die objektive Welt repräsentiert alle Entitäten, über die wahre Aussagen möglich sind. Die soziale Welt umfaßt die Gesamtheit legitim geregelter interpersonaler Beziehungen. Die subjektive Welt ist Ausdruck aller Erlebnisse, die ein Subjekt äußern kann. Soll eine Verständigung erzielt werden, müssen alle Kommunikationsteilnehmer für die Handlungssituation, in der die Kommunikation geschieht, über ein zumindest ähnliches Verständnis verfügen. Eine Handlungssituation begreift HABERMAS als Feld aktueller Verständigungsbedürfnisse und Handlungsmöglichkeiten. Die jeweilige Handlungssituation, in der sich Kommunikationsteilnehmer befinden, verweist immer auf eine gemeinsame Lebenswelt. Das Zentrum dieser gemeinsamen Lebenswelt ist die jeweilige Handlungssituation, in der die Kommunikationsteilnehmer agieren und kommunizieren. Die Lebenswelt der Kommunikationsteilnehmer ist fortwährend präsent, dient jedoch nur als Hintergrund der je aktuellen Situation. Als Hintergrund erscheint Lebenswelt, weil sie in der aktuellen Handlungssituation nicht ausdrücklich aufgesucht werden kann. Lebenswelt dient als ein Vorrat selbstverständlicher Haltungen und/oder unerschütterter Auffassungen. Diese Auffassungen und Haltungen dienen den Kommunikationsteilnehmern als Instrumente für die Deutung der jeweiligen Handlungssituation und der in ihnen ablaufenden Kommunikation. Anders als HUSSERL begreift HABERMAS Lebenswelt als „Vorrat an Deutungsmustern", die kulturell überliefert und sprachlich organisiert sind (HABERMAS 1997b: 189). Sprache und Kultur sind weder Gegenstand einer der genannten formalen Welten, noch bilden sie die objektive, soziale oder subjektive Welt. Für die Lebenswelt hingegen sind Sprache und Kultur konstitutiv. Zwischen Sprache und Kultur bestehen Wechselbeziehungen. Sprache dient der Weitergabe kultureller Traditionen als Medium. Kultur prägt die Sprache, weil das Leistungsvermögen von Sprache der Komplexität zu vermittelnder kultureller Inhalte gerecht werden muß. Deutungs-, Wert- und Ausdrucksmuster repräsentieren kulturelle Inhalte. Kommunikationsteilnehmer bedienen sich eines solchen Wissensvorrates, von dem sie annehmen, daß dieser allen Kommunikationsteilnehmern zur Verfügung steht. Dieser Wissensvorrat ermöglicht den Kommunikationsteilnehmern die Verständigung in Handlungssituationen. Mißlingt die Kommunikation, können die Kommunikationsteilnehmer neue Deutungs-, Wert- und Ausdrucksmuster entwickeln. Der Rückgriff auf die formalen Welten erlaubt in problematischen Handlungssituationen die Zuordnung zunächst unbekannter Wissensbestandteile, weil in den formalen Welten verwandte Wissensbestandteile vorrätig sind. Die formalen Welten ermöglichen die Entwicklung von Analogien und bieten damit eine Orientierungshilfe an. Die Lebenswelt hingegen erlaubt solcherlei Zuordnungen nicht. In ihr vollzieht sich Kommunikation, ohne daß analoge Zuordnungen möglich sind. Die Kommunikationsteilnehmer agieren fortwährend innerhalb des Horizontes ihrer Lebenswelt. Sie können dem Horizont ihrer Lebenswelt nicht entgehen. Unterschiedliche Formen der Intersubjektivität möglicher Verständigung werden durch die Lebenswelt geprägt. Diese Formen versetzen die Kommunikationsteilnehmer in die Lage, gegenüber dem Innerweltlichen eine außenweltliche Position einzunehmen. HABERMAS bezeichnet Lebenswelt als transzendentalen Ort,

> „(...) an dem sich Sprecher und Hörer begegnen; wo sie reziprok den Anspruch erheben können, daß ihre Äußerungen mit der Welt (der objektiven, der sozialen oder der subjektiven Welt) zusammenpassen; und wo sie diese Geltungsansprüche kritisieren und bestätigen, ihren Dissens austragen und Einverständnis erzielen können" (HABERMAS 1997b: 192).

Lebenswelt ist für Verständigung als solche konstitutiv. Die formalen Weltbegriffe sind ein Bezugssystem für das, worüber Verständigung erzielt werden soll. Sie ebnen den Weg für die Identifizierung des Gegenstandes von Kommunikation. Aus gemeinsamer Lebenswelt heraus verständigen sich die Kommunikationsteilnehmer über einen Gegenstand in der objektiven, sozialen oder subjektiven Welt.

HABERMAS begründet seine Kritik am Entwurf der Lebenswelt von SCHÜTZ und LUCKMANN mit dem fehlenden Moment sprachlich vermittelter Intersubjektivität. SCHÜTZ und LUCKMANN betrachten die Strukturen der Lebenswelt als das Ergebnis des Spiegelns subjektiven Erlebens, welches von isolierten Akteuren vollzogen wird. Die Strukturen der Lebenswelt gründen sich in diesem Konzept nicht auf kommunikatives Handeln. Aus der Sicht von HABERMAS werden die Strukturen der Lebenswelt ausschließlich auf dem Wege kommunikativen Handelns errichtet. Lebenswelt ist in seinem Verständnis ein „Komplementärbegriff" (HABERMAS 1997b: 198) zum kommunikativen Handeln. Drei Charakteristika des Entwurfes von SCHÜTZ und LUCKMANN hebt HABERMAS hervor. Herausragende Merkmale von Lebenswelt sind demzufolge 1. naives Vertrautsein mit einem problemlos gegebenen Hintergrund, 2. die Gültigkeit einer intersubjektiv vermittelten Welt und 3. den gleichermaßen totalen und unbestimmten sowie durchlässigen und eingrenzenden Charakter von Lebenswelt. Naives Vertrautsein mit einem problemlos gegebenen Hintergrund kennzeichnet eine Lebenswelt, die dem erlebenden Subjekt fraglos gegeben ist. SCHÜTZ und LUCKMANN beschreiben Lebenswelt als eine Wirklichkeit, die das Subjekt schlicht vorfindet. Diese Wirklichkeit repräsentiert Sachverhalte, die für die Teilhabenden unproblematisch sind. Lebenswelt kann deshalb als Lebenswelt nicht problematisch werden, sondern allenfalls zusammenbrechen (vgl. HABERMAS 1997b). SCHÜTZ und LUCKMANN betonen zwar die Intersubjektivität von Lebenswelt, konkretisieren diese jedoch nicht. Die Gemeinsamkeit von Lebenswelt findet in der Perspektive von HABERMAS Ausdruck darin, daß Lebenswelt nicht kontrovers erlebt werden, sondern höchstens zerfallen kann. Gemeinsamkeit von Lebenswelt gründet sich auf einen kulturellen Wissensvorrat, der von den Angehörigen dieser Kultur geteilt wird. Lebenswelt bildet einen Rahmen, innerhalb dessen sich die Horizonte von Handlungssituationen verändern. Lebenswelt kann als Kontext aufgefaßt werden, der zwar selbst nicht begrenzt ist, jedoch Grenzen vermittelt. Der Wissensvorrat lebensweltlichen Denkens bezeichnet die Gesamtheit vorhandener Selbstverständlichkeiten. Diese Gesamtheit ist als solche nicht greifbar, verleiht jedoch jeder situationsabhängigen Auslegung einen Rahmen. Lebenswelt geht nicht direkt in den aktuell ablaufenden Verständigungsprozeß ein. Lebenswelt in einer sich verändernden Situation ist immer eine bereits interpretierte Wirklichkeit. Die Begrenztheit von Lebenswelt kann nur auf dem Wege theoretischer Reflexion nachvollzogen werden. Erweisen sich Auslegungen als unzureichend, treten die Grenzen der Lebenswelt hervor. Lebenswelt ist ein nicht hintergehbarer und grundsätzlich unerschöpflicher Kontext. Jedes Situationsverständnis stützt sich deshalb auf ein globales Vorverständnis. Lebenswelt ist eine Folie, die der Thematisierung entgeht, weil sie den Relevanzbereich der je aktuellen Handlungssituation begrenzt (vgl. HABERMAS 1997b).

Kommunikatives Handeln erfüllt unterschiedliche Funktionen. Es dient der Verständigung, Handlungskoordinierung und der Sozialisation. Kommunikatives Handeln als Verständigung umfaßt die Erhaltung und Erneuerung kulturellen Wissens, hier verstanden als kulturelle Reproduktion. Hinsichtlich der Handlungskoordinierung dient kommunikatives Handeln sozialer Integration und der Entwicklung von Solidarität. Sozialisation stützt sich auf kommunikatives Handeln, weil anhand kommunikativen Handelns personale Identitäten ausgebildet werden. Der kulturellen Reproduktion, der sozialen Integration und der Sozialisation entsprechen die strukturellen Komponenten der Lebenswelt. Diese Komponenten sind Kultur, Gesellschaft und Person. HABERMAS betrachtet Kultur als einen Wissensvorrat, der Kommunikationsteilnehmern die Interpretation ihrer Welt ermöglicht. Gesellschaft ist Ausdruck legitimer Ordnungen, mit deren Hilfe Kommunikationsteilnehmer die Zugehörigkeit zu sozialen Gruppen organisieren. Persönlichkeit kennzeichnet Kompetenzen, die ein Subjekt sprachfähig und handlungsfähig werden lassen. Diese Kompetenzen sind für Verständigungsprozesse unerläßlich. Überdies sichern diese Kompetenzen dem Subjekt eine eigene Identität. Dimensionen des kommunikativen Handelns sind das semantische Feld symbolischer Gehalte, der soziale Raum und die historische Zeit. Kommunikatives Handeln ist das Medium, mit dessen Hilfe sich Kultur, Gesellschaft und Person reproduzieren.

> „Die zum Netz kommunikativer Alltagspraxis verwobenen Interaktionen bilden das Medium, durch das sich Kultur, Gesellschaft und Person reproduzieren" (HABERMAS 1997b: 209).

Aus der Sicht von SCHÜTZ und LUCKMANN erfüllt kommunikatives Handeln wesentlich die Fortsetzung und Erneuerung von Tradition. Im Verständnis von HABERMAS dienen kommunikative Handlungen über diese Funktion hinaus sozialer Integration und Vergesellschaftung. SCHÜTZ und LUCKMANN beschränken das kommunikative Handeln auf die kulturelle Reproduktion. HABERMAS spricht von einem kulturalistisch verkürzten Lebensweltkonzept, weil in ihm soziale Integration und Vergesellschaftung als Prozesse der Reproduktion von Lebenswelt nicht aufgehoben sind (vgl. HABERMAS 1997b).

Ein weitere Theorie von Lebenswelt, auf die HABERMAS zurückgreift, ist aus der Theorie des symbolischen Interaktionismus von MEAD hervorgegangen. Diese Theorie verkürzt Lebenswelt auf die Vergesellschaftung von Individuen. Im Rahmen des symbolischen Interaktionismus wird Lebenswelt als soziokulturelles Milieu angelegt, in dem sich kommunikatives Handeln wesentlich als Rollenspiel vollzieht. Kultur und Gesellschaft dienen in diesem Konzept lediglich als Medien für Bildungsprozesse. HABERMAS schlägt vor, ein Konzept für sprachvermittelte und normengeleitete Interaktionen auf den Begriff der symbolischen Interaktion zu gründen. Ein solches Konzept, verknüpft mit den phänomenologischen Analysen der Lebenswelt, ermöglicht den Zugang zu den Reproduktionsprozessen der Lebenswelt. HABERMAS unterscheidet als Reproduktionsprozesse der Lebenswelt die kulturelle Reproduktion der Lebenswelt, die soziale Integration der Lebenswelt und die Sozialisation der Angehörigen einer Lebenswelt. Im Rahmen kultureller Reproduktion wird neues Wissen, welches aus neuen Situationen hervorgeht, in den vorhandenen Wissensbestand eingefügt. Die kulturelle Reproduktion gewährleistet die kontinuierliche Weitergabe und eine für die Alltagspraxis ausreichende Kohärenz des Wissens. Als Störung der kulturellen Reproduktion ist insbesondere der Sinnverlust zu nennen. Die soziale Integration der Lebenswelt ermöglicht, in der Dimension sozialen Raumes neue Situationen an bestehende „Weltzustände" (HABERMAS 1997b: 213) anzuschließen. Soziale Integration ermöglicht die Koordinierung von Handlungen mittels legitim geregelter interpersonaler Beziehungen und festigt die

Identität von Gruppen. Die Koordinierung von Handlungen und die Festigung von Gruppenidentitäten ist abhängig von der Solidarität der Angehörigen einer Gruppe. Störungen der sozialen Integration führen zu Anomie. Im Rahmen von Anomie können Akteure in neuen Situationen den aufkommenden Koordinationsbedarf durch Rückgriff auf vorhandene Ordnungen nicht mehr befriedigen. Die Sozialisation von Angehörigen einer Lebenswelt ermöglicht in der Dimension der historischen Zeit die Anbindung neuer Situationen an bestehende Weltzustände. Im Rahmen der Sozialisation werden nachrückende Generationen mit „generalisierten Handlungsfähigkeiten" (HABERMAS 1997b: 213) ausgestattet. Überdies gewährleistet Sozialisation die Abstimmung individueller Lebensgeschichten und gemeinschaftlicher Lebensformen. Erworbene Kompetenzen und Ausgestaltung der Lebensführung sind an die „Zurechnungsfähigkeit" (HABERMAS 1997b: 213) der Personen geknüpft. Störungen der Sozialisation münden in Erkrankungen psychiatrischer Formenkreise und/oder Entfremdungserscheinungen. Als Folge gestörter Sozialisation können die Akteure die Intersubjektivität gemeinsam definierter Handlungssituationen nicht aufrechterhalten. Alle von HABERMAS bezeichneten Reproduktionsprozesse weisen Wechselbeziehungen auf. Die Bereitstellung von Wissen im Rahmen kultureller Reproduktion ermöglicht die Legitimierung bestehender Institutionen und die Vermittlung generalisierter Handlungsfähigkeiten. Die Integrationsprozesse im Rahmen sozialer Integration vermitteln den beteiligten Individuen soziale Zugehörigkeiten und moralische Verpflichtungen. Diese moralischen Verpflichtungen sind in legitimen Ordnungen aufgehoben. Sozialisationsprozesse stellen Interpretationsleistungen bereit und motivieren die Individuen für normenkonforme Handlungen.

Die zunehmende Differenzierung der strukturellen Komponenten von Lebenswelt macht eine rational motivierte Verständigung erforderlich. Rational motivierte Verständigung läßt sich begreifen als eine Konsensbildung, die sich auf die Überlegenheit der besseren Argumentation gründet. HABERMAS führt vor diesem Hintergrund den Begriff des „universellen Diskurses" ein, der ursprünglich von MEAD geprägt wurde. Der universelle Diskurs ist Ausgangspunkt für eine Reproduktion von Lebenswelt, die sich unmittelbar auf die Interpretationsleistungen der Akteure stützt. Orientierte sich die Verständigung in einer Lebenswelt bisher weitgehend an normativen Kontexten, gründen sich Verständigungsprozesse angesichts einer fortschreitend differenzierten Lebenswelt zunehmend auf rational motivierte Entscheidungen. HABERMAS spricht in diesem Zusammenhang von einer „Rationalisierung der Lebenswelt" (HABERMAS 1997b: 219). Wenn die Reproduktion der Lebenswelt Ergebnis kommunikativen Handelns ist und

sich kommunikatives Handeln zunehmend an rationalen Entscheidungen orientiert, erwächst die Reproduktion der Lebenswelt zu einer Rationalisierung
der Lebenswelt. Die Rationalisierung der Lebenswelt knüpft HABERMAS,
der sich in diesem Zusammenhang auf DURKHEIM und MEAD bezieht, an
drei unterschiedliche Entwicklungen. Diese Entwicklungen sind 1. die
strukturelle Differenzierung der Lebenswelt, 2. eine Scheidung von Lebensform und Lebensinhalt sowie 3. die funktionale Spezifizierung der Reproduktionsprozesse. Die Differenzierung der Lebenswelt ist gekennzeichnet durch eine Loslösung des Institutionensystems von bestehenden Weltbil-
dern. Ausdruck findet die Differenzierung der Lebenswelt darüber hinaus in
einer Ausweitung interpersonaler Beziehungen. Kennzeichnend für die Differenzierung der Lebenswelt ist auch, daß die Erneuerung von Traditionen in
erheblichem Umfang von der Kritikbereitschaft und Innovationsfähigkeit der
Individuen abhängig wird. Neben der Differenzierung der Lebenswelt ist
eine fortschreitende Trennung von Lebensform und Lebensinhalt ein weite-
res Indiz für die Rationalisierung der Lebenswelt. Waren Lebensformen über
Jahrhunderte hinweg an konkrete Inhalte gebunden, setzt mit Beginn der
Rationalisierung von Lebenswelt ein Prozeß ein, der Form und Inhalt trennt.
Lebensformen werden von Lebensinhalten geschieden. Traditionen lösen
sich von konkreten Inhalten. An die Stelle mythischer Weltbilder, die über
Jahrhunderte hinweg die Weltsicht geprägt haben, treten formale Elemente.
Formale Elemente sind beispielsweise abstrakte Weltbegriffe. Die Ausbildung von Identitäten, bisher wesentlich durch Traditionen geleitet, stützt
sich auf formale Bedingungen und formale Verfahren. Beispielhaft zu nennen sind formale Bedingungen für Kommunikation und formale Verfahren
des Argumentierens. Prinzipien der Rechtsordnung und der Moral orientieren sich zunehmend weniger an konkreten Lebensformen und erhalten einen
abstrakten Charakter. Die Bedeutung kulturellen Wissens für den Erwerb
kognitiver Strukturen nimmt beständig ab. Der Aufbau kognitiver Strukturen
ist kaum mehr konkretem Denken verhaftet. Hinsichtlich der Reproduktionsprozesse vollzieht sich eine funktionale Spezifizierung. Die kulturelle
Überlieferung, die soziale Integration und die Erziehung obliegen mit Aufkommen der Rationalisierung von Lebenswelt zunehmend unterschiedlichen
Professionen. Wurden die kulturelle Überlieferung, die soziale Integration
und Sozialisation bislang wesentlich von Familie und Kirche getragen, sind
nunmehr für diese Prozesse Naturwissenschaft, Jurisprudenz und Pädagogik
verantwortlich. HABERMAS weist ausdrücklich darauf hin, daß eine fortschreitende Rationalisierung störungsfreie Reproduktionsprozesse nicht gewährleisten kann. Die Störungen der Reproduktion von Lebenswelt er-
schöpfen sich nicht in den Störungen kultureller Reproduktion, sozialer Inte-

gration und Sozialisation. HABERMAS nennt Probleme der materiellen Reproduktion von Lebenswelt, die mit Störungen der genannten Prozesse nicht hinreichend erklärt werden können. Er fordert deshalb die Entwicklung einer Theorie, die auf das Konzept der Lebenswelt zurückgreift, aber über diese noch hinausgeht. Gesellschaft kann aus seiner Sicht weder mit einem Konzept der Lebenswelt noch mit einem systemischen Ansatz angemessen erfaßt werden. Probleme materieller Reproduktion von Lebenswelt machen deutlich, daß mit dem Konzept von Lebenswelt das Konzept der Systemtheorie verknüpft werden muß, wenn Gesellschaft hinreichend definiert werden soll. Vor diesem Hintergrund formuliert HABERMAS Kritik an einer „verstehenden Soziologie" (HABERMAS 1997b: 223). Verstehende Soziologie, die Gesellschaft mit dem Konzept der Lebenswelt als erschöpfend beschrieben ansieht, beschränkt sich auf die Perspektive der Selbstauslegung. Alle äußeren Einwirkungen werden in einer solchen Perspektive ausgeklammert. Lebenswelt, von deren Angehörigen vermittels kulturellen Wissens aufgebaut, ist mit Gesellschaft koextensiv. Wird Gesellschaft als Lebenswelt konstruiert, ist es notwendig, sich auf drei Annahmen einzulassen. Für diese Konstruktion ist 1. Autonomie der Handelnden, 2. Unabhängigkeit der Kultur und 3. die Transparenz von Kommunikation zu unterstellen. Die Autonomie von Angehörigen einer Lebenswelt fußt insbesondere auf deren Zurechnungsfähigkeit. Im Verständnis von HABERMAS bezeichnet Zurechnungsfähigkeit die Fähigkeit, sich an kritisierbaren Geltungsansprüchen orientieren zu können. Er betont, daß Interaktionen nicht allein aus Absichten und Entscheidungen der Beteiligten resultieren. Akteure können ihre Handlungssituationen nicht vollständig kontrollieren. Wer Gesellschaft auf die Beziehungen autonom handelnder Subjekte gründet, erweckt den Eindruck, das Werden einer Gesellschaft vollziehe sich ausschließlich mit Willen und Bewußtsein ihrer zurechnungsfähigen Mitglieder. Die Unabhängigkeit der Kultur von äußeren Zwängen unterstellt Lebenswelt als nicht-hintergehbaren Horizont. Lebenswelt wird zur Totalität. Die Angehörigen einer Lebenswelt stellen sich aufgrund bewährten Wissens nicht die Frage, ob Kultur von äußeren Bedingungen abhängt. Die Transparenz der Kommunikation suggeriert uneingeschränkte Verständigungsmöglichkeiten. Kommunikationsteilnehmer gehen davon aus, sich über alles verständigen zu können. Diese Annahmen werden als haltlos entlarvt, wenn die Identifikation von Gesellschaft und Lebenswelt aufgegeben wird. An dieser Identifikation kann nur festhalten, wer unterstellt, daß sich die Integration der Gesellschaft allein auf verständigungsorientiertes Handeln gründet. Die Koordinierung zielgerichteter Handlungen wird jedoch nicht ausschließlich durch Prozesse der Verständigung ermöglicht. Funktionale Zusammenhänge können die Koordinierung zielgerichteter Handlungen herbeiführen, ohne diese intendiert zu haben. HABERMAS bezeichnet den Markt als wichtigstes Beispiel für eine normfreie Steuerung von Kooperationszusammenhängen. Der Markt ist ein Vertreter systemischer Mechanismen, die unbeabsichtigte Handlungszusammenhänge mit der Hilfe funktionaler Vernetzung von Handlungsfolgen festigen. Verständigung hingegen orientiert sich nicht an den Handlungsfolgen, sondern ermöglicht eine Abstimmung der Handlungsorientierungen. Die Integration der Gesellschaft erschöpft sich weder in Sozialintegration noch in Systemintegration. Sozialintegration konstruiert Gesellschaft als Lebenswelt. Systemintegration betrachtet Gesellschaft als ein sich selbst steuerndes System, in dem das Handeln von Akteuren bedeutungslos ist. HABERMAS führt beide Konzepte zusammen und verknüpft Sozialintegration mit Systemintegration. Er betrachtet Gesellschaft als Entität, die sich im Laufe ihres Werdens als System wie auch Lebenswelt ausdifferenziert (vgl. HABERMAS 1997b).

2.3.2 Kritik an der Theorie der Lebenswelt von HABERMAS

Argumentativ erzielte Verständigung setzt Prozesse des Aushandelns voraus, die sich unabhängig von partikulären Bedürfnissen und Haltungen vollziehen. Universale Geltungsansprüche erfordern formale Bedingungen der Rationalität, die sich von inhaltlichen Vorprägungen der traditionellen Lebenswelten freimachen. Ausdruck der an Rationalität orientierten formalen Bedingungen sind die formalen Weltkonzepte. Die formalen Welten sind ein Vorrat, mit dem Handlungen hinreichend interpretiert werden können. Alle Versuche, mit subjektiver Deutung neue Sinnhaftigkeiten zu erschießen, sind damit zum Scheitern verurteilt. Umwelt als ein sich kontinuierlich verändernder Verbund aus Natur, Subjektivität und Sozialität ist in der Theorie der Lebenswelt von HABERMAS nicht vorgesehen. Eine Wirklichkeit, die auf formale Welten als Rationalisierungsmuster festgelegt ist, kann sich immer nur in den Grenzen dieser Muster artikulieren. Die objektive und die soziale Welt werden in den formalen Weltkonzepten als normative Richtwerte der Rationalisierung angesetzt. Alles über Fakten und Normen Hinausgehende wird der subjektiven Welt zugeschlagen. Wünsche und Gefühle als Ausdruck der subjektiven Welt sind im Verständnis von HABERMAS lediglich Interpretationen gemeinsamer kultureller Standards (vgl. WALDENFELS 1985).

Aussagen über Wahrnehmungen oder Intentionen gehen über die Nennung von Fakten und die Orientierung an Normen hinaus. Die Aussage über eine Wahrnehmung verweist immer auch auf die Perspektiven des Wahrnehmenden und die unterschiedlichen Bedingungen der Situation, in der sich die Wahrnehmung vollzieht. Aussagen erhalten somit einen einzigartigen Charakter. Die Trennung der formalen Welten kann nicht aufrechterhalten werden.

> „Die Berufung auf bloße Tatsachen oder Wirkungen reicht gewiß nicht aus, um beispielsweise zwischen Haupt- und Nebenwirkungen zu unterscheiden oder körperliche Belastbarkeiten zu bestimmen. Entsprechend verhält es sich mit Bekundungen sozialer Gefühle wie Liebe, Haß, Neid oder Hochachtung; sie sind der *basso continuo* unseres intersubjektiven Verhaltens, nicht bloß eigene Bedürfnisse betreffend, sondern eröffnend, verschließend, fesselnd, abstoßend und appellierend auf den anderen gerichtet, ohne normativ einklagbar zu sein" (WALDENFELS 1985: 105).

Idealisierung und Formalisierung verändern Erfahrungs- und Lebensstrukturen. Universale Geltungsansprüche entwerten Erfahrungen. WALDENFELS fordert die Aufgabe der Vorstellung eines abgeschlossenen Logos.

> „Verzichtet man nämlich darauf, einen fertig ausdifferenzierten Logos als Zielpunkt anzusetzen und läßt man sich auf den Gang einer offenen Erfahrung, so stellt sich immer wieder die Frage, (1) was sich da differenziert und wieweit die Differenzierung reicht, (2) in welche Richtung sie verläuft und (3) wieweit sie sich steigern und anreichern läßt" (WALDENFELS 1985: 114).

2.4   Lebenswelt als übergreifender Entwurf - Ergänzende Ausführungen zu den vorangegangenen Theorien

WALDENFELS unterscheidet methodisch-formelle und substantielle Kritik an der Phänomenologie von HUSSERL. Die methodisch-formelle Kritik wendet sich gegen die Doppelbestimmung der Erfahrung. HUSSERL weist Erfahrung sowohl als Teilerfahrung wie auch als Grunderfahrung aus. Als Teilerfahrung ist Erfahrung Bestandteil eines Konstruktes und kann damit die geforderte Grunderfahrung nicht sein. HUSSERL selbst bezeichnet Grunderfahrung als Konstrukt. Hier tut sich ein elementarer Widerspruch auf. Problematisch ist die Auffassung der Lebenswelt. WALDENFELS geht der Frage nach, ob sich die Lebenswelt auf ein konkret-geschichtliches Fundament oder auf ein universales Fundament stützt. HUSSERL begreift Lebenswelt als Einheitsgrund für alle Verschiedenheiten. Die Lebenswelt ist demzufolge für alle Menschen die gleiche Welt. Das Vorhandensein gemeinsamer Aspekte in einer Welt gewährleistet jedoch keineswegs eine Welt, die alle Menschen gleichermaßen vorfinden. Eine allen Menschen gemeinsame Welt setzt eine gemeinsame Sprache voraus. Die Abstraktion, die in eine solche Sprache eingeht, erlaubt keine konkrete Verständigung über eine gemeinsame Welt. WALDENFELS fordert deshalb, das in der Phänomenologie von HUSSERL angelegte Fundierungsschema zu revidieren (vgl. WALDENFELS 1985).

Die substantielle Kritik greift das Konzept der Wahrnehmung auf. Wahrnehmung wird von HUSSERL als „Urmodus der Erfahrung" bezeichnet (HUSSERL zit. nach WALDENFELS 1985: 21). Das Wahrgenommene hat den Charakter leibhaftiger Gegenwart. Dieser Charakter erweckt den Eindruck, daß allen Menschen dieselben Gegenstände gegeben sind. Aus dieser Auffassung kann die Annahme einer grundlegenden Erfahrung abgeleitet werden, die sich auf universale Strukturen stützt. Andererseits spricht HUSSERL von einem Auffassungssinn. Dieses Verständnis legt nahe, Wahrnehmung als das Verstehen in einer besonderen Weise auffassen zu müssen. Wahrnehmen anhand eines Auffassungssinnes deutet ein besonderes Gestalten, Schematisieren und Strukturieren an. HUSSERL legt seiner Phänomenologie ein einheitliches Erfahrungssystem zugrunde. Gegenstände erhalten jedoch im menschlichen Gebrauch unterschiedliche Bedeutungen und unterschiedliche Bezeichnungen. WALDENFELS spricht deshalb von einer

„(...) Relativität der Bezugssysteme, von verschiedenen Erfahrungs-, Sprech- und Handlungsweisen, die sich zu bestimmten Lebensformen zusammenschließen" (WALDENFELS 1985: 24).

Gestaltungs- und Strukturbildungsprozesse treten exklusiv und selektiv auf. Auf diese Weise tritt eine mittlere Ebene alternativer Organisationsformen und abweichender Entwicklungslinien zutage, die zwischen einfachen Tatsachen und universalen Strukturen angesiedelt ist. Der Rückgriff auf elementare Gegebenheiten und der Vorgriff auf universale Regelungen kann Ausdruck dafür sein, daß die Möglichkeiten konkreter Sinnbildung eingeschränkten Bedingungen unterliegen. Materialien und Formalien sind notwendige, aber nicht ausreichende Bedingungen, die besondere Ordnungsleistungen voraussetzen, jedoch nicht erklären. Die konkrete Vereinheitlichung der Erfahrung kann sich nur auf der mittleren Ebene vollziehen. Treten hier Alternativen auf, ist die Einigung nicht mehr als universale Synthese vorstellbar. Die Vorstellung von einer einigenden Lebenswelt kann vor diesem Hintergrund nicht aufrecht erhalten werden. Lebenswelt verwandelt sich in „ein Netz und eine Kette von Sonderwelten" (WALDENFELS 1985: 27).

WALDENFELS begreift die aus dem Alltag gewonnenen Erkenntnisse als „Verkörperung einer spezifischen Vernunft" (WALDENFELS 1985: 43). In der Lebenswelt sind Menschen mit anschaulichen Allgemeinheiten konfrontiert, die grundsätzlich wiederholt werden können. Die Idealität solcher Allgemeinheiten ist in ein Erfahrungsmaterial eingebunden, in welchem das Auffinden von Sinn wechselnden Bedingungen unterliegt (vgl. KIWITZ 1986). Die Produktion einer Ordnung ruft neue Gestalten und Strukturen hervor. Mit diesen neuen Gestalten und Strukturen kommen neue Perspektiven, Lebensformen, Techniken und Sensibilitäten auf (vgl. WALDENFELS 1985). Die sich neu entwickelnden Lebensformen weisen einen offenen Horizont auf. Lebenswelt hat hier nicht mehr die Bedeutung eines Fundamentes. Lebenswelt wirkt vor diesem Hintergrund vielmehr als „Ferment" (KIWITZ 1986: 200). Lebenswelt nimmt zwei sehr unterschiedliche Positionen in sich auf: das Gewöhnliche und das Außergewöhnliche. Das Gewöhnliche umspannt „Reproduktivität, Wiederholung, Routine und Überlieferung" (WALDENFELS 1985: 35). Das Außergewöhnliche umfaßt „Produktivität, Einmaligkeit und Neuerung" (WALDENFELS 1985: 35). Als eine Sphäre ist das Außergewöhnliche im alltäglichen Geschehen aufgehoben, den Phänomenen des Alltages mitgegeben (vgl. WALDENFELS 1985).

Die besondere Bedeutung des Konzeptes der Lebenswelt unter aktuellen Gesichtspunkten liegt in dem Nutzen von Lebenswelt für die Rehabilitierung der Normalität. Das aktuelle Zeitgeschehen ist wesentlich durch den Verlust von Normalität und eine einseitige Rationalisierung gekennzeichnet (vgl. KIWITZ 1986). Einseitige Rationalisierung der Lebenswelt findet ihren Niederschlag in einem umfassenden Netz formeller Regelungen, daß in alle Lebensbereiche eindringt (vgl. hierzu HABERMAS 1997b). Diese Rationalisierung stützt sich auf das Handeln von Experten und die Ausbildung einer umfassenden Bürokratie. Normalität schwindet unter dem Eindruck machtvollen Expertentums und reglementierender Bürokratie. Das weitreichende Handeln von Experten und Bürokraten findet Ausdruck unter anderem in der Medikalisierung des Lebens (vgl. ILLICH 1995). Erfahrung wird auf diesem Weg entwertet. Menschen sehen sich der „grundsätzlichen Nivellierung der Erfahrung" (MERLEAU-PONTY 1966: 79) gegenüber. Diesem einseitigen Verständnis von Rationalität stellt WALDENFELS einen erweiterten Begriff von Rationalität gegenüber. Rationalität in der Lebenswelt ist der

> „Inbegriff sinnhafter, regelhafter, verständlicher Zusammenhänge, die sich in verschiedenen Rationalitätsfeldern und Rationalitätsstilen ausbreiten" (WALDENFELS 1988: 200).

Lebenswelt dient dann als Ort für eine veränderliche Rationalität, die sich in „Alltagswissen, Alltagslegalität und Alltagskreativität" (WALDENFELS 1988: 204) artikuliert. Rationalität in der Lebenswelt umgreift eine „Veralltäglichung" und eine „Entalltäglichung" (WALDENFELS 1988: 204). Veralltäglichung meint einen Vorgang der Eingewöhnung. In Lernprozessen, Traditionsbildungen und Normalisierungen wird Sinn verteilt und deponiert. Entalltäglichung bezieht sich auf Prozesse des Schöpferischen. In diesen Prozessen wird Sinn gebildet und werden Regeln erfunden oder verändert. Das Auffinden des Außergewöhnlichen in der Lebenswelt ist ein wesentlicher Beitrag für die Rehabilitierung der Normalität. Rehabilitierung der Normalität bedeutet eine intensive und geduldige Erfahrungsverarbeitung. Erfahrungsverarbeitung konstituiert ein Wirklichkeitsfeld, daß „(...) als Kraftfeld, Anordnungsgeschehen und Strukturierungsprozeß" (KIWITZ 1986: 14) aufgefaßt werden kann. Probleme treten dort auf, wo die Verarbeitung von Wirklichkeit und Erfahrung gehemmt, gestört oder zerrissen worden ist. Mit Blick auf die Bewältigung potentieller Probleme kommt der Lebenswelt besondere Bedeutung zu. Bedeutsam wird Lebenswelt insbesondere ihrer Einheitsbildung wegen. In ihr sind Übersetzung, Transformation und Erfahrungsaustausch möglich. Lebenswelt spendet Normalität, ermöglicht Ent- und Veralltäglichungsprozesse und ist Vehikel für Produktivität (vgl. KIWITZ 1986).

2.5 Unterschiedliche Dimensionen von Lebenswelt - Versuch einer Zusammenfassung

HUSSERL begreift die Lebenswelt als fortwährend vorhandenes Universalfeld, auf das sich jegliche Praxis gründet. Jeder Gegenstand in einer Lebenswelt weist auf dieses Universalfeld zurück. Lebenswelt hat für jede Erfahrung essentiellen Charakter. Da Lebenswelt über das aktuelle Sein hinausgeht, kann sie als transzendentale Bedingung bezeichnet werden. Lebenswelt ist an ein leibliches Ich gebunden. Dieses Ich richtet sich mit seiner Wahrnehmung auf Gegenstände in seiner Umgebung. Die Auseinandersetzung mit der Lebenswelt erfordert eine grundlegende Änderung der natürlichen Einstellung. Alle Geltungsvollzüge, die menschliches Sein charakterisieren, müssen ausgesetzt werden (vgl. HUSSERL 1962).

MERLEAU-PONTY begreift Wahrnehmung als Zugang für die Welt. Wahrnehmung eröffnet dem Menschen eine Welt, in der er sich immer schon befindet. Die Welt verfügt über Sinn, bevor Menschen ihr einen Sinn geben. Der menschliche Leib hat eine Welt. Er ist anderen Gegenständen in einem Raum nicht vergleichbar, sondern bewohnt Raum und Zeit. Der Leib kann sich aufgrund des Wohnens in Raum und Zeit ausdehnen. Menschliches Sein ist zwischen Bewußtsein und Leib angesiedelt. Ein menschliches Subjekt kann seine Seinsweise verändern, indem es sich Dinge aneignet. Das Verstehen der Welt gründet sich auf den Leib. Der Leib ist ein Mosaik gegebener Empfindungen. Leiblichkeit versetzt die Menschen in die Lage, an einer gemeinsamen Welt teilhaben zu können (vgl. MERLEAU-PONTY 1966).

HEIDEGGER gründet das Erschließen der (Lebens-)Welt auf einen interessierten Umgang mit den Phänomenen in der Umgebung. Eine Welt öffnet sich anhand des Erschließens von Bedeutungen. Das Dasein ist im Verständnis von HEIDEGGER ein „In-der-Welt-sein" (HEIDEGGER 1927: 53). Durch das In-der-Welt-sein kann sich das Dasein Bedeutungen erschließen, die an ein Phänomen geknüpft sind. HEIDEGGER unterscheidet aktive und passive Aspekte menschlichen Seins. Die passiven Aspekte des Seins sind die Gebundenheit an Bedingungen einer Situation und die emotionale Einstellung zu der Situation. Als aktiver Aspekt des Seins kann das Entwerfen einer Situation aufgefaßt werden. Menschliches Sein ist entwerfende Geworfenheit, vereint Aktivität und Passivität in sich. Die Einstellung zu einer Situation kann sich in unterschiedlichen Formen artikulieren. Formen der Einstellung zu einer Situation sind Affekte. Das Erschließen einer Welt verweist demzufolge auch auf eine emotionale Einstellung zur Welt.

SCHÜTZ und LUCKMANN bestimmen Lebenswelt als einen bestimmten Ausschnitt der Welt, der sich in aktueller Reichweite eines Menschen befindet. Dieser Ausschnitt ist von anderen Ausschnitten umgeben, die in wiederherstellbarer oder erlangbarer Reichweite liegen. Menschen wirken durch ihren Leib auf die Lebenswelt. Die alltägliche Lebenswelt ist ein Ausschnitt der Wirklichkeit, den wache und normale Erwachsene einfach vorfinden. Menschen leben in einer Welt, die für sie fraglos und selbstverständlich wirklich ist. Lebenswelt weist eine kulturelle, natürliche, räumliche, soziale und zeitliche Dimension auf. Diese Dimensionen ermöglichen und beschränken das Handeln von Menschen. Besondere Bedeutung kommt den individuellen Biographien zu. Menschen erleben Lebenswelt in Auslegungsprozessen eigenen Bewußtseins als sinnvoll. Eine sozialisierte natürliche Einstellung vermittelt den Zugang zur Lebenswelt. Elementare Voraussetzungen für eine sozialisierte natürliche Einstellung sind die Gegenwart anderer Menschen und das Erfahren von Gegenständen in einer zumindest ähnlichen Weise. Herausragende Merkmale von Lebenswelt sind 1. naives Vertrautsein mit einem problemlos gegebenen Hintergrund, 2. die Gültigkeit einer intersubjektiv vermittelten Welt und 3. der gleichermaßen totale und unbestimmte sowie durchlässige und eingrenzende Charakter von Lebenswelt (vgl. SCHÜTZ/LUCKMANN 1979). BERGER und LUCKMANN begreifen Wirklichkeit als sozial konstruiert. Wirklichkeit wird demzufolge in einer Gesellschaft entwickelt und durch die Erfahrungen im Alltag bestimmt. Gesellschaft als objektive Wirklichkeit stützt sich auf Prozesse der Institutionalisierung und Legitimierung. Objektive Wirklichkeit verweist auf eine gesellschaftliche Ordnung und die Anwendung symbolischer Sinnwelten. Gesellschaft als subjektive Wirklichkeit ist Folge primärer und sekundärer Sozialisation. Sozialisation kann gelingen oder fehlgehen (vgl. BERGER/LUCKMANN 1994).

HABERMAS versteht Lebenswelt als einen Ort, an dem unterschiedliche Geltungansprüche erhoben werden. Lebenswelt repräsentiert sich als Vorrat an Deutungsmustern, die kulturell überliefert und sprachlich organisiert sind. Für Prozesse der Verständigung ist Lebenswelt konstitutiv. Die formalen Weltbegriffe sind ein Bezugssystem für das, worüber Verständigung erzielt werden soll. Sie ebnen den Weg für die Identifizierung des Gegenstandes von Kommunikation. Aus gemeinsamer Lebenswelt heraus verständigen sich die Kommunikationsteilnehmer über einen Gegenstand in der objektiven, sozialen oder subjektiven Welt. Kommunikatives Handeln erfüllt unterschiedliche Funktionen. Es dient der Verständigung, Handlungskoordinierung und der Sozialisation. Kommunikatives Handeln als Verständigung umfaßt die Erhaltung und Erneuerung kulturellen Wissens. Hinsichtlich der Handlungskoordinierung dient kommunikatives Handeln sozialer Integration und der Entwicklung von Solidarität. In Prozessen der Sozialisation werden vermittels kommunikativen Handelns personale Identitäten ausgebildet. Die Komponenten der Lebenswelt sind Kultur, Gesellschaft und Person (vgl. HABERMAS 1997a, HABERMAS 1997b).

WALDENFELS vertritt die Auffassung, daß Lebenswelt zwei sehr unterschiedliche Positionen in sich aufnimmt: das Gewöhnliche und das Außergewöhnliche. Das Gewöhnliche umspannt Reproduktion, Wiederholung, Routine und Überlieferung. Das Außergewöhnliche umfaßt als kreative Momente Produktivität, Einmaligkeit und Neuerung. Er betrachtet Lebenswelt als Ort für eine veränderliche Rationalität, der ein breites Spektrum zwischen Alltagswissen und Alltagskreativität ausweist. Rationalität in der Lebenswelt umgreift eine „Veralltäglichung" und eine „Entalltäglichung" (WALDENFELS 1988: 204). Veralltäglichung meint einen Vorgang der Eingewöhnung. In Lernprozessen, Traditionsbildungen und Normalisierungen wird Sinn verteilt und deponiert. Entalltäglichung bezieht sich auf Prozesse des Schöpferischen. In diesen Prozessen wird Sinn gebildet und werden Regeln erfunden oder verändert (vgl. WALDENFELS 1985,

WALDENFELS 1988). WALDENFELS begreift Lebenswelt als eine „Infrastruktur" (WALDENFELS 1985: 114), die Empfindungen, Hantierungen, räumliche Orientierungen, Routinen, soziale Beziehungen, Wahrnehmungen und zeitliche Rhythmen umfaßt.

Lebenswelt ist ein Verbund unterschiedlicher Dimensionen. Emotionen, Erfahrungen, Haltungen, Kompetenzen, Kreativität, Perspektiven, Phantasien, Prozesse des Sinnsuchens und Sinnfindens, Wahrnehmungen sowie Wissen sind Dimensionen der Lebenswelt. Alle hier genannten Dimensionen von Lebenswelten weisen Wechselbeziehungen auf. Lebenswelten speisen sich aus sozialen Bezügen und folgen individuellen Entwürfen. Diese individuellen Entwürfe bewegen sich zumeist im Rahmen von umgebender Gesellschaft und deren Kultur. Die Dimensionen von Lebenswelten sind im menschlichen Leib angelegt und artikulieren sich durch verbale und nonverbale Kommunikation. Nonverbale Kommunikation verweist auf die Bewegungen des Leibes. Die sich diesem Überblick anschließenden Ausführungen gehen der Frage nach, inwieweit hier ermittelte Dimensionen von Lebenswelt in der Lebenswelt alternder Menschen nachgewiesen werden können.

3 Praxis der Lebenswelt am Beispiel alternder Menschen

Die folgenden Ausführungen lassen vier Schwerpunkte zutage treten. Zunächst wird eine Annäherung an die Lebenswelten alternder Menschen unternommen. Die Bedingungen für die Lebenswelten alternder Menschen sollen anhand von zwei in den vorangegangenen Ausführungen skizzierten Theorien der Lebenswelt problematisiert werden. Darüber hinaus ist beabsichtigt, die Prozesse der Reproduktion von Lebenswelt am Beispiel der Reproduktion von Lebenswelt alternder Menschen einer Reflexion zu unterziehen. Der Versuch, die Einzigartigkeit der Lebenswelt alternder Menschen mindestens andeuten zu wollen, verdient neben den bereits angedeuteten Schwerpunkten besondere Aufmerksamkeit.

3.1 Erste Annäherungen an die Lebenswelten alternder Menschen - Versuch einer Ausgangsbestimmung

3.1.1 Dimensionen der Lebenswelten alternder Menschen

Vielschichtigkeit ist ein zentrales Charakteristikum der Lebenswelten von alternden Menschen. Bewegungen, Emotionen, Erfahrungen, Handlungen, Haltungen, Kommunikation, Kreativität, Perspektiven, Phantasien, Sinn, Wahrnehmungen und Wissen geben den Lebenswelten von alternden Menschen eine Gestalt. In die Bewegungen des Leibes alternder Menschen gehen unzählige Erfahrungen ein, die einem Leib eine je individuelle Haltung und je individuelle Bewegungsmuster verleihen. Die emotional-kognitiven Haltungen von alternden Menschen sind durch unzählige Erfahrungen nicht selten tiefgreifender Art geprägt. Gegenwärtig begegnen wir alternden Menschen, die als Folge der Weltkriege zahlreiche Entbehrungen erlitten. Diese Entbehrungen sind ein wesentlicher Bestandteil in den emotional-kognitiven Haltungen alternder Menschen. Kommunikation seitens alternder Menschen enthält zahlreiche Hinweise auf die Auswirkungen geschichtlicher Epochen und Einbindung in soziale Gruppen. Kreativität tritt beispielsweise dort zutage, wo alternde Menschen die Beeinträchtigung von Körperfunktionen mit einfallsreichen Hilfen kompensieren. Perspektiven sind nicht allein Ausdruck noch verbleibender Lebenszeit, sondern verweisen auf einen unerschöpflichen Fundus aus Erfahrungen, Kreativität und Phantasien. Die Wahrnehmungen von alternden Menschen vollziehen sich auf einem Fundament zahlreicher Erfahrungen und bedienen sich eines erfahrenen Leibes als Medium.

Das Handeln alternder Menschen vollzieht sich vor dem Hintergrund von Lebenswelten. Lebenswelt verleiht dem Handeln alternder Menschen einen individuellen Charakter. Menschliches Handeln bezieht sowohl Motive wie auch Ausdrucksformen aus den je vorhandenen Lebenswelten. Handeln ist als Handeln im Kontext von Lebenswelt zu begreifen. Berufliche Pflege soll sich an den Handlungen von zu Pflegenden orientieren (vgl. bspw. OREM 1997). Pflegesituationen sind Ausdruck des Handelns von mindestens zwei Akteuren, hier mindestens eines Pflegenden und eines zu Pflegenden. Das Handeln der Akteure verweist auf unterschiedliche Lebenswelten, die in die Situation hineinwirken. Berufliche Pflege wird immer auch den Lebenswelten alternder und pflegebedürftiger Menschen Rechnung tragen müssen. Die hier aufscheinende Vielschichtigkeit von Lebenswelten ist die möglicherweise wichtigste Koordinate im weiten Feld beruflicher Pflege. Eine individuelle Ausprägung erhalten die Lebenswelten von zu Pflegenden als Folge der Variabilität einzelner Dimensionen von Lebenswelten und der Beziehungen zwischen den einzelnen Dimensionen von Lebenswelten.

3.1.2   Lebenslagen alternder Menschen

Die Lebenslagen alternder Menschen in der Bundesrepublik Deutschland und anderen Ländern des sogenannten westlichen Kulturkreises haben sich in den zurückliegenden Jahrhunderten grundlegend verändert. Als Beispiel möge hier die Veränderung der Lebenserwartung dienen, die im Vergleich mit vorindustriellen Gesellschaften erheblich zugenommen hat. Anhand ausgewählter Charakteristika sollen die Lebenslagen alternder Menschen kurz skizziert werden. Diese Skizze wird Ausgangspunkt insbesondere für jene anzustellenden Überlegungen sein, die Wechselbeziehungen zwischen den Prozessen der Reproduktion von Lebenswelten alternder Menschen und dem Aufkommen von Pflegebedürftigkeit aufzuweisen versuchen.
   GÖRRES nennt unterschiedliche Entwicklungen, die für die Lebenslagen alternder Menschen charakteristisch sind. Charakteristische Entwicklungen sind neben anderen die Reduzierung des ökonomischen Handlungsspielraumes beim Übergang von Erwerbsleben zu Verrentung, Minderung und Verlust sozialer Beziehungen zu unterschiedlichen Gruppen der Gesellschaft, unzureichende Möglichkeiten der sozialen Integration und zunehmende Beeinträchtigungen körperlichen Befindens (vgl. GÖRRES 1992).
Ein herausragendes Merkmal der Lebenslagen alternder Menschen ist die Entberuflichung des Alters. Dem Ausscheiden aus dem Erwerbsleben kommt besondere Bedeutung zu, weil dieser Bruch im Lebensverlauf nicht nur Veränderungen der Einkommenssituation erwarten läßt. Berufstätigkei-

ten vermitteln über instrumentelles Wissen hinaus subjektive Fähigkeiten und Orientierungen. Die Ausprägung des eigenen Lebensstiles unterliegt wesentlich dem Einfluß der jeweiligen Berufstätigkeit. Handlungsmöglichkeiten im Alter sind auch das Ergebnis vorangegangener Berufstätigkeit. Der Wechsel von Erwerbstätigkeit zu Verrentung vollzieht sich auch als Rollenwechsel. Der bislang Berufsstätige verläßt ein Bezugsfeld, das in der Regel eine Fülle sozialer Beziehungen aufweist. Das neue Bezugsfeld umfaßt eine voraussichtlich weitaus geringere Zahl sozialer Beziehungen. Verrentung wird deshalb oftmals als sozialer Abstieg erfahren. Die zahlenmäßige Minderung sozialer Kontakte geht vielfach einher mit Statusverlust und Prestigeverlust sowie möglicherweise dem Verlust an Autorität. Während der Status wesentlich an eine Berufstätigkeit gebunden ist, bezieht sich Prestige auf das soziale Umfeld. Den Verlust an Autorität beklagen insbesondere diejenigen, welche zuvor eine gehobene berufliche Position ausfüllten (vgl. VOGES 1996). Der Übergang von Berufstätigkeit zu Verrentung und Ruhestand zieht eine Veränderung der Einkommenssituation nach sich. An die Stelle von Erwerbseinkommen treten nun wesentlich Rentenbezüge. Andere Einkommensquellen im Alter sind von untergeordneter Bedeutung. Der überwiegende Teil der Personen, die 55 Jahre oder älter sind, erhalten oder erwarten eigene oder abgeleitete Leistungen aus den Alterssicherungssystemen der Bundesrepublik Deutschland. Unzureichend gesicherte Personengruppen umfassen Personen, die nicht ausreichend eigene Ansprüche in einem Regelsystem erworben haben oder gar nicht durch ein Regelsystem abgesichert waren. Diese Personen erhalten geringe oder keine Renteneinkünfte. Zumeist sind dieses Frauen, die keiner Erwerbstätigkeit nachgingen oder diese familienbedingt unterbrochen haben (vgl. DEUTSCHER BUNDESTAG 1994). Ein ausreichendes Einkommen sichert nicht allein materielle Lebensbedingungen. Beispielhaft seien hier der Erwerb von Nahrungsmitteln und die Finanzierung von Wohnraum genannt. Das Einkommen schafft auch die finanziellen Voraussetzungen für das Eingehen, Aufrechterhalten und die Entwicklung sozialer Kontakte. Die erhebliche Minderung von Einkommen läßt Einschränkungen hinsichtlich sozialer Kontakte befürchten.

Nach dem Ende der Erwerbstätigkeit vollziehen sich viele Lebensäußerungen in der eigenen Wohnung. Die eigene Wohnung wird zunehmend Mittelpunkt des Lebens. Im Alternsprozeß ist insbesondere die Zweckmäßigkeit einer Wohnung von Bedeutung. Kommt es zu Einschränkungen physischer Funktionen, drohen erhöhte Unfallgefahr und Beschränkungen insbesondere hinsichtlich der Lebensaktivitäten. Aus unterschiedlichen Beschränkungen ergeben sich veränderte Anforderungen an Wohnung und Umfeld.

Eine angemessene Infrastruktur soll in unmittelbarer Umgebung der Wohnung das Erreichen von Bank, Postamt, Einkaufsmöglichkeiten, Grünanlagen, Altenbegegnungsstätte und anderen innerhalb von fünf Gehminuten ermöglichen (vgl. VOGES 1994). Für ein flächendeckendes Angebot alternsgerechter Wohnungen sind unterschiedliche Anstrengungen erforderlich. Das Zusammenwirken von Architektur, Baurecht und Sozialpolitik, das Bereitstellen von Sondermitteln, die Finanzierbarkeit alternsgerechten Wohnens für die Bezieher kleiner Einkommen und die Intensivierung von Wohnberatung und Öffentlichkeitsarbeit sind wichtige Bedingungen für ein dem Bedarf angemessenes Angebot alternsgerechter Wohnungen. Etwa fünf Prozent der über 65jährigen Menschen leben in Einrichtungen der stationären Altenhilfe. 45 Prozent der über 60jährigen verfügen in der Bundesrepublik Deutschland über Wohneigentum (vgl. DEUTSCHER BUNDESTAG 1994).

Multimorbidität ist ein charakteristisches Phänomen des Alterns. Etwa 85 Prozent der über 65jährigen Menschen weisen drei oder mehr nebeneinander bestehende Krankheiten auf (vgl. VOGES 1994). Abgesehen vom Umstand, daß alternde Menschen oftmals von mehreren Krankheitsbildern betroffen sind, haben Krankheitsbilder im Alter vielfach chronischen Charakter. Diese Morbidität führt jedoch nicht zwangsläufig zu subjektiven Beeinträchtigungen. Der Prozentsatz derer, die ihren Gesundheitszustand als schlecht bewerteten, lag bei 60- bis 69jährigen etwa dreimal höher als bei 25- bis 29jährigen. Jedoch bezeichneten 75 Prozent der 60- bis 69jährigen ihren Gesundheitszustand als gut oder zumindest zufriedenstellend (vgl. DEUTSCHER BUNDESTAG 1994). Der Verlauf einer Erkrankung und deren Heilungs- oder Besserungsaussichten werden maßgeblich durch individuelle Ressourcen beeinflußt. Individuelle Ressourcen sind beispielsweise der Informationsstand hinsichtlich Gesundheit und Krankheit, der Grad der Umsetzung von Gesundheitswissen in die Lebensführung und das subjektive Befinden. Ein Krankheitsverlauf unterliegt darüber hinaus nicht unwesentlich Art und Umfang sozialer Unterstützung, welche der Betroffene anhand sozialer Netze erfährt.

1993 wiesen 1,2 Millionen in privaten Haushalten lebende Menschen erheblichen Pflegebedarf auf. Erheblicher Pflegebedarf besteht, wenn mindestens täglich Pflege erforderlich wird. 500.000 Menschen lebten dauerhaft in Wohneinrichtungen der Alten- oder Behindertenhilfe. 77 Prozent der in privaten Haushalten lebenden Menschen mit erheblichem Pflegebedarf und 84 Prozent der in stationären Einrichtungen lebenden Menschen mit erheblichem Pflegebedarf waren 60 Jahre alt oder älter (vgl. SCHNEEKLOTH 1996).

Das erfolgreiche Bewältigen von Problemen im Altern unterliegt nicht zuletzt sich verändernden Familien- und Haushaltsstrukturen. Die Zahl der Eheschließungen hat sich seit 1950 rückläufig entwickelt und auf vergleichsweise niedrigem Niveau stabilisiert. Die Zahl der Scheidungen ist seit den 60er Jahren deutlich gestiegen. Nichteheliche Lebensgemeinschaften haben zahlenmäßig zugenommen. Der Anteil Alleinlebender an der Gesamtbevölkerung betrug mit steigender Tendenz 1991 bereits 35,1 Prozent. 29,2 Prozent der Alleinlebenden waren 1991 mindestens 55 Jahre alt oder älter (vgl. DEUTSCHER BUNDESTAG 1994). Die sozialen Beziehungen zu den Kindern und anderen Angehörigen sozialer Netzwerke ermöglichen Betreuung und Versorgung von vier Fünftel aller älteren Menschen im erweiterten Familienverband. Alte Eltern leben häufig in geringer räumlicher Entfernung zu ihren Kindern. 1993 hatten etwa vierzig Prozent alter Eltern Kinder im näheren Umkreis. Bei mehr als der Hälfte alter Eltern waren die Kinder als Folge größerer räumlicher Entfernung nicht unmittelbar erreichbar oder keine Kinder vorfindbar. Die Effektivität von Maßnahmen der Altenhilfe hängt wesentlich davon ab, inwieweit es gelingt, die bestehenden Beziehungen insbesondere zum Familienverband durch Hilfeleistungen der Altenhilfe nicht zu beeinträchtigen. Ziel solcher Leistungen muß vielmehr sein, die bestehenden Beziehungen zu entlasten und/oder zu stabilisieren (vgl. VOGES 1994).

Die vorangegangenen Ausführungen lassen die Gestalt von Lebenswelten alternder Menschen mindestens erahnen. Einzelne Dimensionen wurden mittelbar angesprochen. Überlegungen zu grundlegenden Bedingungen für die Lebenswelten alternder Menschen werfen die Frage auf, ob alternde Menschen in allen Lebenssituationen über eine Lebenswelt verfügen.

3.2   Bedingungen für die Lebenswelten alternder Menschen

3.2.1   Grundlegende Voraussetzungen für Lebenswelten

Lebenswelten sind aus der Perspektive einzelner Theorien der Lebenswelt an grundlegende Voraussetzungen gebunden. Diese Voraussetzungen werden in den folgenden Ausführungen aufgegriffen und reflektiert.

SCHÜTZ und LUCKMANN begreifen die alltägliche Lebenswelt als einen Ausschnitt der Wirklichkeit, den ein wacher und normaler Erwachsener mit gesundem Menschenverstand als einfach gegeben vorfindet.

„Unter alltäglicher Lebenswelt soll jener Wirklichkeitsbereich verstanden werden, den der wache und normale Erwachsene in der Einstellung des ge-

sunden Menschenverstandes als schlicht gegeben vorfindet"
(SCHÜTZ/LUCKMANN 1979: 25).

Der wache und normale Erwachsene mit gesundem Menschenverstand wird in dem Konzept von SCHÜTZ und LUCKMANN nicht konkretisiert. Für das Vorfinden von Wirklichkeit wach sein zu müssen, grenzt alle Menschen aus, die sich im Zustand der Bewußtlosigkeit befinden. Insbesondere handelt es sich um Menschen, die einem Koma oder einem Schock unterliegen. Menschen, die sich im Zustand einer Somnolenz befinden, sind ebenfalls nicht hinreichend wach, um sich Wirklichkeit erschließen zu können. Erhebliche Probleme wirft die Anforderung des normalen Erwachsenen auf. Normal als Ausdruck des Gewöhnlichen, der Norm entsprechend, soll und kann hier nicht operationalisiert werden. Es ist völlig unklar, ob bei der Untersuchung des Normalen beispielsweise medizinische oder soziologische Kriterien angelegt werden sollen. Jeder Versuch einer Operationalisierung würde schon deshalb zu nicht enden wollenden Spekulationen führen. Bemerkenswert ist auch, daß SCHÜTZ und LUCKMANN lediglich Erwachsenen eine Lebenswelt zugestehen. Probleme, die aus dieser Festlegung hervorgehen, sollen jedoch in dieser Arbeit nicht erörtert werden. Die Forderung nach gesundem Menschenverstand schließt Individuen mit psychischen Erkrankungen aus dem Kreis von Menschen mit eigener Lebenswelt ausdrücklich aus. Etwa 25 bis 30 Prozent der über 65jährigen leiden an psychischen Störungen (vgl. VOGES 1996). In der Internationalen Klassifikation der Krankheiten (ICD-10) werden unter anderem folgende psychische Erkrankungen genannt: Organische Störungen, Schizophrenie, Affektive Störungen und Neurotische Störungen (vgl. GROND 1996). Psychische Erkrankungen im höheren Lebensalter sind alterstypische Hirnabbauprozesse und psychische Erkrankungen, die erstmals in der zweiten Lebenshälfte auftreten sowie psychische Erkrankungen, die erstmals in früheren Lebensabschnitten auftreten und im Altern fortbestehen oder nach einer Remission erneut auftreten (vgl. VOGES 1994).

HABERMAS knüpft das Agieren in Lebenswelten an kommunikative Kompetenzen. Lebenswelt ist aus seiner Sicht davon abhängig, daß ein Mensch kommunikativ zu handeln vermag (vgl. HABERMAS 1997b). Vor diesem Hintergrund ist zu klären, ob alle Mitglieder einer Gesellschaft über eigene Lebenswelten verfügen. Herausragende Bedeutung kommt der Frage zu, inwieweit alternde Menschen auf eine eigene Lebenswelt zurückgreifen können.

Das Erheben von unterschiedlichen Geltungsansprüchen verweist auf die herausragende Bedeutung von Kommunikation. Lebenswelt ist der Ort, wo unterschiedliche Geltungsansprüche erhoben, kritisiert und bestätigt werden können. HABERMAS unterscheidet Geltungsansprüche abhängig davon, ob sich diese auf eine objektive, soziale oder subjektive Welt beziehen (vgl. auch TREIBEL 1993). Jede menschliche Äußerung enthält drei Geltungsansprüche. Eine Äußerung muß demzufolge wahrheitsgemäß, normativ und wahrhaftig sein. Wahrheitsgemäß ist eine Äußerung, wenn ein reales Phänomen aufgegriffen wird, dieses Phänomen einer objektiven Welt zugehört. Die Frage nach dem normativen Gehalt einer Äußerung wendet sich an die soziale Welt. Eine gelingende Verständigung zwischen unterschiedlichen Akteuren gründet sich unter anderem auf die Orientierung des jeweiligen Handelns an in einer Gesellschaft vorhandenen Normen. Wahrhaftig ist eine Äußerung, wenn sie dem Innenleben einer Person entstammt. Hier wird die subjektive Welt angesprochen. Geltungsansprüche nicht erheben zu können, bedeutet vor dem soeben skizzierten Hintergrund, daß die Lebenswelt mindestens wirkungslos wird. Kommunikatives Handeln erfüllt mit Blick auf die Reproduktion von Lebenswelt unterschiedliche Funktionen. Für den Erwerb und die Veränderung kulturellen Wissens ist kommunikatives Handeln unverzichtbar. Soziale Integration und die Entwicklung von Solidarität gelingen vor dem Hintergrund kommunikativen Handelns. Sozialisation stützt sich auf kommunikatives Handeln, weil mit kommunikativem Handeln personale Identitäten ausgebildet werden. Menschen, die nicht in der Lage sind, verbal zu kommunizieren, verfügen in dieser Konsequenz somit nicht über eine eigene Lebenswelt. Bewußtlose Menschen können nicht verbal kommunizieren. Der Rückgriff auf eine Lebenswelt, in der Geltungsansprüche verhandelt werden, ist ihnen nicht möglich. Überdies sind Bewußtlose außerstande, Wissen zu mobilisieren oder soziale Integration zu vollziehen. Auch deshalb verfügen diese Personengruppen nicht über eine eigene Lebenswelt. Die Mobilisierung von Wissen und der Vollzug sozialer Integration setzt neben kommunikativen Fähigkeiten ein angemessenes kognitives Leistungsvermögen voraus. Wird das kognitive Leistungsvermögen durch Erkrankungen unterschiedlicher Formenkreise nachhaltig beeinträchtigt, droht der Verlust von Lebenswelt. Dieser Gedanke soll an anderer Stelle noch weiter entfaltet werden.

Die formulierten Bedingungen für das Vorhandensein von Lebenswelt grenzen bestimmte Gruppen explizit oder zumindest implizit aus. Menschen, die einer Bewußtlosigkeit unterliegen, können die Lebenswelt nicht erhalten. Beeinträchtigungen oder Verlust des kognitiven Leistungsvermögens macht den Betroffenen einen Rückgriff auf die eigene Lebenswelt unmöglich. Mögliche Ursachen für Beeinträchtigungen des kognitiven Leistungsvermögens sind unter anderem psychische Erkrankungen. Entwicklung und Aufrechterhaltung einer Lebenswelt sind ohne kommunikative Kompetenzen nicht vorstellbar. Lebenswelt erhält ohne Kommunikation keine Gestalt.

Lebenswelt ist mit Blick auf die genannten Gruppen für die Praxis nicht nur der Altenpflege dennoch von hoher Relevanz. Die Betroffenen der soeben skizzierten Personengruppen haben bis zum Geschehen, welches Bewußtlosigkeit und/oder Beeinträchtigung und/oder Verlust kognitiver und kommunikativer Kompetenzen verursacht hat, eine Lebenswelt entwickelt. Die Betroffenen erwarben kulturelles Wissen und sorgten für die Aufrechterhaltung und Veränderung des angelegten Wissensbestandes. Darüber hinaus orientierten sie das eigene Handeln auch an in ihrer Gesellschaft vorfindlichen Normen. Hinsichtlich der sozialen Integration ordneten sich die betroffenen Menschen definierten Rollen und Gruppen zu. Mit anderen Mitgliedern der Gruppen, denen sie angehörten, verband sie eine mehr oder weniger ausgeprägte Solidarität. Anhand durchlaufener Sozialisation entwickkelten die betroffenen Menschen eine eigene Identität, erwarben generalisierte Handlungsfähigkeiten. Die erlebte Sozialisation gewährleistete die Abstimmung individueller Lebensgeschichten und gemeinschaftlicher Lebensformen. Das Geschehen, welches Bewußtlosigkeit und/oder den Verlust kognitiver wie kommunikativer Fähigkeiten nach sich zieht, bricht gewissermaßen in eine vorhandene Lebenswelt ein. Ohne dieses tiefgreifende Geschehen hätte der nunmehr Betroffene seine Lebenswelt zumindest aufrechterhalten können. Beruflich Pflegende kommen in der Auseinandersetzung mit Angehörigen der skizzierten Personengruppen aus meiner Sicht nicht umhin, die jeweils erworbene Lebenswelt angemessen zu berücksichtigen. Ein Anliegen beruflicher Pflege vor diesem Hintergrund kann sein, die Gestalt der „erloschenen" Lebenswelt zu rekonstruieren. Der Kontakt oder die Beziehung zu Angehörigen der erloschenen Lebenswelt ermöglichen einen Zugang in die je entstandene Lebenswelt. Besonderes Augenmerk gilt den Dimensionen von Lebenswelt, die im menschlichen Leib angelegt sind. Gelingt es, mit gezielter Wahrnehmung unterschiedliche Dimensionen von Lebenswelt im Leib aufzuspüren, ist eine Annäherung an die Lebenswelt eines alternden Menschen getan. Beispielhaft sei hier das Erspüren eines Muskeltonus als Ausdruck einer emotionalen Stimmung genannt.

3.2.2   Intersubjektivität von Lebenswelt

Intersubjektivität ist eine grundlegende Bedingung für Lebenswelten. Das Gewöhnliche einer Lebenswelt verweist auf Intersubjektivität. Das Erlangen von Erfahrungen und die Veränderung von Wissen sind ohne Intersubjektivität nicht vorstellbar.

Die Intersubjektivität der Lebenswelt wird in der Wir-Beziehung begründet und kontinuierlich bestätigt. Intersubjektivität ist das mindestens zwei Subjekten in einer Situation Gemeinsame. Die Wir-Beziehung kennzeichnet im Verständnis von SCHÜTZ und LUCKMANN eine soziale Beziehung, die sich anhand wechselseitiger Du-Einstellungen konstituiert. Der Abbruch oder die Einschränkung dieser kontinuierlichen Bestätigung führt zu schwerwiegenden Problemen. Die kontinuierliche Bestätigung der Lebenswelt vollzieht sich vorzugsweise als Abfolge unmittelbarer Erfahrungen der/des Anderen. Die Begegnung ist die einzige soziale Situation, in der andere Menschen unmittelbar erfahren werden. SCHÜTZ und LUCKMANN bezeichnen die Begegnung auch als „face-to-face Situation" (SCHÜTZ/LUCKMANN 1979: 91). Selbstverständlichkeiten, die der Lebenswelt als Fundament dienen, verlieren bei nachlassender Bestätigung ihren Charakter. Als Beispiel für den Verlust der Intersubjektivität nennen SCHÜTZ und LUCKMANN die Einzelhaft.

> „Die Lebenswelt ist weder meine private Welt, noch deine private Welt, auch nicht die meine und die deine addiert, sondern die Welt unserer gemeinsamen Erfahrung" (SCHÜTZ/LUCKMANN 1979: 98).

Die Intersubjektivität von Lebenswelt in der Praxis der Altenpflege umfaßt grundsätzlich Beziehungen zwischen zu Pflegenden und deren Angehörigen, Beziehungen zwischen zu Pflegenden und Pflegenden oder Angehörigen anderer „Gesundheitsberufe" sowie Beziehungen zwischen Angehörigen und Pflegenden oder Angehörigen anderer Gesundheitsberufe. Pflegebedürftigkeit kann sich auf die Intersubjektivität von Lebenswelt auswirken. Die Intersubjektivität einer Lebenswelt wird möglicherweise als Folge einer Pflegebedürftigkeit nicht mehr kontinuierlich bestätigt. Pflegebedürftig sind Menschen, die als Folge einer Erkrankung oder Behinderung für Verrichtungen des täglichen Lebens dauerhaft Hilfe in Anspruch nehmen müssen. Diese Definition stützt sich wesentlich auf den Gesetzestext des § 14 im Elften Buch des Sozialgesetzbuches. Das Elfte Buch des Sozialgesetzbuches entspricht der Sozialen Pflegeversicherung. Hinweise auf den Begriff Pflegebedürftigkeit finden sich auch im sozialen Entschädigungsrecht, in der Sozialhilfe, in beihilferechtlichen Vorschriften und anderen Regelungen. Der Begriff Pflegebedürftigkeit erhält durch den Gesetzestext der Sozialen Pflegeversicherung erstmals eine relativ konkrete Definition (vgl. KLIE 1998).

> „Pflegebedürftig im Sinne dieses Buches sind Personen, die wegen einer körperlichen, geistigen oder seelischen Krankheit oder Behinderung für die gewöhnlichen und regelmäßig wiederkehrenden Verrichtungen im Ablauf des täglichen Lebens auf Dauer (...) in erheblichem oder höherem Maße (...) der

Hilfe bedürfen. (...) Krankheiten oder Behinderungen (...) sind 1. Verluste, Lähmungen oder andere Funktionsstörungen am Stütz- und Bewegungsapparat, 2. Funktionsstörungen der inneren Organe oder der Sinnesorgane, 3. Störungen des Zentralnervensystems wie Antriebs-, Gedächtnis- oder Orientierungsstörungen sowie endogene Psychosen, Neurosen oder geistige Behinderungen" (Sozialgesetzbuch Elftes Buch § 14).

Aus unterschiedlichen Gründen können Erkrankungen und/oder Behinderungen, die Pflegebedürftigkeit verursachen, zu Abbruch oder Einschränkung der Intersubjektivität einer Lebenswelt führen. Darüber hinaus kann insbesondere andauernde Pflegebedürftigkeit der Intersubjektivität von Lebenswelt entgegenwirken. Dem zu Pflegenden ist die Aufrechterhaltung von Intersubjektivität nicht möglich, weil er als Folge einer Erkrankung kognitive und kommunikative Kompetenzen verloren hat. Der Verlust dieser Kompetenzen kann die wechselseitige Bestätigung der Intersubjektivität nachhaltig beeinträchtigen. Die Aufrechterhaltung der Intersubjektivität einer Lebenswelt seitens des zu Pflegenden kann aufgrund affektiver Gründe bedroht sein. Affektive Gründe für die Beeinträchtigung der Intersubjektivität durch zu Pflegende sind beispielsweise Trauer und/oder Wut über den Verlust von Funktionen oder das Erleben von Scham bei Eingriffen in die Intimsphäre. Die Angehörigen können oder wollen aus affektiven, ökonomischen, organisatorischen und/oder zeitlichen oder anderen Gründen die Intersubjektivität mit den zu Pflegenden nicht erhalten. Affektive Gründe für Beeinträchtigungen der Intersubjektivität durch Angehörige sind beispielsweise das Empfinden von Ekel oder Trauer. Ein ökonomischer Grund für Beeinträchtigungen der Intersubjektivität ist der drohende Verlust von Einkommen bei Übernahme von Pflegearbeit. Organisatorische Gründe für Beeinträchtigungen der Intersubjektivität sind insbesondere Probleme der Koordinierung, wenn neben den Bedürfnissen der zu Pflegenden die Bedürfnisse eigener Kinder und eigene Bedürfnisse oder Erfordernisse befriedigt werden sollen. Beruflich Pflegende können oder wollen aufgrund affektiver, ökonomischer, organisatorischer und/oder zeitlicher oder anderer Gründe die Intersubjektivität mit den zu Pflegenden nicht erhalten. Ein organisatorisch-zeitlicher Grund für Beeinträchtigungen der Intersubjektivität durch die beruflichen Pflegenden ist die Fokussierung von Pflegearbeit auf wenige Aktivitäten täglichen Lebens. Neben den genannten Gründen sind hinsichtlich der beruflich Pflegenden das individuelle Berufs- und Pflegeverständnis und nicht zuletzt die Auswirkungen einer Fachsprache zu berücksichtigen.

Intersubjektivität als notwendige Voraussetzung für Lebenswelt ist an Kommunikation gebunden. Nachfolgend sollen einige Theorien von Kommunikation kurz vorgestellt werden. Meine Absicht ist, mit der Skizzierung unterschiedlicher Theorien von Kommunikation Wechselbeziehungen zwischen Kommunikation und Lebenswelt deutlich werden zu lassen.

3.2.3   Kommunikation und Lebenswelt

Aus der Sicht von HABERMAS ist Kommunikation für Lebenswelt konstitutiv. Kommunikation bezeichnet in einem weitgefaßten Sinne die Aufnahme einer Verbindung zwischen zwei Objekten. Diese Objekte können belebt oder unbelebt sein (vgl. REIMANN 1989). Der Begriff Kommunikation findet Anwendung auch auf Verhaltensweisen in Pflanzen- und Tiergesellschaften. Aufnahme und Verarbeitung von Informationen in und zwischen biologischen, sozialen und technischen Systemen folgen offenbar immer einer ähnlichen Struktur. Unabhängig vom vermittelten Inhalt wird zwischen einem Sender (Adressanten) und einem Empfänger (Adressaten) unterschieden.

Kommunikation in der Soziologie kann als die Vermittlung von Bedeutung zwischen Menschen aufgefaßt werden (vgl. REIMANN 1989). Der Austausch von Erfahrungen, Emotionen, Haltungen und Wissen ist auf verschiedenen Ebenen möglich. Neben verbaler und nonverbaler soll an dieser Stelle auch auf die paraverbale Kommunikation hingewiesen werden. Verbale Kommunikation bezeichnet den Austausch sprachlich vermittelter Informationen. Nonverbale Kommunikation hingegen läßt insbesondere an Körpersprache (Gestik und Mimik) denken. Paraverbale Kommunikation bezieht sich insbesondere auf Stimmlage, Stimmstärke oder auch Pausensetzung. Menschliche Sprache wird gegenwärtig entsprechend weitläufiger Auffassung als das differenzierteste Kommunikationssystem angesehen.

Drei verschiedene Anforderungen an Kommunikation können formuliert werden. 1. Die an Kommunikation Beteiligten müssen sich an objektiven Rahmenbedingungen (Normen, andere Verhaltenserwartungen) orientieren. 2. Die Kommunizierenden bringen unterschiedliche Lebensgeschichten (subjektive Gegebenheiten) ein. 3. Das eigentliche kommunikative Handeln wird durch wechselseitige Interpretation geleistet, die objektive und subjektive Bedingungen berücksichtigt (vgl. HABERMAS 1971). Ziel der Interpretation ist es, die Situation gemeinsam zu definieren. Bedeutung erlangt insbesondere der Hintergrund, vor dem Kommunikation erfolgt. Es kann dies ein Hintergrund (Kontext) sein, den der Kommunizierende beispielsweise durch Gestaltung seiner Äußerung selbst herstellt. Demgegenüber wird sozialer Kontext durch eine Institution oder Rollenbeziehung vorgegeben. Darüber hinaus entwickelt sich sozialer Kontext häufig im Verlauf der Kommunikation beispielsweise als Folge einer Gruppenzugehörigkeit (vgl.

BOHNSACK 1992). Kommunikation geht immer mit einer sogenannten Metakommunikation einher. Metakommunikation kann verstanden werden als das Erläutern der eigenen Haltung und der Beziehung zu den Kommunikationsbeteiligten (vgl. BOHNSACK 1992). WATZLAWIK unterscheidet in dieser Doppelstruktur der Kommunikation den Beziehungs- und Inhaltsaspekt (vgl. WATZLAWIK 1980). Eine Unterscheidung von Beziehungs- und Inhaltsaspekten der Kommunikation findet sich auch bei SCHULZ VON THUN. Dieser unterscheidet vier Aspekte menschlicher Kommunikation. Genannt werden 1. der Sachinhalt, 2. die Selbstkundgabe, 3. die Beziehung von Sender und Empfänger und 4. der Appell. Neben dem Sachinhalt enthält eine Nachricht auch Informationen über die Person des Senders. SCHULZ VON THUN differenziert hinsichtlich der Selbstkundgabe zwischen gewollter Selbstdarstellung und unfreiwilliger Selbstenthüllung. Gewählte Formulierung, Tonfall und andere nichtsprachliche Begleitsignale können die Beschaffenheit der Beziehung von Sender und Empfänger offenbaren. Der Beziehungsaspekt weist zwei unterschiedliche Seiten auf. Einer Nachricht läßt sich oftmals entnehmen, wie der Sender den Empfänger einschätzt und wie das Verhältnis von Sender und Empfänger beschaffen ist. SCHULZ VON THUN spricht einerseits von Du- und andererseits von Wir-Botschaften. Nahezu alle Nachrichten zielen darauf ab, den Empfänger zu veranlassen, bestimmte Handlungen auszuführen oder zu unterlassen. Diese Veranlassung wird als Appell bezeichnet. Versuche der Einflußnahme treten offen zutage oder sind in der Nachricht verborgen. Zwischenmenschliche Kommunikation gerät vielfach deshalb problematisch, weil der Empfänger grundsätzlich frei entscheiden kann, welcher Aspekt der Nachricht ihm bedeutsam erscheint. Störungen treten auf, wenn der Empfänger einem Aspekt Bedeutung verleiht, den der Sender als bedeutungslos einstuft. Der Empfang von Nachrichten läßt sich als das Dekodieren von Signalen begreifen. Das Ergebnis der Dekodierung unterliegt wesentlich den Erwartungen, Befürchtungen und Vorerfahrungen des Empfängers. Empfangsfehler resultieren beispielsweise aus unterschiedlichen Sprachgewohnheiten verschiedener Altersgruppen. Lassen sich eingehende Nachrichten nicht mit einem bestehenden Selbstbild vereinbaren, werden diese möglicherweise ignoriert oder so umgedeutet, daß sie ein negatives Selbstkonzept zu festigen vermögen. Eine Auseinandersetzung über den Sachinhalt erweist sich als problematisch, wenn das Problem weniger den Austausch von Sachinformationen sondern vielmehr die zwischenmenschlichen Aspekte berührt. Botschaften, die den Beziehungs- oder Selbstkundgabe-Aspekt ansprechen, lassen sich von Sachinformationen nicht trennen. In Konfliktsituationen auf dem Austausch nur von Sachinformationen bestehen zu wollen, ist deshalb wenig erfolgversprechend. Aussichtsreicher ist der gegenseitige Austausch über die Kommunikation, die Kommunikation über die Kommunikation (Metakommunikation). Probleme beim Austausch von Sachinformationen ergeben sich häufig auch aus mangelnder Verständlichkeit. In diesem Kontext ist auf Probleme hinzuweisen, die aus der Entwicklung einer Fachsprache für berufliche Pflege hervorgehen können. SCHULZ VON THUN nennt Einfachheit in Wortwahl und Satzbau, die übersichtliche Gliederung von Literaturtexten, Prägnanz und zusätzliche Stimulanz als wichtige Voraussetzungen für die Verständlichkeit von Sachinformationen. Der Beziehungs-Aspekt weist unterschiedliche Seiten auf. Einerseits wird in einer Nachricht ausgedrückt, wie der Sender den Empfänger sieht. Die Nachricht kann durch Wertschätzung oder Geringschätzung, durch Bevormundung oder das Einräumen von Entscheidungsfreiheit gekennzeichnet sein. Denkbar ist auch, das der Sender sein Bild vom Empfänger durch Projektion oder Übertragung eigener Anteile verzerrt (vgl. SCHULZ VON THUN 1998). Andererseits enthält eine Nachricht Botschaften darüber, wie der Sender die Beziehung zum Empfänger einschätzt. Der Sender definiert aufgrund seiner Einschätzung die Beziehung. Die Definition kann beispielsweise Hinweise auf empfundene oder gewünschte Nähe oder Distanz enthalten. Dem Empfänger bieten sich unterschiedliche Möglichkeiten, auf die Nachricht zu reagieren. SCHULZ VON THUN unterscheidet drei Formen der Beziehung. Wichtiges Unterscheidungskriterium ist, ob die an Kommunikation Beteiligten einander gleichberechtigtes Verhalten zeigen oder das Verhältnis durch die wesentliche Überlegenheit eines Beteiligten geprägt wird. Nicht selten erweist sich als schwierig, den Beziehungs-Aspekt vom Selbstkundgabe-Aspekt zu trennen. Eine Nachricht, die scheinbar insbesondere den Beziehungs-Aspekt anspricht, ist unter Umständen mehr eine Botschaft der Selbstkundgabe denn eine, welche die Beziehung berührt. Anklagen und Vorwürfe sind Beispiele für eine Nachricht, welche nicht allein auf den Beziehungs-Aspekt abzielt, sondern in hohem Maße der Selbstkundgabe dient. Eine solche Nachricht kann Anzeichen für Betroffenheit oder Sich-verletzt-fühlen sein. SCHULZ VON THUN plädiert dafür, in der zwischenmenschlichen Kommunikation mehr Augenmerk auf den Selbstkundgabe-Aspekt zu richten. Selbstkundgabe durch zu Pflegende erlaubt möglicherweise eine Einschätzung vorhandener Kompetenzen und des Erlebens von Belastungen. Aktives Zuhören kann einen Zugang für die Gefühls- und Gedankenwelt des Senders eröffnen. Selbstkundgabe ist nicht selten mit Angst behaftet. Unterschiedliche Techniken werden angewendet, um die Selbstkundgabe, den Blick in die eigene Gefühls- und Gedankenwelt, zu vermeiden. Aktives Zuhören ist eine Möglichkeit, Sensibiltät für die Selbstkundgabe zu entwickeln. In Anbetracht mannigfaltiger Selbstkund-gabeängste ist für den Empfänger außerordentlich wichtig, sich behutsam und nicht-wertend in die Gefühls- und Gedankenwelt des Senders einzufühlen und einzudenken. Neben den bereits genannten Aspekten von Kommunikation nennt SCHULZ VON THUN als vierten Aspekt den Appell. Zu unterscheiden sind verdeckte, paradoxe und offene Appelle. Ein verdeckter Appell erlaubt dem Sender, die Verantwortung für seine Botschaft ablehnen zu können. Gegebenenfalls kann der Sender behaupten, seine Botschaft so nicht gemeint zu haben. Verdeckte Appelle sind oftmals erfolgversprechender als offene Appelle, weil sie das emotionale Erleben des Empfängers vielfach mehr ansprechen, als offene Appelle dieses vermögen. Paradoxe Appelle können sich als effektiv erweisen, wenn ein offener Appell das Gegenteil des gewünschten Effektes bewirken würde. Wird ein offener Appell als unzumutbarer Eingriff in die persönliche Freiheit erlebt, gerät die Befolgung eines solchen Appells zum Eingeständnis persönlicher Unterlegenheit. Das Zuwiderhandeln macht dem Empfänger möglich, seine Unabhängigkeit zu wahren. Den offenen Appell betrachtet SCHULZ VON THUN als Voraussetzung für klare, ehrliche und herrschaftsfreie Beziehungen. Der offene Appell wird als direkter Ausdruck von Wünschen und Aufforderungen verstanden. Das Modell von SCHULZ VON THUN weckt nicht zuletzt deshalb besonderes Interesse, weil es über Kommunikation als reinen Akt der Verständigung hinausgeht. Kommunikation ist nicht immer auf eine unmittelbare Verständigung angelegt. Die Ausführungen von SCHULZ VON THUN geben Anlaß zum Nachdenken darüber, inwieweit Kommunikation lediglich die Repräsentation von Emotionen oder einer Haltung intendiert (vgl. SCHULZ VON THUN 1998).

HABERMAS unterscheidet zwei Ebenen der Kommunikation. Die erste Ebene ist „die Ebene der Intersubjektivität" (HABERMAS 1971: 105) auf der die Teilnehmer der Kommunikation miteinander sprechen. Die zweite Ebene bezeichnet HABERMAS als „Ebene der Gegenstände" (HABERMAS 1971: 105), über die sich die Teilnehmer der Kommunikation verständigen. Diese Unterscheidung weist eine enge Analogie zu WATZLAWIK auf. Gegenstände der Verständigung sind aus der Sicht von HABERMAS Dinge, Ereignisse, Personen sowie deren Äußerungen und Zustände. Eine weitere Trennung, die HABERMAS in seiner Theorie der kommunikativen Kompetenz vornimmt, bezieht sich auf unterschiedliche Formen der Kommunikation. Er unterscheidet zwischen kommunikativem Handeln und Diskurs. Im kommunikativen Handeln wird die Geltung von Sinnzusammenhängen naiv unterstellt. Die an der Kommunikation Teilhabenden setzen voraus, daß in einem Diskurs etwaige Zweifel an der Gültigkeit des erzielten Verhandlungsergebnisses ausgeräumt werden können.

Aufkommende Mißverständnisse können prinzipiell diskutiert werden. Die Annahme, daß im kommunikativen Handeln eine wirkliche Verständigung möglich ist, setzt zwei Idealisierungen voraus. 1. Auftretende Mißverständnisse können durch den Wechsel der Kommunikationsebenen gelöst werden. 2. Der Diskurs verläuft in einer idealen Sprechsituation. Ideal ist eine Sprechsituation, wenn sich der Diskurs herrschaftfrei vollziehen kann (vgl. GRIPP 1984: 41 ff). Die hier nur angedeutete Theorie des kommunikativen Handelns fußt auf der Intention, die Dominanz der Zweckmittelrationalität überwinden zu wollen. Verständigung aus der Sicht von HABERMAS ist grundsätzlich eine an Vernunft orientierte Verständigung. GRIPP kommt in einer abschließenden Bewertung der Theorie des kommunikativen Handelns zu dem Ergebnis, daß HABERMAS sein Erkenntnisziel nicht erreicht hat.

> „Vernünftigkeit könnte sein, in gesellschaftlichen Teilbereichen läßt sie sich auch abstrakt-theoretisch dingfest machen - das Ganze aber, die Lebenswelt an sich, zeichnet sich durch Unvernunft, nämlich die einseitige Dominanz der Zweckmittelrationalität aus" (GRIPP 1984: 140).

BOHNSACK formuliert in seiner Kritik an der Theorie des kommunikativen Handelns, daß es HABERMAS nicht gelingt, einen angemessenen Zugang zur lebensgeschichtlichen Wirklichkeit zu finden.

Die Kritik an der Theorie des kommunikativen Handelns darf über die Bedeutung von Kommunikation für Lebenswelt nicht hinwegtäuschen. Der Befund, Lebenswelt sei durch Unvernunft charakterisiert, macht Kommunikation für die Lebenswelt keineswegs entbehrlich. Die Reproduktion der strukturellen Komponenten von Lebenswelt - Kultur, Gesellschaft und Person - vollzieht sich wesentlich als kommunikatives Handeln. Für die Reproduktion von Lebenswelt ist Kommunikation auch dann unentbehrlich, wenn sie sich nicht in den von HABERMAS genannten Komponenten erschöpft.

Während HABERMAS den Selbstbezug in der Kommunikation hervorhebt, betonen einige Ethnomethodologen (CICOUREL, GARFINKEL), daß sozialer Kontext maßgeblich durch eine Institution oder den Kommunikationsverlauf geprägt wird (vgl. BOHNSACK 1993). Die Ethnomethodologie knüpft an das Zustandekommen von Verständigung zwei Bedingungen. An der Kommunikation Beteiligte müssen für eine Verständigung wechselseitig unterschiedliche Perspektiven und unterschiedliche soziale Standorte berücksichtigen. Für die Verständigung über wechselseitige Perspektiven ist eine Idealisierung der Wechselseitigkeit der Perspektiven unerläßlich. Die an der Kommunikation beteiligten Akteure koordinieren ihre im voraus entworfenen Handlungspläne erst in der Kommunikationssituation. Kommunikation entspricht hier wesentlich einer an Rollenverhalten orientierten

Kommunikation. Kommunikation, zweckdienlich eingebunden in Rollenverhalten, kann Zugang zu einer Lebenswelt nicht vermitteln. BOHNSACK kritisiert den hier kurz umrissenen Entwurf als individualistisches Kommunikationsmodell (vgl. BOHNSACK 1993).

MANNHEIM hat ein Modell entwickelt, demzufolge Kommunikation aus gemeinsamen Erfahrungen hervorgeht. Der verbindende Erfahrungsraum ist in diesem Verständnis das Fundament für unmittelbar gelingende Kommunikation. Entstammen miteinander Kommunizierende dem gleichen Milieu oder verfügen über eine ähnliche Biographie, wirken sich Gemeinsamkeiten auf die Kommunikation aus (vgl. MANNHEIM 1980). Den Sinngehalt von Äußerungen können sich Angehörige eines Milieus oder gemeinschaftlichen Erfahrungsraumes unmittelbar erschließen. Als Beispiel für einen gemeinsamen Erfahrungsraum kann die Familie dienen. Der gleiche Sinngehalt bleibt Milieufremden dagegen weitgehend unverständlich. Die dem gleichen Milieu angehörenden Kommunikationsteilnehmer haben einen eigenen Code entwickelt. Milieufremde dagegen kommunizieren mit Hilfe wechselseitiger Interpretation. Das Modell von MANNHEIM gewährt einen Blick auf die Wechselbeziehungen zwischen Kommunikation und gemeinschaftlichem Erfahrungsraum, der sich als eine Form, mindestens jedoch ein Ausschnitt von Lebenswelt begreifen läßt. Die Ausführungen von MANNHEIM sind insbesondere mit Blick auf die Interaktionen zwischen zu Pflegenden und deren Angehörigen von besonderem Interesse.

3.3 Reproduktion der Lebenswelten alternder Menschen

Lebenswelten unterliegen fortwährenden Veränderungen. Im Rahmen unterschiedlicher Prozesse erfahren Lebenswelten vielgestaltige Reproduktionen. Aufgrund des Alterns und/oder unter dem Eindruck aufkommender Pflegebedürftigkeit kann die Reproduktion der Lebenswelten alternder Menschen beeinträchtigt sein.

3.3.1   Bedeutung der Vermittlung von Wissen für die Reproduktion der Lebenswelten alternder Menschen

Im Rahmen kultureller Reproduktion wird neues Wissen, welches aus neuen Situationen hervorgeht, in den vorhandenen Wissensbestand eingefügt. Die kulturelle Reproduktion gewährleistet die kontinuierliche Weitergabe und eine für die Alltagspraxis ausreichende Kohärenz des Wissens. Als Störung der kulturellen Reproduktion ist insbesondere der Sinnverlust zu nennen. Bei

Störungen der kulturellen Reproduktion können Akteure den mit neuen Situationen auftretenden Verständigungsbedarf nicht mit dem eigenen kulturellen Wissensvorrat decken.

An dieser Stelle soll entwickelt werden, in welcher Weise und in welcher Hinsicht sich die Mobilisierung von Wissen auf die Bewältigung des Alltages alternder Menschen auswirkt. Es ist zu fragen, inwieweit für den Alltag nicht kohärentes Wissen alternde Menschen beeinträchtigt. Für die Bewältigung des Alltages unzureichendes Wissen verursacht möglicherweise Pflegebedürftigkeit. Relevant erscheint überdies die Frage, in welchem Ausmaß ein beeinträchtigtes Verständigungsvermögen von zu Pflegenden das Pflegehandeln beruflich Pflegender berührt.

Alternde Menschen sind vielfach von mehreren Krankheitsbildern betroffen. Dieses Betroffensein führt jedoch nicht zwangsläufig zu subjektiven Beeinträchtigungen. Der Verlauf einer Erkrankung und deren Heilungs- oder Besserungsaussichten werden maßgeblich durch individuelle Ressourcen beeinflußt. Individuelle Ressourcen sind beispielsweise der Informationsstand hinsichtlich Gesundheit und Krankheit, der Grad der Umsetzung von Gesundheitswissen in die Lebensführung und das subjektive Befinden. Ein Krankheitsverlauf unterliegt darüber hinaus nicht unwesentlich Art und Umfang sozialer Unterstützung, welche der Betroffene anhand sozialer Netze erfährt (vgl. VOGES 1994).

Die Bedeutung von Wissen für die Bewältigung von Problemen im Altern soll am Beispiel der Pflegetheorie von OREM veranschaulicht werden. Wissen ist eine zentrale Voraussetzung für eine angemessene Selbstpflege-Handlungskompetenz. Die vorhandene Selbstpflege-Handlungskompetenz kann vor dem Hintergrund bestehender Erkrankungen ausreichen, um den Selbstpflegebedarf zu decken. Selbstpflege bezeichnet ein Handeln, das vornehmlich auf die Erhaltung des Lebens und die Aufrechterhaltung oder Wiederherstellung integrierter Funktionen abzielt. Die Selbstpflege-Handlungskompetenz ist die komplexe Fähigkeit eines erwachsenen Menschen, Bedürfnisse zu identifizieren, deren Befriedigung zu planen und mit dem Ziel der Befriedigung von Bedürfnissen angemessene Handlungen auszuführen. Der Selbstpflegebedarf umfaßt eine Fülle unterschiedlicher Handlungen, die für die Erhaltung des Lebens notwendig sind. Ein Selbstpflegedefizit ergibt sich aus einem Ungleichgewicht zwischen Selbstpflegebedarf und Selbstpflege-Handlungskompetenz. Die Selbstpflege-Handlungskompetenz gründet sich auf unterschiedliche Kompetenzen. Für die Selbstpflege relevante Bedingungen müssen ermittelt werden. Der Planung von Handlungen geht eine Einschätzung dessen, was nötig ist, um die Bedürfnisse befriedigen zu können, voraus. Die ermittelten Handlungen müssen realisiert werden (vgl.

MISCHO-KELLING/WITTNEBEN 1995). OREM unterscheidet vor diesem Hintergrund Kompetenzen des Einschätzens, Reflektierens, Urteilens und Entscheidens (vgl. OREM 1997). Die hier angedeuteten Kompetenzen gründen sich auf vorhandenes Wissen. Für die Befriedigung des Selbstpflegebedarfes ist Wissen somit eine essentielle Voraussetzung. Die Selbstpflege unterliegt Einschränkungen, wenn sich Wissen als für die Bewältigung von Situationen unzureichend erweist. Ein Selbstpflegedefizit erwächst, wenn der Selbstpflegebedarf fortgesetzt nicht angemessen befriedigt werden kann. Mangelhaftes Wissen kann insbesondere dann Ursache für ein Selbstpflegedefizit sein, wenn neue Situationen Handlungsmuster erfordern, die im Wissensvorrat nicht angelegt sind. Ein dauerhaftes Selbstpflegedefizit kann als Pflegebedürftigkeit aufgefaßt werden und das Handeln beruflich Pflegender notwendig machen.

Der Bedeutung des Aufnehmens und Verarbeitens von Wissen wird auch in unterschiedlichen Konzepten des Coping ein hoher Stellenwert beigemessen. Coping bezeichnet allgemein die Bewältigung von Problemen im Alltag. GÖRRES gibt einen Überblick über unterschiedliche Konzepte des Coping. Als mutmaßlich einflußreichste Theorie des Coping bezeichnet er das Konzept von LAZARUS et al. Die subjektive Bewertung von Problemen steht in diesem Konzept im Vordergrund. Objektive Kriterien einer Situation haben einen nachgeordneten Stellenwert. Kognitive Prozesse des Aufnehmens und Verarbeitens von Informationen sind für die Planung, Ausführung und Beurteilung von Strategien der Bewältigung sehr bedeutsam (vgl. GÖRRES 1992).

Für die Vermittlung von Wissen sind soziale Beziehungen ein wichtiges Fundament. Hinsichtlich des Anbahnens, Erhaltens und Entwickelns sozialer Beziehungen kommt der Ausübung einer Erwerbstätigkeit herausragende Bedeutung zu. Nach dem Ausscheiden aus dem Erwerbsleben vollzieht sich die Vermittlung von Wissen anhand der verbliebenen sozialen Netze. Der Austausch von Wissen erfolgt dann wesentlich zwischen alternden Menschen und ihren (unmittelbaren) Bezugspersonen. Unmittelbare Bezugspersonen sind zumeist Familienmitglieder. Wenn sich die Beziehungen zwischen alternden Menschen und ihren Bezugspersonen verändern, kann hiervon die Mobilisierung von Wissen für die Bewältigung wiederkehrender Probleme und neuer Probleme nachhaltig beeinträchtigt sein. Wiederkehrende Probleme können in der Regel mit den in einem Wissensbestand vorfindlichen Handlungsanleitungen gelöst werden. Aufkommende Erkrankungen verursachen vielfach neue Probleme, die mit den vorhandenen Handlungsanleitungen nicht zu lösen sind. Als ein gravierendes Problem ist Pflegebedürftigkeit zu nennen. Der Mangel angemessenen Wissens kann neben anderen Ursachen eine Pflegebedürftigkeit herbeiführen. Als Beispiel möge in diesem Zusammenhang die Beeinträchtigung körperlicher Mobilität dienen. Mit angemessenen Bewegungsabläufen kann körperliche Mobilität erhalten und/oder positiv beeinflußt werden (vgl. HATCH et al. 1992). Positive Einflußnahme setzt das Wissen um die Möglichkeiten der Verbesserung von Bewegung voraus. Wenn die Mobilisierung von Wissen beeinträchtigt ist, kann eine eingetretene Pflegebedürftigkeit diese Problematik möglicherweise verschärfen. Pflegebedürftigkeit kann als Ausdruck einer Situation gewertet werden, in der die Befriedigung elementarer Bedürfnisse nicht mit eigenem Vermögen gelingt und/oder einen unverhältnismäßig hohen Aufwand erzwingt. Abhängig vom Grad der Pflegebedürftigkeit sind die Lebensaktivitäten derart eingeschränkt, daß von dieser Einschränkung auch Aufnahme und Verarbeitung von Wissen beeinträchtigt sein können. Zwischen der Mobilisierung von Wissen und dem Aufkommen von Pflegebedürftigkeit bestehen somit unterschiedliche Wechselbeziehungen. Die Aufnahme von Wissen kann, wenn die Familie kein angemessenes Wissen bereitstellt, durch andere soziale Netze gewährleistet werden. Beispielhaft seien hier Selbsthilfegruppen genannt. Vorstellbar ist auch, daß alternde Menschen für die Bewältigung von Problemen die sogenannten neuen Medien in Anspruch nehmen. Erste Untersuchungen scheinen eine solche Entwicklung anzudeuten (vgl. STRAKA et al. 1988, STRAKA 1990).

Ein unzureichender Wissensbestand hindert alternde Menschen möglicherweise daran, in Problemsituationen angemessene Versorgungsmöglichkeiten in Anspruch zu nehmen. Die Entwicklung unserer Gesellschaft ist unter anderem durch eine institutionale Aufgliederung gekennzeichnet. Als Folge der institutionalen Aufgliederung entstehen sogenannte „Subsinnwelten" (BERGER/LUCKMANN 1994: 90), die sich von der Gesellschaft lösen. BERGER und LUCKMANN rechnen dem Kreis der Subsinnwelten nicht zuletzt Wissenschaft zu. Wissenschaft kann sich von ihrer gesellschaftlichen Grundlage weitgehend unabhängig machen. Die beständig zunehmende Anzahl und Komplexität von Subsinnwelten erschwert „Außenseitern" den Zugang zu solchen Bereichen. Am Beispiel der Medizin machen BERGER und LUCKMANN deutlich, in welchem Ausmaß sich Hilfesuchende auf die Subsinnwelt Medizin einlassen müssen, um diese überhaupt in Anspruch nehmen zu können. Für die Hilfesuchenden ist die Orientierung in den unterschiedlichen Versorgungssystemen der Medizin und anderen Bereichen des Gesundheitswesens außerordentlich problematisch. Als ein besonderes Charakteristikum des Gesundheitswesens, welches die Inanspruchnahme von Versorgungsleistungen erschwert, sei hier auf die im Gesundheitswesen übliche Fachsprache hingewiesen. Die Verwendung dieser Fachsprache durch Angehörige des Gesundheitswesens erlaubt den Hilfesuchenden Einflußnahme auf die Planung und Durchführung von Versorgungsleistungen nur in engen Grenzen. Das bei den Hilfesuchenden vorhandene Wissen reicht in der Regel nicht aus, um Notwendigkeit und Effektivität von Leistungen der Versorgungssysteme auch nur ansatzweise einschätzen zu können. Den Nutzen einer empfohlenen Therapie nicht angemessen einsehen zu können, ist möglicherweise ein Grund für das Phänomen, daß zahlreiche medikamentöse Therapien von den Leistungsempfängern nicht eingehalten werden. Die unmittelbar vorangegangenen Ausführungen beziehen sich auch auf berufliches Pflegehandeln. Für alternde und zu pflegende Menschen als „Außenseiter" kann es sich mangels Expertenwissens als sehr problematisch erweisen, einen Zugang für die „Subsinnwelt Pflege" zu finden.

Die Reproduktion von kulturellem Wissen wird noch in einer anderen Weise durch die Medizin beeinträchtigt. ILLICH konstatiert die Entwertung tradierten Gesundheitswissens durch die Entwicklung der modernen Medizin. Individuelle und soziale Bewältigungsstategien hinsichtlich Krankheiterlebens werden entwertet und individuelle Entscheidungsfreiräume fortwährend eingeschränkt (vgl. ILLICH 1995).

Sozialstruktur ist ein Rahmen, in dem der einzelne sein Altern, seinen Lebensplan und seine Prioritäten konkretisieren kann (vgl. BERGER/ LUCKMANN 1994). Die Gestaltungsmöglichkeiten eines einzelnen Menschen hinsichtlich Altern, Lebensplan und Prioritäten sind begrenzt. Gestaltungsmöglichkeiten finden Grenzen im Charakter der Sozialstruktur, die der jeweiligen historischen Situation unterliegt. Der Lebenslauf eines Menschen ist an seine soziale Situation und an Grundbedingungen seines Lebens gebunden. Den eigenen Lebensplan in vermeintlich engen Grenzen realisieren zu müssen, schließt die Tolerierung objektiver Beeinträchtigungen keineswegs aus. Das Leben bedrohende Erkrankungen zwingen die Betroffenen nicht, medizinische Versorgungssysteme in Anspruch zu nehmen. Die Mobilisierung von Wissen kann vor einem solchen Hintergrund willentlich unterbleiben. Die kulturelle Reproduktion von Lebenswelt, hier verstanden als Eingliederung neuen Wissens in den vorhandenen Wissensbestand, wird ausgesetzt.

3.3.2 Bedeutung sozialer Integration für die Reproduktion der Lebenswelt alternder Menschen

Soziale Integration ermöglicht die Koordinierung von Handlungen mittels legitim geregelter interpersonaler Beziehungen und festigt die Identität von Gruppen. Die Koordinierung von Handlungen und die Festigung von Gruppenidentitäten ist abhängig von der Solidarität der Angehörigen einer Gruppe. Störungen der sozialen Integration führen zu Anomie. Im Rahmen von Anomie können Akteure in neuen Situationen den aufkommenden Koordinationsbedarf durch Rückgriff auf vorhandene Ordnungen nicht mehr befriedigen (vgl. HABERMAS 1997b).

Das Ausbleiben sozialer Integration von alternden Menschen, hier verstanden als eine Reproduktion der Lebenswelt, kann neben anderen Problemen Pflegebedürftigkeit hervorrufen. Einmal entstandene Pflegebedürftigkeit wirkt dann ihrerseits möglicherweise auf die soziale Integration der Lebenswelt. Hier soll insbesondere aufgezeigt werden, in welcher Weise das Ausbleiben sozialer Integration Pflegebedürftigkeit hervorrufen kann. Darüber hinaus ist beabsichtigt, die Auswirkungen von Pflegebedürftigkeit auf die Koordinierung von Handlungen der an Pflege beteiligten Menschen veranschaulichen zu wollen. Von Interesse dürfte darüber hinaus sein, inwieweit sich Störungen sozialer Integration in stationären Einrichtungen von Alten- und Krankenpflege artikulieren.

Ein herausragendes Merkmal der Lebenslagen alternder Menschen ist die Entberuflichung des Alters. Dem Ausscheiden aus dem Berufsleben kommt besondere Bedeutung zu, weil diese Zäsur im Lebenslauf nicht nur die Einkommenssituation berührt. Berufstätigkeiten vermitteln über instrumentelles Wissen hinaus subjektive Fähigkeiten und Orientierungen. Die Ausprägung des eigenen Lebensstiles unterliegt wesentlich dem Einfluß der jeweiligen Berufstätigkeit. Handlungsmöglichkeiten im Alter sind auch das Ergebnis vorangegangener Berufstätigkeit. Der Wechsel von Erwerbstätigkeit zu Verrentung vollzieht sich auch als Rollenwechsel. Dieser Rollenwechsel artikuliert sich unter anderem in der Stigmatisierung alternder Menschen. Stigmatisierung bezeichnet die Zuschreibung von Merkmalen, die seitens der Gesellschaft negativ bewertet werden. Biologische Veränderungen in Alternsprozessen sind mit der hohen Bewertung von Attitüden jugendlichen Alters nicht vereinbar. Biologische Veränderungen führen aus der Sicht unserer Gesellschaft zwangsläufig zu psychosozialen Veränderungen. Alternde Menschen werden auf diese Weise mit festgeschriebenen Stereotypen belegt. Biologische Veränderungen, selbst wenn diese vereinzelt auftreten, beziehen sich in einem solchen Verständnis immer auf ganze Personen und deren soziales Handeln. Die dergestalt vorgenommene Zuschreibung beherrscht das Denken und Handeln gegenüber alternden Menschen. Diese Zuschreibung zwingt überdies alternde Menschen in eine neue Rolle. Mit der aufgezwungenen Altersrolle konfrontiert, mühen sich alternde Menschen, den veränderten Erwartungen gerecht zu werden. Letztendlich betrachten sie sogar die negativen Zuschreibungen als angemessen (vgl. VOGES 1994). Es darf als sicher unterstellt werden, daß eine eintretende Pflegebedürftigkeit diese Stigmatisierung mindestens festigen, wahrscheinlich drastisch verschärfen wird. Neben der Stigmatisierung fördert Disengagement das einseitige Verständnis von Alternsprozessen. Disengagement bezeichnet den sozialen Rückzug hier alternder Menschen als unvermeidbaren Prozeß. Die attestierten biologischen Veränderungen, vielfach als Abbau begriffen, „erzwingen" den sozialen Rückzug alternder Menschen aus unterschiedlichen Lebensbereichen. Dieser soziale Rückzug entspricht mutmaßlich den Bedürfnissen sowohl der Gesellschaft wie auch denen alternder Menschen. Der Rückzug alternder Menschen ermöglicht, um ein Beispiel anzuführen, in der Arbeitswelt freiwerdende Positionen mit jüngerem, vermeintlich leistungsfähigerem Personal besetzen zu können. Alternden Menschen kommt der Rückzug schon deshalb entgegen, weil das ausgeprägte Ruhebedürfnis im Altern auf diesem Weg angemessen befriedigt werden kann. Tatsächlich läuft der soziale Rückzug alternder Menschen den wirklichen Bedürfnissen zuwider. Dem Anspruch auf die soziale Integration von alternden Menschen steht die Ausgliederung alternder Menschen unmittelbar gegenüber. Alternde Menschen werden aus sozialen Bezugsgruppen ausgegliedert, weil sie für diese Bezugsgruppen funktionslos geworden sind. Der Funktionsverlust in der Familie wird mit dem schnellen Wandel gesellschaftlicher Werte begründet. Die Erfahrungen alternder Menschen können scheinbar für das Handeln in der Gegenwart keine unmittelbar nützliche Orientierungshilfe sein. Das Erfahrungswissen alternder Menschen wird darüber hinaus durch die Entwicklung elektronischer Medien entwertet, alte Menschen sind als Traditionsvermittler weitgehend bedeutungslos geworden. Die Ausgliederung aus sozialen Bezugsgruppen schränkt die Handlungsmöglichkeiten alternder Menschen nachhaltig ein. Ausgliederung führt auf mindestens zwei Ebenen zu Einschränkungen der Handlungsmöglichkeiten: 1. Die Reproduktion von Wissen bleibt weitgehend aus. 2. Entlastung durch unmittelbare Unterstützung kann nicht eingefordert werden. Die Einschränkung der Handlungsmöglichkeiten wird das Aufkommen von Pflegebedürftigkeit mindestens begünstigen. Die hier skizzierte, sich auf unterschiedlichen Ebenen vollziehende, Entwertung alternder Menschen wirkt der sozialen Integration dieser Gruppe entgegen. Die Reproduktion der Lebenswelt alternder Menschen ist auch in dieser Hinsicht nachhaltig beeinträchtigt. Ausgrenzung und Entwertung alternder Menschen werden durch das Eintreten von Pflegebedürftigkeit möglicherweise verstärkt. Insbesondere die Beziehungen zwischen zu Pflegenden und Partnern und/oder anderen Familienangehörigen unterliegen einer Fülle von Veränderungen. Die Bewältigung von Problemen in Alternsprozessen erfordert Ressourcen und Strategien. Art und Auswirkungen der Probleme, aber beispielsweise auch der soziale Status alternder Menschen erfordern und/oder ermöglichen unterschiedliche Ressourcen und unterschiedliche Strategien. Probleme in Alternsprozessen sind beispielsweise Probleme der Gesundheit und des Gesundheitsverhaltens. Als Ressourcen hinsichtlich gesundheitlicher Probleme nennen ELKELES und MIELCK unter anderem soziale Unterstützung (vgl. ELKELES/MIELCK 1993). BADURA unterscheidet zwischen personalen, sozialen und institutionellen Ressourcen (vgl. BADURA 1981). Als soziale Ressourcen begreift er Umfang und Qualität von sozialen Netzwerken, die Unterstützung mit einem breit gefächerten Spektrum gewähren. In Alternsprozessen wirksame soziale Netzwerke sind insbesondere Partnerschaft und Familie, Freundschaften und Nachbarschaft (vgl. GÖRRES 1992). Der Partner und/oder andere Angehörige der Familie, zumeist Töchter, sehen sich insbesondere bei Pflegebedürftigkeit mannigfaltigen Anforderungen gegenüber. Neben der Vermittlung von Informationen werden von Partnern oder anderen Familienangehörigen insbesondere Versorgungsleistungen hinsichtlich der elementaren Bedürfnisse erbracht. Nicht zu vernachlässigen ist die Vermittlung von emotionaler Sicherheit und Geborgenheit. Die soziale Integration in den Familienverband gehört ebenfalls in diesen Leistungskatalog. In Anbetracht meiner vorangegangenen Ausführungen ist das Gelingen der sozialen Integration in einen Familienverband zumindest fraglich. Rufen wir uns noch einmal in das Gedächtnis: Bei mehr als der Hälfte alternder Menschen fehlt es an Nachkommen oder sind die Kinder als Folge großer räumlicher Entfernung nicht unmittelbar erreichbar (vgl. VOGES 1994). An das Gelingen sozialer Integration ist hier nicht zu denken. Darüber hinaus muß unterstellt werden, daß in der Gesellschaft vorrätige Altersbilder ihre Wirksamkeit auch in Familienverbänden entfalten. Die Ausgliederung alternder Menschen aus Familienverbänden vollzieht sich vor allem dann, wenn diese scheinbar ohne jeden Nutzen für den Familienverband sind. Soziale Integration mißlingt nicht zuletzt, wenn Pflegebedürftigkeit zu einer dauerhaften Überforderung führt. Überforderung kann sich auf zwei unterschiedlichen Ebenen vollziehen. Veränderungen des zu Pflegenden führen bei der Partnerin und/oder anderen Familienangehörigen zu Gefühlen der Scham, von Angst und Verärgerung. Möglicherweise kommen Aggressionen, Hoffnungslosigkeit und Schuldgefühle auf. Diese Gefühle können neben anderen Reaktionen eine Abwehr gegenüber dem zu Pflegenden auslösen (vgl. GROND 1996). Überforderung kann auch aus der anhaltenden Erbringung von Pflegeleistungen erwachsen. Von Überforderung sind insbesondere Frauen betroffen. Überforderung drückt sich in unterschiedlichen Formen aus. GROND unterscheidet emotionale, moralische und geistige Erschöpfung. Anhaltende Überforderung führt häufig zu körperlichen Erkrankungen der pflegenden Angehörigen (vgl. GROND 1996). Als Belastungsmomente werden von BOEGER und PICKARTZ unter anderem negative Auswirkungen auf die Familie und fehlende soziale Unterstützung ausgewiesen (vgl. BOEGER/PICKARTZ 1998). Die Situation von Pflegepersonen ist häufig durch einen gravierenden Rückgang sozialer Beziehungen gekennzeichnet. Frauen unterbrechen oder beenden ihre Erwerbstätigkeit. Angehörige der Familie und Freunde ziehen sich zurück. Belastung und Überforderung der pflegenden Angehörigen beeinträchtigen die soziale Integration alternder und zu pflegender Individuen. Soziale Desintegration beschränkt sich nicht auf zu Pflegende, sondern erfaßt auch deren Angehörige. Die Koordinierung des Handelns von zu Pflegenden und der mit der Unterstützung/Versorgung beauftragten Pflegepersonen stößt vor dem hier angedeuteten Hintergrund an enge Grenzen. Die Desintegration von zu Pflegenden und die Überforderung der pflegenden Angehörigen werden eine angemessene Abstimmung von Aktivitäten mindestens erschweren.

Eine besondere Relevanz für die Praxis der Altenpflege erhält die Beeinträchtigung der Reproduktion von Lebenswelten alternder Menschen, weil die beschriebenen Entwertungen mindestens ungemindert auch in der Pflegepraxis wirken. PETZOLD bestätigt die Übernahme der Stigmatisierung von alternden Menschen in die Praxis der Altenarbeit (vgl. PETZOLD 1992). KOCH-STRAUBE weist auf den Einfluß der negativen Zuschreibungen aus der Gesellschaft in der stationären Altenpflege hin. Altenpflege erschöpft sich wesentlich in Unterstützung/Übernahme bei Aktivitäten von Ausscheidungen, Essen und Trinken sowie Körperpflege. KOCH-STRAUBE wertet dieses Phänomen als Ausdruck gesellschaftlicher Stereotype.

„Das auf Körperpflege und Versorgung zentrierende Verständnis von Altenpflege ist nicht allein individual-psychologisch oder aus der unmittelbaren Beziehung zwischen Pflegenden und Gepflegten zu erklären, sondern eingebettet in gesellschaftliche Stereotype von Alter und institutioneller Versorgung" (KOCH-STRAUBE 1997: 230).

Der Eindruck einer solchen Zuspitzung wird durch eine Betrachtung des Leistungskataloges der Sozialen Pflegeversicherung weiter genährt. Als Grundpflege sind ausschließlich Leistungen für die Unterstützung/ Übernahme bei den genannten Lebensaktivitäten vorgesehen. Altenpflege orientiert sich an einem Bild von alternden Menschen, das wesentlich von somatischen Funktionsstörungen beherrscht wird. Das soziale Beziehungsgeflecht und die Bedürfnisse der Alten werden von der Altenpflege nicht angemessen berücksichtigt (vgl. VOGES/KRONENBERG 1984 zit. in BRAUN/ HALISCH 1989). KOCH-STRAUBE gewinnt in ihrer Untersuchung ein ähnliches Bild.

> „Es scheint mir vielmehr, daß die Allgegenwart und Dominanz von Krankheiten und Behinderungen, die kulturell-gesellschaftlich verankerten Bilder vom Altern und von Krankheit (...) zu einem additiven Konzept menschlichen Lebens führt, bei dem die Versorgung von Körpern mit seinen unterschiedlichen eingeschränkten und defekten Funktionen die Oberhand hat" (KOCH-STRAUBE 1997: 233).

Die Zuspitzung von Bildern alternder Menschen auf biologische Organismen mit mechanischen Mängeln kommt einer Entwertung von deren Lebenswelt gleich. Die beschriebene Ausgrenzung alternder Menschen steht zu einer notwendigen sozialen Integration in Widerspruch. Eine soziale Verortung ist den alternden Menschen vor diesem Hintergrund nicht möglich. Ausgrenzung findet Zugang auch in das Handeln von beruflichen Pflegenden.

Die Koordinierung von Handlungen und die Festigung von Gruppenidentitäten ist abhängig von der Solidarität der Angehörigen einer Gruppe. Störungen der sozialen Integration führen zu Anomie. Im Rahmen von Anomie können Akteure in neuen Situationen den aufkommenden Koordinationsbedarf durch Rückgriff auf vorhandene Ordnungen nicht mehr befriedigen (vgl. HABERMAS 1997b). Der Eintritt in eine stationäre Alteneinrichtung offenbart eine Fülle neuer Situationen, die eine je angemessene Koordination erfordern. Soziale Integration vollzieht sich für zu pflegende Menschen in stationären Einrichtungen nicht. KOCH-STRAUBE vergleicht stationäre Alteneinrichtungen mit dem von GOFFMAN entwickelten Konzept der totalen Institution.

> „In einer totalen Institution (...) werden die Aktivitäten eines Menschen bis ins kleinste vom Personal reguliert und beurteilt; das Leben des Insassen wird dauernd durch sanktionierende Interaktionen von oben unterbrochen, besonders während der Anfangsphase seines Aufenthaltes, noch bevor der Insasse die Vorschriften gedankenlos akzeptiert" (GOFFMAN 1972: 45).

Alle denkbaren Bemühungen der zu Pflegenden um eine angemessene Koordination werden bereits im Ansatz erstickt. Die Aufnahme in eine stationäre Alteneinrichtung erzwingt Verhaltensweisen, die nicht von den zu Pflegenden, sondern von Mitarbeitern der Einrichtungen geplant und durchgesetzt werden. Eine Gruppenidentität, Kennzeichen sozialer Integration, kann vor diesem Hintergrund nicht ausgebildet werden. Die Heterogenität der Bewohner, Folge unterschiedlicher Biographien und Lebenswelten, erschwert die soziale Integration in die Gruppe der Bewohner. Die Kontakte in die Außenwelt sind aus unterschiedlichen Gründen stark eingeschränkt. Auch DÜX konstatiert in seiner Untersuchung Ausgrenzung und Isolation als charakteristisch für Alten- und Pflegeheime (vgl. DÜX 1997). Opfer der sozialen Desintegration sind indes nicht ausschließlich die zu Pflegenden. Desintegration, wenngleich in anderem Ausmaß, bezieht sich auch auf die beruflich Pflegenden in Alteneinrichtungen. „Die Pflegenden wurden von der Gesellschaft in eine Extremposition gestellt und alleine gelassen (...)" (PETZOLD 1992: 254). Pflegende unterliegen aufgrund des Charakters ihrer Arbeit ebenfalls sozialer Ausgrenzung.

> „Aber man muß nur allzu oft feststellen, daß Sonderzonen geschaffen werden, die aufgrund ihres Ausgrenzungscharakters Entfremdungsphänomene hervorbringen müssen" (PETZOLD 1992: 249).

3.3.3 Bedeutung von Sozialisation für die Reproduktion der Lebenswelten alternder Menschen

Im Rahmen der Sozialisation werden nachrückende Generationen mit „generalisierten Handlungsfähigkeiten" (HABERMAS 1997b: 213) ausgestattet. Überdies gewährleistet Sozialisation die Abstimmung individueller Lebensgeschichten und gemeinschaftlicher Lebensformen. Als Folge gestörter Sozialisation können die Akteure die Intersubjektivität gemeinsam definierter Handlungssituationen nicht aufrechterhalten. Störungen der Sozialisation können sich als psychische Erkrankungen und Entfremdungserscheinungen manifestieren.

Die Sozialisation alternder und pflegebedürftiger Menschen kann auf unterschiedliche Weise beeinträchtigt sein. Für die Bewältigung von Problemen sind Entwicklung und Gebrauch generalisierter Handlungsfähigkeiten elementare Voraussetzungen. Intention der nachfolgenden Ausführungen ist, die Wechselbeziehungen zwischen der Verwendung generalisierter Handlungsfähigkeiten und dem Eintreten von Pflegebedürftigkeit zumindest anzudeuten. Interesse verdient die Frage, welche Voraussetzungen geschaffen werden müssen, um von einer gemeinsam definierten Handlungssituation sprechen zu können. Zu fragen ist darüber hinaus, inwieweit bei gestörter Sozialisation fehlende Intersubjektivität das Pflegehandeln beruflich Pflegender beeinflußt.

Sozialisation vermittelt generalisierte Handlungsfähigkeiten. Der Erwerb und die Verwendung generalisierter Handlungsfähigkeiten ermöglicht die Abstimmung individueller Lebensgeschichten und kollektiver Lebensformen. Als generalisierte Handlungsformen nennt HABERMAS „Interpretationsleistungen", „Motivationen für normenkonforme Handlungen" und „Interaktionsfähigkeiten" (HABERMAS 1997b: 214). Interpretationsleistungen ermöglichen den Erwerb, die Veränderung und Weitergabe sowie die Kritik kulturellen Wissens. Mit der Hilfe von Interpretationsleistungen kann sich ein Individuum auf die Geltungsansprüche anderer Individuen einlassen. Eine Verständigung zwischen Individuen erzielen zu wollen, macht Interpretationsleistungen unentbehrlich. Normenkonforme Handlungen sind eine zentrale Voraussetzung für die Verständigung mit anderen Individuen. HABERMAS unterscheidet zwischen Moralnormen und Rechtsnormen. Normen lassen sich als generalisierte Verhaltenserwartungen begreifen. Prinzipien sind höherstufige Normen. KOHLBERG unterscheidet hinsichtlich der Entwicklung moralischen Bewußtseins drei Stufen. Auf der präkonventionellen Stufe beschränkt sich moralisches Bewußtsein auf Handlungsfolgen. Die konventionelle Stufe umfaßt die Orientierung an und den Verstoß gegen Normen. Auf der postkonventionellen Stufe werden anhand von Prinzipien bestehende Normen bewertet (vgl. HABERMAS 1997b). Interaktionsfähigkeiten, insbesondere kommunikative Kompetenzen, ermöglichen verständigungsorientiertes Handeln. Kommunikativen Kompetenzen kommt aus meiner Sicht eine Schlüsselfunktion zu. Ausführungen zu Kommunikation finden sich an vorangegangener Stelle. Die generalisierten Handlungsfähigkeiten, anhand von Sozialisation vermittelt, sind Voraussetzungen für verständigungsorientiertes Handeln. Das Aufkommen von Erkrankungen kann die Vermittlung generalisierter Handlungsfähigkeiten nachhaltig beeinträchtigen oder ganz unterbinden. HABERMAS nennt als Reproduktionsstörungen der Sozialisation insbesondere „Psychopathologien" (HABERMAS 1997b: 216). An anderen Stellen bin ich bereits auf mögliche Ursachen für die Beeinträchtigung der Reproduktion von Lebenswelt eingegangen. Psychopathologien lassen beispielsweise an Hirnabbauprozesse denken. Hirnabbauprozesse wirken nicht nur einer adäquaten Kommunikation entgegen, sondern beeinflussen auch die Motivationen für an Normen orientiertes Handeln. Interpretationsleistungen unterbleiben vor dem Hintergrund fortschreitender Hirnabbauprozesse. Der Verlust des Bewußtseins macht eine gelingende Sozialisation, die kommunikative Kompetenzen nicht nur bereitstellt, sondern sich anhand von Kommunikation vollzieht, ebenfalls unmöglich. Neben den Psychopathologien wirken auch andere Krankheitsbilder auf kommunikative Kompetenzen. Es sind dieses beispielsweise Erkrankungen aus dem Formenkreis der Neurologie.

Eine Beeinträchtigung der Sozialisation erwächst möglicherweise auch aus dem Verlust von sozialen Beziehungen, dem insbesondere alternde Menschen unterliegen. Die Veränderungen der Sozialstrukturen führen auch zu einer Beeinträchtigung der Sozialisation. Beispielhaft will ich an dieser Stelle noch einmal auf die Entwicklung der Individualisierung hinweisen. Der Anteil Alleinlebender an der Gesamtbevölkerung betrug mit steigender Tendenz 1991 bereits 35,1 Prozent. 29,2 Prozent der Alleinlebenden waren 1991 mindestens 55 Jahre alt oder älter (vgl. DEUTSCHER BUNDESTAG 1994). Mit Blick auf die Alleinlebenden mit einem Alter von mindestens 55 Jahren darf an eine Beeinträchtigung der Sozialisation insbesondere dann gedacht werden, wenn diese aus dem Erwerbsleben ausgeschieden sind. Eine sich auf unterschiedlichen Ebenen vollziehende „Entwertung" alternder Menschen ist ebenfalls als Ursache für die Beeinträchtigung von Sozialisation im Altern zu nennen.

Die Beeinträchtigung von Sozialisation im Altern bedroht die Reproduktion von Lebenswelten alternder Menschen. Das Ausbleiben der Reproduktion von Lebenswelten kann auf unterschiedlichen Wegen zu Pflegebedürftigkeit führen. Die vorangegangenen Ausführungen geben für diese Entwicklung zahlreiche Beispiele. Eine eingetretene Pflegebedürftigkeit wird die Beeinträchtigung der Sozialisation möglicherweise noch verschärfen. Zu einer Verschärfung kommt es, wenn die Pflegebedürftigkeit verursachenden Erkrankungen fortschreitenden Charakter haben und die Vermittlung der generalisierten Handlungsfähigkeiten zunehmend beeinträchtigen. Pflegebedürftigkeit beeinträchtigt Sozialisation auch dann, wenn dem Erfüllen elementarer Bedürfnisse besondere Priorität eingeräumt wird. Andere Aktivitäten treten dann verstärkt in den Hintergrund, werden wesentlich ausgeblendet.

> „Wo das physische und psychische Überleben gefährdet ist, haben es intellektuelle oder soziale Interessen schwer, zur Geltung zu kommen" (THOMAE 1992: 61).

Die Vermittlung generalisierter Handlungsfähigkeiten vollzieht sich auch mit der Befriedigung elementarer Lebensbedürfnisse. Treten andere Aktivitäten in den Hintergrund, wendet sich die Vermittlung generalisierter Handlungsfähigkeiten mutmaßlich an die mit Priorität ausgestatteten Aktivitäten. Sozialisation vollzieht sich in solchen Situationen auf einem eng begrenzten Feld. Pflegebedürftigkeit zeichnet sich überdies durch die Abnahme sozialer

Beziehungen aus. Wenn Qualität und Quantität sozialer Beziehungen abnehmen, bleibt Sozialisation hiervon nicht unberührt.

Als Folge gestörter Sozialisation können die Akteure die Intersubjektivität gemeinsam definierter Handlungssituationen nicht aufrechterhalten (vgl. HABERMAS 1997b). Auf die Bedeutung von Intersubjektivität für Lebenswelten wurde bereits an anderer Stelle hingewiesen. Hier soll ausgeführt werden, an welche Voraussetzungen gemeinsam definierte Handlungssituationen gebunden sind. Neben den bereits genannten generalisierten Handlungsfähigkeiten gründet sich die gemeinsame Definition einer Handlungssituation auf „herrschaftsfreie" Kommunikation. Die Annahme, daß im kommunikativen Handeln eine wirkliche Verständigung möglich ist, setzt zwei Idealisierungen voraus. 1. Auftretende Mißverständnisse können durch den Wechsel der Kommunikationsebenen gelöst werden. 2. Der Diskurs verläuft in einer idealen Sprechsituation. Ideal ist eine Sprechsituation, wenn sich der Diskurs herrschaftfrei vollziehen kann (vgl. GRIPP 1984: 41 ff). Eine gemeinsam definierte Handlungssituation setzt gelingende Verständigung voraus. Zu Pflegende, deren generalisierte Handlungsfähigkeiten nachhaltig beeinträchtigt sind, können von einer gemeinsamen Definition der Handlungssituation ausgeschlossen sein. Über beabsichtigtes Handeln kann keine Verständigung erzielt werden, wenn sich die generalisierten Handlungsfähigkeiten der zu Pflegenden als für eine Verständigung unzureichend erweisen. Pflegehandeln soll grundsätzlich nur dann erfolgen, wenn diesbezüglich eine Willenserklärung der/des zu Pflegenden vorliegt (vgl. VAN DER AREND/GASTMANS 1996). Ausgangspunkte für eine Einwilligung in Pflegehandeln sind das Recht auf Selbstbestimmung, eine angemessene Information und die Fähigkeit der zu Pflegenden, Verlauf und Folgen des Pflegehandelns übersehen zu können. Die Einschränkung der generalisierten Handlungsfähigkeiten macht die Einwilligung in Pflegehandeln unter Umständen unmöglich. Pflegehandeln muß sich in derartigen Situationen auf eine mutmaßliche Einwilligung stützen (vgl. VAN DER AREND/ GASTMANS 1996). Als zweite Voraussetzung für eine wirkliche Verständigung wurde herrschaftsfreie Kommunikation genannt. Herrschaftsfreie Kommunikation vollzieht sich als Kommunikation ohne Verzerrung (vgl. GRIPP 1984). Verzerrung meint eine Intervention, die nicht der Verständigung dient. Kommunikation im durch Medizin dominierten Gesundheitswesen vollzieht sich in der Regel nicht herrschaftsfrei. Die Entwicklung der Medizin in unserer Kultur weist neben anderen Merkmalen einen ausgesprochenen Willen zur Macht auf. Macht im Gesundheitswesen tritt aus der Sicht von FOUCAULT dort zutage, wo Hilfesuchende gezwungen waren und sind, über Phänomene zu berichten, die von der Medizin mit negativen

Sanktionen belegt wurden und werden. Macht artikuliert sich im Verständnis von FOUCAULT auch in den Definitionen, mit denen die Medizin auftretende Phänomene ausstattet (vgl. FOUCAULT 1993, FOUCAULT 1995). Macht im Gesundheitswesen ist auch dort anzutreffen, wo in Institutionen die Verhaltensweisen der einzelnen „Mitglieder" durch die Institution geregelt werden. Die von KOCH-STRAUBE angedeutete Nähe stationärer Alteneinrichtungen zu totalen Institutionen erweist sich als durchaus zutreffend (vgl. KOCH-STRAUBE 1997). Die Regulierung der Verhaltensweisen durch die Institution erlaubt von zu Pflegenden und Pflegenden gemeinsam vorgenommene Definitionen von Handlungssituationen nicht.

Berufliches Pflegehandeln ist unter anderem dadurch gekennzeichnet, daß Handlungssituationen nicht gemeinsam von Pflegenden und zu Pflegenden definiert werden. Das Unterbleiben einer gemeinsamen Definition findet beispielsweise in dem Phänomen Ausdruck, daß zu Pflegende in die Planung von Pflegemaßnahmen, für Pflegehandeln von zentraler Bedeutung, vielfach nicht einbezogen werden. Als noch gravierender ist dieses Unterlassen anzusehen, wo in die Formulierung von Zielen pflegerischen Handelns die Haltungen und Vorstellungen zu Pflegender nicht eingehen. Intersubjektivität zwischen Pflegenden und zu Pflegenden kann sich vor einem solchen Hintergrund nicht entfalten.

3.3.4   Das Zusammenbrechen von Lebenswelt

SCHÜTZ und LUCKMANN beschreiben Lebenswelt als eine Wirklichkeit, die das Subjekt schlicht vorfindet. Lebenswelt ist dem Erlebenden fraglos gegeben. Diese Wirklichkeit repräsentiert Sachverhalte, die für die Teilhabenden unproblematisch sind. Lebenswelt kann deshalb als Lebenswelt nicht problematisch werden. Problematisierbar ist lediglich die Handlungssituation, in der sich Handelnde befinden. Diese Handlungssituation gehört der Lebenswelt an, die für diese Situation einen mittelbaren Kontext bildet. Lebenswelt ist nicht Bestandteil des thematisierten Relevanzbereiches der Handlungssituation. HABERMAS bezeichnet Lebenswelt in diesem Kontext als

> „(...)das intuitiv gegenwärtige, insofern vertraute und transparente, zugleich unübersehbare Netz der Präsuppositionen, die erfüllt sein müssen, damit eine aktuelle Äußerung überhaupt sinnvoll ist" (HABERMAS 1997: 199).

Lebenswelt kann vor diesem Hintergrund nicht problematisch werden. Problematisiert wird ausschließlich der zur aktuellen Handlungssituation gehörige Ausschnitt der Lebenswelt. Vorstellbar ist deshalb allenfalls der Zusammenbruch von Lebenswelt.

> „Die Weise, in der die Lebenswelt unproblematisch ist, muß in einem radikalen Sinne verstanden werden: sie kann als Lebenswelt gar nicht problematisch werden, sie kann allenfalls *zusammenbrechen*" (HABERMAS 1997: 198).

KESSELRING bezeichnet die Arbeit mit Menschen, deren Lebenswelt zusammengebrochen ist, als vornehmliche Aufgabe von beruflicher Pflege (vgl. KESSELRING 1996: 17). Diese Anforderung macht eine Auseinandersetzung mit möglichen Ursachen für den Zusammenbruch von Lebenswelt erforderlich. HABERMAS gibt in dieser Hinsicht keine konkreten Hinweise. Als Zusammenbruch von Lebenswelt begreife ich den plötzlich einsetzenden oder langsam fortschreitenden Verlust eines großen Teiles oder aller vorfindlichen Deutungsmuster. Zur Erinnerung: Lebenswelt können wir als

> „(...) durch einen kulturell überlieferten und sprachlich organisierten Vorrat an Deutungsmustern repräsentiert denken" (HABERMAS 1997: 189).

Die Reproduktion der Lebenswelt kann schlagartig unterbunden sein. Erhaltung und Erneuerung kulturellen Wissens, soziale Integration sowie die Ausbildung und das Aufrechterhalten personaler Identität sind als Folge einer tiefgreifenden Zäsur erloschen oder zumindest nachhaltig beeinträchtigt. Als Ursachen kommen insbesondere Erkrankungen in Betracht, die sich binnen sehr kurzer Zeit gravierend auf kognitive und/oder kommunikative Kompetenzen auswirken. Häufigste Ursachen für Erkrankungen und Tod bei über 65jährigen sind Erkrankungen des Herz-Kreislauf-Systemes (vgl. VOGES 1994). Herzinfarkt und Hirninfarkt/Apoplexie sind Ursachen für den plötzlichen Zusammenbruch von Lebenswelten. Neben dem plötzlichen Zusammenbruch von Lebenswelten ist eine progredient fortschreitende Zersetzung von Lebenswelten vorstellbar. Ursächlich in Betracht kommen hier neben Hirnabbauprozessen auch bösartige Neubildungen, neurologische Erkrankungen und andere Erkrankungen. Hirnabbauprozesse wirken unmittelbar auf kognitive und kommunikative Kompetenzen. Bösartige Neubildungen haben oftmals derartig mannigfaltige Auswirkungen, daß die überaus filigranen Lebenswelten von zu Pflegenden, gestützt durch zahlreiche Kompensationsmechanismen, unter dem Eindruck der Erkrankung zerbrechen. Nicht zuletzt die mit der Zersetzung von Gewebe einhergehenden Schmerzen dürften die beständige Reproduktion von Lebenswelt nachhaltig beeinflussen. Drohende oder eintretende Existenzängste machen zu Pflegenden und deren Angehörigen eine rational orientierte Reproduktion von Lebenswelt unmöglich. Der Erwerb und die Veränderung von kulturellem Wissen sowie die Bedeutung sozialer Integration treten in solchen Ausnahmesituationen in den Hintergrund oder werden aufgegeben, die jeweilige Lebenswelt zerbricht. Neurologische Erkrankungen, Erkrankungen des Stütz- und Bewegungsapparates oder andere Erkrankungen können in fortschreitenden Verläufen das Aufrechterhalten von Lebenswelt empfindlich stören. Filigrane Lebenswelten, die sich nicht selten auf filigrane Kompensationsmechanismen gründen, erleiden einen Zusammenbruch vielfach schon dann, wenn nur ein Kompensationsmechanismus dem beständigen „Druck" nachgibt. Kompensationsmechanismen, wie sie in zahlreichen Haushalten von zu Pflegenden zu beobachten sind, wenden sich in der Regel an die physiologischen Elementarbedürfnisse. Unendlich einfallsreiche Handlungsabläufe stellen beispielsweise Erwerb, Zubereitung und Aufnahme von Nahrungsmitteln sicher. Wenn Erkrankungen die Befriedigung von Elementarbedürfnissen verhindern, brechen die Lebenswelten zusammen. Neben dem Zusammenbruch von Lebenswelten lassen sich zahlreiche Beeinträchtigungen ermitteln, die auf die Reproduktion von Lebenswelt einwirken und gravierende Veränderungen herbeiführen. Wie Pflegebedürftigkeit den Erwerb und die Veränderung von Wissen, soziale Integration und das Erleben von Solidarität sowie die Entwicklung personaler Identität beeinflußt, soll in den nachfolgenden Ausführungen entfaltet werden. Dort soll explizit auch die Lebenswelt von pflegebedürftigen alten Menschen in stationären Einrichtungen thematisiert werden. Lebenswelt als Ausdruck des Sinnhaften zerbricht am Charakter der „totalen Institution", wie er in stationären Einrichtungen der Altenhilfe vorzufinden ist (vgl. KOCH-STRAUBE 1997).

An dieser Stelle möchte ich den Begriff der Intersubjektivität noch einmal aufgreifen und vor dem Hintergrund des Zerfallens von Lebenswelten betrachten. SCHÜTZ und LUCKMANN betonen den intersubjektiven Charakter von Lebenswelt. Im Verständnis von HABERMAS

> „(...) muß die Gemeinsamkeit der Lebenswelt in einem radikalen Sinne verstanden werden, sie liegt jedem möglichen Dissens voraus, sie kann nicht wie ein intersubjektiv geteiltes Wissen kontrovers werden, sondern höchstens zerfallen" (HABERMAS 1997: 200).

Die Gemeinsamkeit von Lebenswelt fußt auf einem gemeinsamen Wissen, das die Angehörigen der Lebenswelt teilen. Eine aktuelle Handlungssituation aktiviert einen Ausschnitt aus der Lebenswelt, der durch diesen Anlaß den Status einer Wirklichkeit erhält. Diese Wirklichkeit kann unterschiedlich interpretiert werden. Das intersubjektiv geteilte Wissen über diese Wirklichkeit erlaubt kontroverse Auffassungen. Diese kontroversen Auffassungen beziehen sich immer auf Ausschnitte der Lebenswelt, die den Status von Wirklichkeit erlangen. Das Vertrauen in die Gemeinsamkeit der Lebenswelt bleibt ungebrochen, kann nicht kontrovers werden. Die Welt, so wie sie den an einer Lebenswelt Teilhabenden bekannt ist, wird in der erlebten Weise fortbestehen. Das Wissen über die Welt behält seine Gültigkeit (vgl. HABERMAS 1997).

Die Gemeinsamkeit der Lebenswelt zerfällt, wenn der Konsens über den mehr oder weniger unveränderlichen Fortbestand der Welt von einem Teilhabenden der Lebenswelt aufgekündigt wird. Das Wissen über die Welt verliert in einem solchen Augenblick seine Gültigkeit. Kontroversen können nicht verhandelt werden, weil den Prozessen des Verhandelns jeglicher Boden entzogen ist. Für den Zerfall von Lebenswelt bieten sich aus meiner Sicht zwei unterschiedliche Erklärungen an. Vorstellbar ist, daß die Gültigkeit des kulturellen Wissens grundsätzlich in Frage gestellt wird (vgl. FOUCAULT 1996). Denkbar sind darüber hinaus Zweifel am Fortbestand der Welt. Ursachen für derartige Zweifel sind möglicherweise in psychischen Erkrankungen zu suchen. Beispielhaft zu nennen sind Hirnabbauprozesse. Eine andere Erklärung für den Zerfall von Lebenswelt knüpft bei der „ausbleibenden" Intersubjektivität an. Wird aus unter-schiedlichen Gründen die Intersubjektivität von Lebenswelt nicht bestätigt, droht ein Zerfall von Lebenswelten. Ein solcher Zerfall kommt mit Blick auf meine vorangegangenen Ausführungen einem Zusammenbruch von Lebenswelt gleich.

Das Zusammenbrechen von Lebenswelt als Folge einer Zäsur begreife ich als Zusammenbrechen der aktuell vorfindlichen Lebenswelt. Einzelne Fragmente werden nach dem Zusammenbrechen der Lebenswelt ihre Wirksamkeit mutmaßlich aufrechterhalten können. Zäsuren bringen nach meinem Verständnis andere Lebenswelten hervor, die auch aus dem Fundus zusammengebrochener Lebenswelten gespeist werden. Lebenswelten gehen als Folge von Zäsuren nicht unter, sondern erhalten eine andere Gestalt.

3.4 Individualität von Lebenswelten

3.4.1 Überlegungen zur Individualität von Lebenswelten alternder Menschen

Die Individualität von Lebenswelten alternder Menschen kann Ausdruck des Abweichens der jeweils vorfindlichen Biographien von sogenannten Normalbiographien sein.

Soziale Strukturen sind ein wesentlicher Bestandteil von Lebenswelt. Die objektivierte Sozialwelt präsentiert sich dem Einzelnen als auf ihn bezogene Abstufung subjektiver Chancen. Sozialwelt läßt sich begreifen als ein Gefüge von Pflichten, leicht oder schwer erreichbaren Zielen und Möglichkeiten. Die Sozialstruktur steht dem einzelnen Menschen als Angebot typischer Biographien grundsätzlich offen. Sozialstruktur ist ein Rahmen, in dem der einzelne sein Altern, seinen Lebensplan und seine Prioritäten konkretisieren kann. Die Gestaltungsmöglichkeiten eines einzelnen Menschen sind relativ begrenzt. Gestaltungsmöglichkeiten finden Grenzen im Charakter der Sozialstruktur, die einer historischen Situation unterliegt (vgl. SCHÜTZ/ LUCKMANN 1979). Die Normalbiographie ist Ausdruck der Institutionalisierung des Lebenslaufes. Diese Normalbiographie wurde in unterschiedlichen Zeitepochen von nahezu allen Menschen durchlaufen. Individualisierung, Mobilität und Singularisierung haben in dieser Hinsicht eine Veränderung herbeigeführt. Eine zunehmende Anzahl von Menschen weicht von der Normalbiographie ab. An das Geschlecht oder andere Merkmale gebunden, kann die Normalbiographie auch als typische Biographie aufgefaßt werden. Das Durchlaufen einer typischen Biographie hat unter dem Eindruck von Veränderungen in der Gesellschaft seinen selbstverständlichen Charakter eingebüßt. Das von SCHÜTZ und LUCKMANN artikulierte Verständnis von Sozialwelt ist in zumindest dieser Hinsicht zu modifizieren.

Die Sinnhaftigkeit von Handlungen ist an aktuelle Erfahrungen gebunden. Über aktuelle Erfahrungen hinaus kann Sinn aus dem Lebenslauf gewonnen werden. SCHÜTZ und LUCKMANN unterscheiden zwischen zeitlichen Artikulierungen von Erfahrungen im Tagesablauf und zeitlichen Artikulierungen von Erfahrungen im Lebenslauf, hier verstanden als Biographie. Ein herausragender Aspekt der biographischen Artikulation ist die individuelle Abfolge und Sedimentierung von Erfahrungen eines Menschen in der inneren Dauer, hier verstanden als subjektive Zeit. Die Situation eines Menschen in seiner Lebenswelt unterliegt wesentlich der Welt-Zeit und deren Zwangsläufigkeit, die sich als menschliche Endlichkeit manifestiert. Neben der Welt-Zeit ist die Geschichte der Erfahrungen eines Menschen für dessen Situation in der Lebenswelt bedeutsam. Die Geschichte der Erfahrungen eines Menschen kann als chronologische Abfolge aufgefaßt werden. Diese chronologische Abfolge ist individuell geprägt. Wenn jede in der Gegenwart ablaufende Erfahrung auf Erfahrungen aus der Vergangenheit zurückgreift, ist die aktuelle Erfahrung von der Einzigartigkeit der Abfolge von Erfahrungen mitbestimmt. Alle Erfahrungen weisen eine individuelle biographische Artikulierung auf. Erfahrungen erhalten einen besonderen Sinn, weil sie an einer besonderen Stelle in den Ablauf der inneren Dauer integriert werden (vgl. SCHÜTZ/LUCKMANN 1979). Die Einbindung von Sinnhaftigkeit in wechselnde Bedingungen hebt auch KIWITZ hervor. In der Lebenswelt sind Menschen mit anschaulichen Allgemeinheiten konfrontiert, die grundsätzlich wiederholt werden können. Die Idealität solcher Allgemeinheiten ist in ein Erfahrungsmaterial eingebunden, in welchem das Auffinden von Sinn wechselnden Bedingungen unterliegt (vgl. KIWITZ 1986: 10). Das Auffinden von Sinnhaftigkeit in wechselnden Bedingungen verweist auf die Konkretisierung individueller Lebenspläne. Der Zutritt zu einem neuen Ausschnitt der objektiven Welt, von der keine eigenen Erfahrungen vorliegen, ist an unterschiedliche Voraussetzungen geknüpft. Diese Voraussetzungen sind 1. Position in einer bestimmten Zeit, 2. Position in der Gesellschaft, 3. die biographische Situation, 4. sich aus der biographischen Situation ergebende Pläne und 5. mit diesen Plänen verbundene Wahrscheinlichkeiten. Unterschiedliche Biographien können sich dahingehend auswirken, daß Menschen bestimmte Ausschnitte der objektiven Welt nicht aufsuchen können. Die verschiedenen Schichten der Sozialwelt sind mit einem System räumlicher Gliederungen verknüpft. Aus dieser Verknüpfung gehen Differenzierungen von Intimität und Anonymität, Fremdheit und Vertrautheit, Nähe und Distanz hervor (vgl. SCHÜTZ/LUCKMANN 1979). Diese Differenzierungen sind ein Ausdruck der Individualität von Lebenswelten.

Unterschiede im Gesundheits- und Krankheitsverhalten können Ausdruck der Individualität von Lebenswelten alternder Menschen sein. Gesundheits- und Krankheitsverhalten sind durch eine ausgeprägte Ambivalenz gekennzeichnet. Auf der einen Seite konstatiert GERHARDT eine zunehmende Medikalisierung der Gesellschaft. Individuelle und soziale Bewältigungsstrategien hinsichtlich Krankheiterlebens werden entwertet und individuelle Entscheidungsfreiräume fortwährend eingeschränkt. Andererseits entziehen sich Menschen dieser Medikalisierung, indem sie objektive Symptome ignorieren, Selbstbehandlung der Therapie durch Experten vorziehen oder eingeleitete Therapien nicht konsequent einhalten. GERHARDT begründet dieses Verhalten mit dem Phänomencharakter von Gesundheit. Gesundheit im Alltag ist unhinterfragt gegeben und nicht an Bedingungen geknüpft.

„Das Phänomen Gesundheit hat zwei Eigenschaften, die zu Schütz Theorem der sozialen Tatbestände des Alltags passen. Erstens ist Gesundheit ganzheitlich als Zustand gegeben; zweitens wird sie fraglos hingenommen und folgt den Idealitäten des „Immer Wieder" und „Und So Weiter". Mit anderen Worten: Gesundheit hat man, solange man an sie nicht denkt" (GERHARDT 1993: 19).

Der Erklärungsansatz von GERHARDT greift meines Erachtens zu kurz. Die Favorisierung einer Selbstbehandlung und das Abweichen von empfohlenen Therapien lassen sich mit dem Phänomencharakter von Gesundheit nur unzureichend erklären. An dieser Stelle sei deshalb noch einmal darauf hingewiesen, daß die Bewältigung von Problemen in Alternsprozessen auf individuellen Ressourcen fußt und sehr unterschiedliche Strategien hervorbringt.

BENNER und WRUBEL nehmen sich in ihrer Arbeit unter anderem dem Moment der situativen Freiheit an. Strategien der Bewältigung sind demzufolge immer auch Ausdruck einer aktuellen Situation.

„Die Vorstellung von der situativen Freiheit hat wichtige klinische Implikationen, da sie den Menschen nicht als bindungsloses Wesen sieht, das sich jederzeit für alle seine Handlungen frei entscheidet. Im Rahmen dieser Vorstellung gelten Menschen weder als grundsätzlich frei noch als grundsätzlich unfrei. Stattdessen partizipieren sie mit dem ihnen eigenen Repertoire an Sinnzusammenhängen, Gewohnheiten und Perspektiven in konkreten Situationen. Ihre besondere Art des In-der-Situation-Seins bringt jeweils bestimmte Handlungsalternativen und Möglichkeiten mit sich. Neue Optionen können erlernt werden, sind jedoch nur im Kontext der alten Gewohnheiten, Fähigkeiten, Praktiken und Erwartungen vorstellbar" (BENNER/WRUBEL 1997: 44).

Pflegehandeln wird sich am bei zu Pflegenden vorhandenen Kontext von Erwartungen, Fähigkeiten und Gewohnheiten orientieren müssen, wenn es sich als effektiv und effizient erweisen will. Die Konkretisierung individueller Lebenspläne findet Ausdruck in individuellen Perspektiven. Gleichzeitig ist die Konkretisierung individueller Lebenspläne auf individuelle Erwartungen, individuelle Fähigkeiten, individuelle Haltungen und individuelle Phantasien verwiesen. Das von BENNER und WRUBEL ermittelte Repertoire an Sinnzusammenhängen, Gewohnheiten und Perspektiven vermittelt eine enge Nähe zu Lebenswelt als Verbund von Emotionen, Erfahrungen, Haltungen, Kreativität, Perspektiven, Wahrnehmungen und Wissen. Die Ausführungen von BENNER und WRUBEL erlauben, Lebenswelt als sich fortwährend verändernden Fundus begreifen zu können. Lebenswelt erhält in Anbetracht der unmittelbar vorangegangenen Ausführungen besondere Relevanz für berufliches Pflegehandeln.

3.4.2 Empirische Befunde für die Individualität von Lebenswelten alternder Menschen

Eine Bestätigung der vorangegangenen Ausführungen findet sich beispielsweise in der Bonner Längsschnittstudie der Alterns (BOLSA). Altern ist demzufolge

> „ein in hohem Maße individueller Prozeß (...), in dessen Folge eine hohe intra- und interindividuelle Variabilität im Verlaufe des Alterns zu verzeichnen ist" (TOKARSKI/SCHMITZ-SCHERZER 1992: 92).

BRANDENBURG weist nach, daß im Rahmen seiner Untersuchung ermittelte Merkmale der Lebenssituationen alternder Menschen erhebliche Differenzierungen aufweisen (vgl. BRANDENBURG 1997).

Hinweise auf die Konkretisierung individueller Lebenspläne finden sich auch bei CHAPPELL/ORBACH (vgl. CHAPPELL/ORBACH 1992).

Ein Abweichen von verbindlichen Mustern im Alter konstatiert auch SCHWEPPE.

> „Alter wird gelebt inmitten sozialer Räume und Möglichkeiten, die im Hinblick auf Tätigkeiten, Beziehungen, Wohnformen, Lebensstile, Lebenssinn (...) nicht durch verbindliche und kollektiv gültige Muster festgelegt und standardisiert sind" (SCHWEPPE 1998: 326)

3.4.3 Beispiel Bewältigung von Problemen im Alter

Die Realisierung individueller Lebenspläne artikuliert sich in der Individualität von Lebenswelten. Ein Beispiel für die Individualität von Lebenswelten sind unterschiedliche Bewältigungsstrategien bei Problemen im Altern. BALTES et al. haben ein Modell für die Bewältigung von Problemen in Alternsprozessen entwickelt. Das Modell „Selektive Optimierung mit Kompensation" (BALTES et al. 1998: 188) berücksichtigt die Individualität von Lebenswelten alternder Menschen. Die Bewältigung von Problemen im Altern verweist auf dynamische Wechselbeziehungen zwischen Kompetenzen und Ressourcen auf der einen Seite sowie externe und interne Anforderungen auf der anderen Seite. Selektion sieht eine Auswahl von Funktions- und Verhaltensbereichen vor, die der vorhandenen Motivation, den Fertigkeiten und Kompetenzen sowie den Bedingungen der Umwelt des Individuums Rechnung tragen. Kompensation meint Mechanismen, die alternde Menschen einsetzen, um verlorengegangene Ressourcen ausgleichen zu können. Optimierung bezieht sich auf die Aufrechterhaltung oder Verbesserung vor-

handener Kompetenzen (vgl. BALTES et al. 1998). BALTES et al. illustrie-
ren das hier umrissene Modell mit einem anschaulichen Beispiel.

> „Der 80jährige Pianist Arthur Rubinstein wurde einmal in einem Fersehinter-
> view gefragt, wie es ihm gelinge, über all die Jahre hinweg ein so hervorra-
> gender Pianist zu bleiben. Rubinstein antwortete, daß er sich bemühe, die
> Tücken des Alterns dadurch zu meistern, daß er zum einen sein Repertoire
> verringert habe, also weniger Stücke spiele (Selektion), daß er diese Stücke
> häufiger übe (Optimierung) und daß er drittens einige Kunstgriffe anwende,
> z. B. das Tempo vor besonders schnellen Passagen ein wenig verlangsame,
> wodurch der Eindruck eines anschließend schnellen Spiels erzielt würde
> (Kompensation)" (BALTES et al. 1998: 190).

Berufliche Pflege wird, um im Bild zu bleiben, sich auf ein je individuell
geprägtes Repertoire, auf je individuell geprägte Anstrengungen des Übens
und ein je individuell geprägtes Tempo einlassen müssen. Selektion, Kompensation und Optimierung vollziehen sich auf dem Boden individueller Lebenswelt. Berufliches Pflegehandeln kommt nicht umhin, sich der hier skizzierten Momente in ihrer je individuellen Artikulation anzunehmen.

4 Anforderungen an die berufliche Pflege

Die angemessene Berücksichtigung individueller Lebenswelten von zu Pflegenden erfordert die Bewertung und Neueinschätzung vorhandener Orientierungen sowie die Entwicklung schlüssiger Konzepte. Individuelle Erfahrungen und Sinnbildungen von zu Pflegenden als eine Handlungsmaxime anerkennen zu wollen, erfordert das Anlegen angemessener Arbeitsinstrumente und die Ausbildung vielfältiger Kompetenzen (vgl. beispielsweise GÖRRES 1996). Überdies drängt sich die Frage auf, inwieweit Lebenswelten Gegenstand von Pflegetheorien und Pflegeforschung sind. Die Bewertung und Neueinschätzung vorhandener Orientierungen sowie das Entwickeln schlüssiger Konzepte sind nach meiner Auffassung grundsätzlich in der Pflegewissenschaft anzusiedeln. Das Anlegen angemessener Arbeitsinstrumente und die Ausbildung vielfältiger Kompetenzen verweist auf Aus-, Fort- und Weiterbildung in Pflegeberufen.

4.1 Orientierungen für eine an den Lebenswelten von zu Pflegenden orientierte Pflege

4.1.1 Die Bedeutung von Selbsteinschätzung und Selbstbestimmung von zu Pflegenden

Das Anerkennen individueller Lebenswelten erfordert, die Selbsteinschätzung von zu Pflegenden berücksichtigen und die Selbstbestimmung von zu Pflegenden akzeptieren zu müssen.

BENNER und WRUBEL empfehlen für die Pflegepraxis eine Orientierung der Pflegearbeit an individuellen Bedeutungszusammenhängen der zu Pflegenden (vgl. BENNER/WRUBEL 1997: 170). HELLERICH formuliert für die Arbeit mit verwirrten Menschen den Anspruch, den verwirrten Menschen „(...) von seiner Intentionalität her, von seiner Position und Perspektive aus zu erschließen (...)"(HELLERICH 1990: 18). HÖHMANN et al. fordern die Orientierung pflegerischer Interventionen am subjektiven Erleben der von chronischen Krankheiten betroffenen Individuen (vgl. HÖHMANN et al. 1999). Das Schweizerische Rote Kreuz sieht für die Pflegepraxis eine Selbsteinschätzung der zu Pflegenden zwingend vor. Ausgehend vom Modell der Aktivitäten des täglichen Lebens nehmen zu Pflegende eine Einschätzung der eigenen Situation vor, die Eingang in die Pflegedokumentation findet. MERLEAU-PONTY bringt Verzerrungen bei der Wahrnehmung von

Fremden deutlich zum Ausdruck. Die Bedeutung der Selbsteinschätzung
wird durch diesen Befund gestärkt.

> „Doch also am Zeugnis des Anderen über dessen eigene Erfahrung, ja am
> Zeugnis seiner eigenen Wahrnehmung über sich selbst zweifelnd, beraubt er
> sich des Rechts, was er mit Evidenz erfaßt, als absolut wahr zu behaupten,
> selbst wenn er in dieser Evidenz sich bewußt ist, den Träumer, den Verrück-
> ten oder die Wahrnehmung in eminenter Weise zu verstehen" (MERLEAU-
> PONTY 1966: 336).

Die Selbsteinschätzung vollzieht sich anhand der jeweils vorhandenen
Lebenswelt. Noch einmal: In der Lebenswelt sind Menschen mit anschaulichen Allgemeinheiten konfrontiert, die grundsätzlich wiederholt werden
können. Die Idealität solcher Allgemeinheiten ist in ein Erfahrungsmaterial
eingebunden, in welchem das Auffinden von Sinn wechselnden Bedingungen
unterliegt (vgl. KIWITZ 1986: 10). Das Auffinden von Sinn kann somit an
die aktuelle Situation gebunden sein. Individuelle Bedeutungszusammenhänge verweisen auf wechselnde Sinnhaftigkeiten, die an wechselnde Situationen gebunden sind. Die Situation von alternden und zu pflegenden Menschen ergibt sich unter anderem aus gelingender sozialer Integration oder
mehr noch sozialer Desintegration. Das Entwickeln von Perspektiven greift
unmittelbar auf die vorfindliche Lebenswelt zurück.

Die Selbsteinschätzung wendet sich insbesondere an bestehende Probleme und vorhandene Ressourcen für die Bewältigung von Problemen. Berufliche Pflege kommt nicht umhin, Pflegehandeln an der jeweiligen Selbsteinschätzung anknüpfen zu lassen.

Die Selbsteinschätzung ist eine Voraussetzung für die Selbstbestimmung
von zu Pflegenden. Der Selbstbestimmung von zu Pflegenden kommt herausragende Bedeutung zu (vgl. VAN DER AREND/GASTMANS 1996,
HEERING et al. 1997). Das Recht auf Selbstbestimmung umfaßt Willens-
und Entscheidungsfreiheit. Willensfreiheit bezeichnet die Freiheit, zu unterschiedlichen Fragestellungen eigene Haltungen entwickeln zu können. Entscheidungsfreiheit bezeichnet die Freiheit, eine Handlung aus unterschiedlichen Handlungsmöglichkeiten auswählen zu können. Das Recht auf Selbstbestimmung ist von einer informierenden Handlung des pflegenden Individuums abhängig. Selbstbestimmung wird in diesem Zusammenhang als re-
aktive Handlung aufgefaßt (vgl. HEERING et al. 1997). Die Gestaltung der
Selbstbestimmung findet Grenzen in der Selbstbestimmung anderer Individuen.

Das Recht auf Selbstbestimmung ist unter anderem im Paragraphen 2 der
Sozialen Pflegeversicherung verankert. Die Sicherung der Selbstbestimmung

beinhaltet das Wunsch- und Wahlrecht hinsichtlich der Pflegedienste und Pflegeeinrichtungen. Darüber hinaus ist bei der Erbringung von Leistungen darauf zu achten, daß diese nicht in einer entmündigenden Weise geschieht. Der zu Pflegende kann in einem angemessenen Rahmen selbst entscheiden, wie die Unterstützung und/oder Versorgung geartet sein soll. Selbstbestimmung in diesem Kontext sieht auch vor, an den zu Pflegenden Informationen zu vermitteln, die ihm ein selbstbestimmtes Leben ermöglichen. Gedacht ist insbesondere an Informationen zu Hilfsmitteln (vgl. KLIE 1998). Die Selbstbestimmung von zu Pflegenden greift aus meiner Sicht weiter. Grundsätzlich sollen zu Pflegende entscheiden, ob ein Problem besteht, das eine Versorgung notwendig macht. Die zu Pflegenden wählen aus den vorhandenen Ressourcen und Strategien eine oder mehrere Vorgehensweisen aus, die ihnen geeignet erscheinen, das bestehende Problem zu bewältigen. Eine Vorgehensweise kann die Inanspruchnahme eines Pflegedienstes oder einer Pflegeeinrichtung sein. Bei Inanspruchnahme beruflicher Pflege obliegt grundsätzlich den zu Pflegenden, Entscheidungen für das weitere Vorgehen zu treffen. In welcher Weise zu Pflegende an Entscheidungen beteiligt werden müssen (können), soll am Beispiel der Pflegeplanung verdeutlicht werden. Der zu Pflegende entscheidet, in welchem Umfang Informationen für die Pflegeanamnese bereitgestellt werden. Probleme und Handlungsmöglichkeiten sind gemeinsam zu benennen. Die Formulierung von Pflegezielen berücksichtigt unbedingt die Intentionen der zu Pflegenden. Pflegeziele müssen auf die Lebensziele der zu Pflegenden abgestimmt werden, sofern die zu Pflegenden ihre Lebensziele preiszugeben bereit sind. Die Auswahl von Pflegemaßnahmen fällt ebenfalls den zu Pflegenden zu. Beruflich Pflegende sind vor diesem Hintergrund gezwungen, dem zu Pflegenden einen Überblick über geeignete Pflegemaßnahmen zu vermitteln. Der zu Pflegende wählt dann geeignete Pflegemaßnahmen aus. In die Bewertung von Effektivität und Effizienz der Pflegemaßnahmen gehen auch die Einschätzungen der zu Pflegenden ein. An der Evaluierung von beruflicher Pflege sind zu Pflegende angemessen zu beteiligen.

BÜSCH et al. unterscheiden optimale, angemessene, mangelhafte und gefährdende Bedingungen für berufliche Pflege. Als ein wichtiges Kriterium für optimale Bedingungen wird die Respektierung des Rechtes auf Selbstbestimmung ausgewiesen (vgl. BÜSCH et al. 1995). Die Respektierung des Rechtes auf Selbstbestimmung kann eine Reihe von Folgen haben, die positiv zu bewerten sind. Durch die Respektierung der Selbstbestimmung werden Aktivität, Selbstbild und Zufriedenheit gestärkt.

„Die Induktion von persönlicher Kontrolle und Eigenverantwortung auf einer
Altenheimstation führte (...) zu höherer Zufriedenheit und Aktivität (...)"
(WAHL/BALTES 1992: 104).

Das Recht auf Selbstbestimmung, in dieser konsequenten Weise gedacht,
impliziert auch die Möglichkeit, das Handeln der Beteiligten nicht auf Gesundheit fokussieren zu müssen. KOCH-STRAUBE hat in ihrer Untersuchung die Hypothese formuliert, daß nicht alle zu Pflegenden an der Aufrechterhaltung ihres Gesundheitszustandes interessiert sind. Das Aufrechterhalten des Gesundheitszustandes erweist sich für zu Pflegende möglicherweise als kontraproduktiv, wenn ein sich verschlechternder Gesundheitszustand das Anwachsen von Zuwendung auslöst (vgl. KOCH-STRAUBE
1997: 226). Auswirkungen auf das Recht auf Selbstbestimmung hat der Charakter einer Versorgung. Ambulante Unterstützung und/oder Versorgung
beeinträchtigt nach meiner Einschätzung das Recht auf Selbstbestimmung
weniger als eine stationäre Versorgung.

4.1.2.   Priorität für eine ambulante Versorgung

Einer ambulanten Versorgung von alternden und pflegebedürftigen Individu-
en ist gegenüber einer stationären Versorgung Priorität einzuräumen. Lebenswelt als Verbund unterschiedlicher Dimensionen, der in sich verändernden Bedingungen neue Sinnhaftigkeiten hervorbringen kann, wird durch
Aufnahme und Aufenthalt in stationären Alteneinrichtungen elementar bedroht. Die Reproduktion von Lebenswelt ist in stationären Alteneinrichtungen nachhaltig beeinträchtigt. Das Aufrechterhalten von Lebenswelt fußt auf
der Vermittlung kulturellen Wissens, sozialer Integration und Bereitstellung
generalisierter Handlungsfähigkeiten.
KOCH-STRAUBE begreift Einrichtungen der stationären Altenhilfe als
totale Institutionen. Der Begriff der totalen Institution ist aus einer Untersuchung von GOFFMAN hervorgegangen, der sich mit der sozialen Situation
von psychiatrischen Patienten befaßt hat. Totale Institutionen weisen zahlreiche Charakteristika auf.

„1. Alle Angelegenheiten des Lebens finden an ein und derselben Stelle, unter
ein und derselben Autorität statt. 2. Die Mitglieder der Institution führen alle
Handlungen ihrer täglichen Arbeit in unmittelbarer Gesellschaft einer Gruppe
von Schicksalsgenossen aus, wobei allen die gleiche Behandlung zuteil wird
und alle die gleiche Tätigkeit gemeinsam verrichten müssen. 3. Alle Phasen
des Arbeitstages sind exakt geplant (...) und die ganze Folge der Tätigkeiten
wird von oben durch ein System expliziter formaler Regeln und durch einen
Stab von Funktionären vorgeschrieben. 4. Die verschiedenen erzwungenen

Tätigkeiten werden in einem einzigen rationalen Plan vereinigt, der angeblich dazu dient, die offiziellen Ziele der Institutionen zu erreichen" (GOFFMANN 1972: 17).

Die Aktivitäten von Individuen in einer totalen Institution unterliegen zahlreichen Regularien und werden vom Personal mit Blick auf die geltenden Regeln fortwährend bewertet und sanktioniert. HELLERICH bezeichnet menschliches Leben in von organisatorischen Abläufen beherrschten Institutionen als „entpersönlichten Servomechanismus, der sich den Vorschriften und Anforderungen unterwerfen muß (...)" (HELLERICH 1990: 24). KLIE betrachtet Heime als eine Form regressiver Subkultur, die

„(...) sich gesamtgesellschaftlichen Demokratisierungsbemühungen entgegenstellen, indem sie die Bewohner durch vielfältige Instrumente der Reglementierung (z.B. Tagesablaufgestaltung), Sanktionierung (Bestrafung für zu häufiges Klingeln), Disziplinierung (Androhung von Zwangsmaßnahmen) und Pathologisierung (bei abweichendem Verhalten: Diagnose Verwirrtheit) einem fremdbestimmten Leben aussetzen und grundsätzlich garantierte Rechte vorenthalten" (KLIE 1987: 53).

Diese Ausführungen machen deutlich, daß eine Lebenswelt durch die Aufnahme in eine stationäre Alteneinrichtung mindestens drastisch beeinträchtigt wird. Der Rückzug aus dem Tagesgeschehen und der Aufbau eines individuellen Schutzraumes ist nur sehr wenigen Bewohnern möglich. Eine selbstbestimmte Gestaltung von Tagesabläufen gerät vor diesem Hintergrund zur Illusion. Der Eintritt in eine stationäre Alteneinrichtung geht vielfach mit einer Verarmung der sozialen Beziehungen einher (vgl. VOGES 1996: 123). Die Abgeschlossenheit von der Außenwelt führt zu einer Entfremdung. KOCH-STRAUBE spricht in diesem Zusammenhang von „Diskulturation" (KOCH-STRAUBE 1997: 344). Der Ausgliederung aus sozialen Gruppen schließen sich mannigfaltige Probleme bei der Integration in die Gruppe der Bewohner an. Eine Integration, sofern diese überhaupt von den zu Pflegenden intendiert wird, gelingt nur selten. Das Zustandekommen dauerhafter Intersubjektivität zwischen Pflegenden und zu Pflegenden, ohnehin durch den besonderen Status der Spezialisten bedroht, scheitert am regressiven Charakter der totalen Institutionen. Interpretationsleistungen und kommunikative Kompetenzen werden unterdrückt und abgebaut, wenn sie die organisatorischen Abläufe in stationären Alteneinrichtungen beeinträchtigen. An sozialen Normen orientiertes Verhalten unterbleibt weitgehend, weil für das Leben in stationären Einrichtungen besondere Regularien gelten.

Ambulante Unterstützung und/oder Versorgung durch berufliche Pflegende und andere Berufsgruppen weisen Charakteristika totaler Institutionen auf. Die Auswirkungen sind denen der Versorgung in stationären Einrichtungen allerdings nicht vergleichbar. Der Aufenthalt am Wohnort ist in der Regel frei gewählt (vgl. KLIE 1998). Die sozialen Beziehungen verlieren nicht im gleichen Umfang an Qualität und Quantität, wie dieses für das Leben in stationären Alteneinrichtungen charakteristisch ist (vgl. VOGES 1996: 123). Das Phänomen der Entfremdung kann hingegen bei andauernder Pflegebedürftigkeit auch im Rahmen ambulanter Versorgung auftreten. Es ist jedoch zu erwarten, daß die Entfremdung eine vergleichsweise geringere Ausprägung erfährt. Das Errichten und das Wahren von Schutzräumen erfordert einen vergleichsweise geringen Aufwand. Die Gestaltung von Tagesabläufen obliegt wesentlich den zu Pflegenden. Das Zustandekommen von Intersubjektivität zwischen Pflegenden und zu Pflegenden gründet sich wesentlich auf die Kompetenzen der Beteiligten. Interpretationsleistungen und kommunikative Kompetenzen werden nicht durch organisatorische Erfordernisse entwertet. Das Handeln von zu Pflegenden kann sich an sozialen Normen orientieren. Die Vermittlung kulturellen Wissens, das Gelingen sozialer Integration und das Vollziehen von Sozialisation ist in Alternsprozessen vielfach erheblich beeinträchtigt. Ambulante Unterstützung und/oder Versorgung beschränken die Reproduktion der Lebenswelt von zu Pflegenden in geringerem Ausmaß als stationäre Unterstützung und/oder Versorgung. Die Verletzung des Rechtes auf Selbstbestimmung durch Pflegende ist ein auch in der ambulanten Versorgung anzutreffendes Phänomen. Die Entwertung des Wissens von zu Pflegenden vollzieht sich vielfach auch im Rahmen ambulanter Versorgung.

Der Paragraph 3 der Sozialen Pflegeversicherung ist eine gesetzliche Grundlage für den Vorrang ambulanter Pflege gegenüber stationärer Pflege. Der Gesetzgeber räumt der ambulanten Pflege einen Vorrang ein, weil die überwiegende Zahl zu Pflegender in der vertrauten Umgebung versorgt werden möchte. Der Verbleib in der vertrauten Umgebung ermöglicht Angehörigen die Übernahme von Betreuung und Pflege. In der Begründung der Bundesregierung wird betont, ambulanter Pflege einen Vorrang einzuräumen bedeute nicht, daß stationäre Pflege weniger human sei (vgl. KLIE 1998: 106). Selbst bei unterschiedlichen Auffassungen dessen, was als human zu begreifen ist, sind Zweifel an dieser Aussage unausweichlich.

4.1.3   Probleme bei der Orientierung pflegerischen Handelns
         an Gesundheit

Wenn die Orientierung an individuellen Lebenswelten für berufliche Pflegearbeit handlungsleitend werden soll, ist auch die einseitige Ausrichtung von
beruflicher Pflege auf Gesundheit zu überdenken. Die nachfolgenden Ausführungen treten einer einseitigen Ausrichtung an Gesundheit entschieden
entgegen. An Gesundheit als einer wichtigen Orientierung für berufliche
Pflege soll festgehalten werden.

SCHAEFFER et al. konstatieren, das Interesse von Pflege beziehe sich
auf Gesunde und Kranke, sei aber nicht an der Beseitigung von Krankheit,
sondern an der „Optimierung von Gesundheit orientiert" (SCHAEFFER et
al. 1994: 19). Die besondere Gewichtung von Gesundheit findet ihren Niederschlag auch in der Orientierung an „Gesundheit und (...) lebensweltlichen Bedingungen von menschlicher Gesundheit" (SCHAEFFER et al. 1994: 19).
Die Autoren weisen beruflicher Pflege in diesem Kontext folgerichtig den
Status einer Gesundheitswissenschaft zu. Die Förderung von Gesundheit
erhält auch in unterschiedlichen Pflegemodellen einen herausragenden Stellenwert (vgl. FAWCETT 1996). Eine einseitige Ausrichtung von beruflicher
Pflege an Förderung und Wiederherstellung von Gesundheit ist problematisch. GREB hat mit Blick auf die herausragende Stellung von Gesundheit
eine differenzierte Kritik formuliert. Sie erläutert, der Begriff Gesundheit
werde derart gedehnt, daß alle denkbaren Formen von menschlichem Leid in
ihm aufgehoben sein könnten. Eine derart weite Fassung des Begriffes Gesundheit

> „(...) bedeutet begriffslogisch die Stillegung der Dialektik des Begriffspaares
> Gesundheit/Krankheit. (...) Der Trend, dem sich die Pflegeforschung mit die-
> sem Paradigma verpflichtete, ist bereits abzulesen in den Umbenennungs-
> wünschen von Krankenpflege in „Gesundheitspflege" (...). Dieser Trend
> verweist auf die gesellschaftliche Ausblendung von sozialem und psychi-
> schem Leiden, von Krankheit, Behinderung und Tod. (...) Nicht zuletzt
> scheint es uns wichtig, die Differenz zwischen dem medizinischen Interesse
> an Gesundheit und Krankheit und dem pflegerischen Interesse am Krank-
> heitserleben des einzelnen zu betonen, so daß auch aus diesem Grund nicht
> „Gesundheit", sondern das Begriffspaar Gesundsein/Kranksein in jedem Fall
> passender wäre" (GREB 1997: 63/64).

BARTHOLOMEYCZIK fordert, wesentliches Anliegen beruflicher Pflege müsse die Unabhängigkeit der zu Pflegenden sein.

„Das Ziel der Pflege muß die (Wieder-) Erlangung von Unabhängigkeit sein. Das ist nicht dasselbe wie Gesundheit, wie das Beispiel von chronisch Kranken deutlich macht. (...) Hier ist explizit das subjektiv empfundene Wohlbefinden gemeint, das ja eine umfassende Lebensäußerung darstellt und nicht immer mit Gesundheit einhergehen muß. (...)" (BARTHOLOMEYCZIK 1992: 828)

Die Orientierung pflegerischen Handelns an den Begriffen Gesundheit und Krankheit lehnt BARTHOLOMEYCZIK entschieden ab.

„Ich denke, es ist nicht sinnvoll, sich eine Zukunft vorzustellen, in der die Pflege von einem umfassenden Gesundheits-/Krankheitsbegriff geleitet wird, während ärztliches Handeln weiterhin dem biologisch-technischen Reduktionismus folgt. Pflege würde damit lediglich zur Kompensation dieses zu kurz gegriffenen ärztlichen Verständnisses und Handelns verkommen" (BARTHOLOMEYCZIK 1992: 830).

Die Hypothese von KOCH-STRAUBE, das Aufrechterhalten des Gesundheitszustandes könne sich für zu Pflegende möglicherweise als kontraproduktiv erweisen, ist ein Indiz für den hohen Stellenwert von Zuwendung. MOERS nennt als Ziele beruflicher Pflege die Unterstützung von zu Pflegenden bei der Bewältigung des Lebens mit Krankheit, das Stabilisieren und Aufrechterhalten der Autonomie von zu Pflegenden sowie Unterstützung für das Sichern und Fördern vorhandener Gesundheitsressourcen (vgl. MOERS 1994: 165).

Neben einer Orientierung an Gesundheit sind andere bedeutsame Ziele für berufliche Pflege zu nennen. Herausragende Bedeutung erhält aus meiner Sicht die Unterstützung von zu Pflegenden in kritischen Lebenssituationen. Der Stellenwert von beruflicher Pflege wird ihr in diesem Kontext von den zu Pflegenden zugewiesen. Die Bedeutung des Rechtes auf Selbstbestimmung, hier als Ausdruck für Autonomie verstanden, ist an anderer Stelle bereits diskutiert worden. Das Recht auf Selbstbestimmung schließt ein, der eigenen Gesundheit nicht absolute Priorität einräumen zu müssen. THOMAE weist das Akzeptieren von Belastungen als bedeutsame Reaktionsform in der Auseinandersetzung mit chronischen Krankheiten und Behinderungen aus (vgl. THOMAE 1994). Beruflich Pflegenden fällt vor dem hier angedeuteten Kontext die Aufgabe zu, Begleiter in Situationen körperlichen, sozialen und psychischen Leidens zu sein. Die Unterstützung in Prozessen des Akzeptierens von Belastungen durch zu Pflegende kann eine wichtige Aufgabe für berufliche Pflege sein. Pflegende können mit sorgender Zuwendung Erfahrungen dieser Art unter Umständen positiv beeinflussen (vgl. BENNER/WRUBEL 1997).

4.2 Konzepte für eine an den Lebenswelten von zu Pflegen-
den orientierte Pflege

4.2.1   Case Management als ein Verfahren der Unterstützung
bei Problemen des Alterns

Case Management bezeichnet ein Verfahren in Gesundheitswesen und Sozialwesen, welches zwischen Lebenswelt eines Individuums und sozialen und/oder gesundheitlichen Dienstleistungen angesiedelt, eine der Person und der Situation angemessene Versorgung gewährleisten soll.

> „Es (Case Management, F.S.) konzentriert sich an der Schnittstelle der indi-
> viduellen Lebensführung und Lebenswelt mit dem sozialen und gesundheitli-
> chen Dienstleistungssystem auf die Erbringung der person- und situationsbe-
> zogenen nötigen Unterstützung, Behandlung und Pflege" (WENDT 1997:
> 54).

Case Management umfaßt unterschiedliche Funktionen. WISSERT unterscheidet eine Advocacy-Funktion, eine Broker-Funktion und eine Gate-Keeper-Funktion. Die Advocacy-Funktion zielt auf Versorgungsgerechtigkeit für Individuen ab, die ihre Interessen nicht selbst durchsetzen können. Case Management in diesem Kontext greift dann ein, wenn sich Versorgungsleistungen als unangemessen oder mangelhaft erweisen. Die Broker-Funktion läßt insbesondere an das Vermitteln von Versorgungsleistungen denken. Case Management erschließt Ressourcen und berät bei der Auswahl und Nutzung unterschiedlicher Versorgungsleistungen. Dem Case Management fällt in diesem Zusammenhang auch die Koordinierung von Versorgungsleistungen zu. Die Gate-Keeper-Funktion kommt einer Steuerung des Zuganges zu in einer Versichertengemeinschaft finanzierten Versorgungsleistungen gleich. Case Management übernimmt hier Rationalisierung und Rationierung von Versorgungsleistungen (vgl. WISSERT 1998). Primär wendet sich Case Management an hilfesuchende Individuen. Adressaten über unmittelbar Hilfesuchende hinaus sind das soziale Umfeld der Hilfesuchenden, Dienstleister und Finanzierungsträger. Eine Zielgruppe sind alternde Menschen, die sich Problemen gegenübersehen, die sie nicht mit den eigenen Kompetenzen und vorhandenen Ressourcen bewältigen können. Ausgangspunkt von Überlegungen und Handlungen des Case Managements sind die konkreten Lebenssituationen der betroffenen Menschen. WENDT betont in seiner Arbeit, Case Management müsse sich an den Zielen und Zwecken der hilfesuchenden Individuen orientieren (vgl. WENDT 1997). Case Management knüpft bei vorhandenen Kompetenzen und Ressourcen an. WISSERT attestiert vielen Verfahren des Case Managements „(...) eine zu kurze inhaltliche und räumliche Reichweite" (WISSERT 1998: 333). Als Ursachen für zu kurz greifende Verfahren nennt er falsche Plazierungen und die Vernachlässigung von Aktivierung und Beteiligung der betroffenen Individuen. Insbesondere individuell unterschiedliche Strategien der Bewältigung von Problemen werden nicht angemessen berücksichtigt. WISSERT empfiehlt deshalb, die drei grundlegenden Funktionen um eine weitere Funktion zu ergänzen. Case Management soll neben den genannten Funktionen nicht zuletzt die Beteiligung der Hilfesuchenden an der Planung der Versorgung vorsehen. Die Beteiligung der Hilfesuchenden an der Planung der Versorgung ist ein zwingender Bestandteil der Selbstbestimmung. Case Management soll beispielsweise alternde Menschen in die Lage versetzen, komplexe Probleme zu bewältigen.

> „Der alte Mensch in einer gesundheitlichen Krise muß zunächst erkennen können, in welcher Lebenslage er sich befindet, was er hinsichtlich seiner zukünftigen Lebensgestaltung will und welche Mittel er für notwendig und geeignet hält, diese Ziele zu erreichen" (WISSERT 1998: 335).

Psychische Probleme, die vielfach in Versorgung notwendig machenden Ausgangslagen enthalten sind, bleiben im Case Management weitgehend unberücksichtigt. Für effektiv und effizient arbeitendes Case Management sind geeignete Anbindungen zu finden. Beispiele für die Plazierung von Case Management sind Arztpraxen, Krankenhäuser und Sozialstationen. Neben einer geeigneten Anbindung ist die Entwicklung methodischer Instrumente von herausragender Bedeutung. Mit Blick auf alternde Menschen und deren Angehörige müssen grundsätzlich zur Verfügung stehende Versorgungseinrichtungen und Maßnahmen in ein überschaubares Angebot aufgenommen und transparent gemacht werden. Case Management soll den Hilfesuchenden, deren Angehörigen und allen (anderen) beteiligten Hilfeleistenden ermöglichen, die Planung und Organisation der Versorgung als durchschaubar und nachvollziehbar erleben zu können (vgl. WISSERT 1998). REIBERG et al. betonen, alle an der Implementierung von Case Management Beteiligten angemessen miteinbeziehen und informieren zu müssen. Das Ausüben von Case Management erfordert eine Fülle von Kompetenzen. Grundlegend sind Kenntnisse der Versorgungslandschaft. Als für Case Management notwendig erachtet werden profunde Rechtskenntnisse und Kenntnisse in den Bereichen des Theorie- und Handlungswissens hinsichtlich Kommunikation und Gesprächsführung, Familienberatung sowie der Moderation von Planungsgesprächen. Unverzichtbar sind darüber hinaus Kompetenzen in Sozialmanagement und sozialplanerische Grundkenntnisse (vgl. REIBERG et al. 1998). Das Koordinieren von Versorgungsleistungen, als einer Aufgabe des Case Managements, verweist auf das Zusammenwirken unterschiedlicher Berufsgruppen.

4.2.2 Die Bedeutung des Zusammenwirkens unterschiedlicher Berufsgruppen

Die Orientierung von Unterstützungsleistungen und/oder Versorgungsleistungen an der Lebenswelt von zu Pflegenden macht das Zusammenwirken von unterschiedlichen Berufsgruppen unerläßlich. An der Unterstützung und/oder Versorgung von alternden und zu pflegenden Individuen sind unterschiedliche Berufsgruppen beteiligt. Ärzte, Ergotherapeuten, Logopäden, Pflegende, Physiotherapeuten, Psychologen und Sozialarbeiter erbringen ein breites Spektrum sehr unterschiedlicher Leistungen. Die Erbringung von Leistungen aus unterschiedlichen Perspektiven erlaubt, unterschiedliche Aspekte der Lebenswelten von alternden und zu pflegenden Individuen wahrnehmen zu können. Wenn die Unterstützung und/oder Versorgung an den aktuellen Lebenssituationen der zu Pflegenden anknüpfen soll, ist eine Abstimmung der unterschiedlichen Aktivitäten unverzichtbar. Die Komplexität der Situationen erfordert ein integriertes Versorgungskonzept. Eine Abstimmung der unterschiedlichen Aktivitäten kann nur gewährleistet werden, wenn die vorhandenen Informationen allen an der Unterstützung Beteiligten gleichermaßen zugänglich sind.

Abstimmung und Kommunikation zwischen an der Unterstützung Beteiligten sind oftmals erheblich beeinträchtigt (vgl. GÖRRES 1992). Die spezifischen Behandlungskonzepte und Behandlungsziele der beteiligten Berufsgruppen wirken einem integrierten Versorgungskonzept entgegen. Mangelhaftes Wissen über die Handlungsgrundlagen und -erfordernisse der jeweils anderen Berufsgruppen erschwert die nötige Koooperation.

> „Multidisziplinäre Teams laufen immer Gefahr, daß ihre Angehörigen ihre eigenen fachlich vorgezeichneten Wege gehen und nicht wirklich mit einem Ziel und in einer Verantwortung kooperieren. Da das berufliche Handlungsverständnis der Beteiligten nicht übereinstimmt, funktionieren Absprachen oft nur oberflächlich, und Klienten bemerken bald, daß die Fachleute mit vielen Zungen sprechen, unterschiedlich Zugang zum Fall haben und in der Sache uneins sind" (WENDT 1997: 143).

Probleme für die Kooperation ergeben sich auch aus mangelnder Wertschätzung gegenüber anderen Berufsgruppen (vgl. MÜLLER-MUNDT et al.

1998). Von Bedeutung scheint das jeweils eigene Berufsverständnis der beteiligten Angehörigen der unterschiedlichen Berufsgruppen und/oder Selbstverständnis der beteiligten Institutionen zu sein (vgl. REIMANN et al. 1998). Unstimmigkeiten treten auch hinsichtlich der Frage auf, wer die unterschiedlichen Aktivitäten bündelt und die Kooperation der beteiligten Dienstleister leitet. Als Beeinträchtigung einer integrierten Versorgung dürfte sich auch das vielfach zu kurz greifende Handeln der Kostenträger erweisen. Kostenträger sind beispielsweise die Krankenkassen und Pflegekassen. Das in der Regel auf die kurzfristige Vermeidung von Kosten angelegte Handeln bei den Kostenträgern läuft integrierter Versorgung oftmals zuwider (vgl. MÜLLER-MUNDT et al. 1998). Erschwernisse hinsichtlich Abstimmung und Kommunikation ergeben sich überdies aus organisatorischen Abläufen bei den beteiligten Berufsgruppen und/oder Institutionen. Insbesondere die Erreichbarkeit der beteiligten Dienstleister ist an dieser Stelle als gravierendes Problem zu nennen.

Voraussetzungen für die Kooperation der an einer Unterstützung und/oder Versorgung beteiligten Berufsgruppen sind ein gemeinsamer Wissensbestand, ein fortwährendes Angleichen der Zielvorstellungen, das Erfassen der Bedeutung von Interventionen für zu Pflegende und Bezugspersonen sowie eindeutige Vereinbarungen für Zuständigkeit und Verantwortung (vgl. MÜLLER-MUNDT et al. 1998).

Ausgangspunkt für die Arbeit der unterschiedlichen Dienstleister sind die jeweils aktuellen Situationen der alternden und zu pflegenden Individuen. Handlungsleitend für alle Beteiligten muß sein, wie zu Pflegende Probleme und Möglichkeiten der Bewältigung von Problemen sowie den möglichen Nutzen von Unterstützung und/oder Versorgung einschätzen. Die Einschätzung und die Realisierung von Bewältigungsstrategien vollziehen sich nicht zuletzt in einem Kontext aus Emotionen, vielschichtigen Erfahrungen, Haltungen, Kreativität, Perspektiven, Phantasien, des Sinnfindens, Wahrnehmungen sowie aus Erwerb und dem Verändern von Wissen. Das Ermitteln von Haltungen und Perspektiven erfordert Kontinuität in den Beziehungen zwischen Dienstleistern, hier Pflegenden und zu Pflegenden. Die Organisation von (Pflege)Arbeit für zu Pflegende muß dieser Voraussetzung Rechnung tragen.

4.2.3.   Organisation von Pflegearbeit

Die Bedeutung von Beziehungen zwischen Pflegenden und zu Pflegenden ist Gegenstand zahlreicher Publikationen (vgl. beispielsweise GROND 1997, PEPLAU 1997). Beziehungen lassen sich unterschiedlich klassifizieren.

SCHULZ VON THUN unterscheidet „symmetrische", „komplementäre" und „metakomplementäre" Beziehungen (vgl. SCHULZ VON THUN 1998). Gleichberechtigtes Verhalten kann als Ausdruck einer „symmetrischen" Beziehung gewertet werden. Durch Abhängigkeit geprägtes Verhalten hingegen ist Ausdruck einer „komplementären" Beziehung. Neben symmetrischen und komplementären Beziehungen sind noch metakomplementäre Beziehungen zu nennen. In „metakomplementären" Beziehungen ermächtigt ein Beteiligter sein Gegenüber über ihn frei verfügen zu können. Eine ähnliche Situation entsteht durch ein Hilfeersuchen. Die Unterlegenheit in der Beziehung wird vom Unterlegenen willentlich herbeigeführt, indem dieser den Überlegenen in den Status der Überlegenheit versetzt (vgl. SCHULZ VON THUN 1998). In der Pflegepraxis besteht nach meinem Eindruck ein deutliches Übergewicht komplementärer bzw. metakomplementärer Beziehungen. Neben institutionellem Macht- und Rollenverhalten ist die fehlende Kenntnis individueller Lebenswelten als eine Ursache für das Zustandekommen komplementärer Beziehungen zu nennen. Soll die Orientierung an Lebenswelten für berufliche Pflegearbeit handlungsleitend sein, wird das Eingehen symmetrischer Beziehungen bedeutungsvolle Voraussetzung.

Begleitung und Zuwendung machen ein Überdenken insbesondere von traditionellen Organisationsformen pflegerischer Arbeit erforderlich. Die Auswirkungen und Veränderungen der Lebenswelten von zu Pflegenden kann aus meiner Sicht nur ermessen, wer dauerhaften Kontakt zu den zu Pflegenden unterhält. Organisationsformen der Pflege in stationären Einrichtungen sind Funktionspflege als verrichtungsorientiertes Pflegesystem und Zimmer-, Bereichs- oder Gruppenpflege sowie Bezugspflege als an zu Pflegenden orientierte Pflegesysteme. Funktionspflege sieht die Verrichtung einer Pflegetätigkeit, beispielsweise einer Einreibung, für mehrere zu Pflegenden vor. Die Handlungs- und Gestaltungsmöglichkeiten von Pflegenden und zu Pflegenden im Rahmen der Funktionspflege sind sehr begrenzt. Wichtiges gemeinsames Merkmal der Zimmer-, Bereichs- und Gruppenpflege ist das Zustandekommen von Beziehungen zwischen Pflegenden und zu Pflegenden (vgl. SCHLETTIG/VON DER HEIDE 1995) Darüber hinaus sind an zu Pflegenden orientierte Organisationsformen durch das Fehlen der zentralistisch-hierarchischen Stellung der Stationsleitung gekennzeichnet (vgl. ELKELES 1993). Zusammengenommen eröffnen beide Merkmale den Pflegenden mehr Handlungs- und Entscheidungsspielraum, wenn daneben Kontinuität in der Beziehung zwischen Pflegenden und zu Pflegenden gewährleistet ist. Das Offenlegen von Bedürfnissen, Erfahrungen, Ressourcen und Sinnbildungen der zu Pflegenden und deren Berücksichtigung in der Pflegeplanung ist Pflegenden in Zimmer-, Bereichs- oder Gruppenpflege

mangels Kontinuität in der zu Pflegenden-Beziehung oft nicht möglich. Er-
schwerend kommt hinzu, daß durch eine meines Erachtens vielfach unzureichende Pflegedokumentation das Prozeßgeschehen nicht nachvollzogen
werden kann. Bezugspflege ist hingegen durch eine kontinuierliche Beziehung zu der/dem zu Pflegenden und die Übernahme weitreichender Verantwortung charakterisiert (vgl. SCHLETTIG/VON DER HEIDE 1995). Die
Zuständigkeit für zu Pflegende beginnt mit der Aufnahme des zu Pflegenden
und endet mit seiner Entlassung oder Verlegung von der Station. Pflegende
übernehmen im Rahmen von Bezugspflege die volle Verantwortung für den
gesamten Pflegeverlauf. Den Pflegenden obliegt im Verbund mit den zu
Pflegenden die Planung, Ausführung und Evaluierung der Pflegemaßnahmen. Die kontinuierliche Beziehung ist zwingende Voraussetzung dafür, den
Pflegeprozeß gemeinsam mit zu Pflegenden gestalten zu können.

4.2.4   Möglichkeiten der Integration von zu Pflegenden in stationären Einrichtungen

Die Integration von zu Pflegenden in stationäre Einrichtungen der Altenhilfe
setzt voraus, in diesen Institutionen eine Fülle von Anknüpfpunkten für die
Lebenswelten von zu Pflegenden anzulegen.

Integration bezeichnet einen Prozeß, in dem neue Elemente in ein System
aufgenommen werden. Die neuen Elemente passen sich im Zuge der Integration den vorhandenen Elementen an. Integration ist ein sozialer Prozeß,

> „(...) in dem ein Mensch oder mehrere Menschen unter Zuweisung von Posi-
> tionen und Funktionen in die Sozialstruktur eines sozialen Systems (...) auf-
> genommen wird" (ENDRUWEIT 1989: 308).

Die Aufnahme von zu Pflegenden in stationäre Einrichtungen der Altenhilfe kann zu erheblichen Beeinträchtigungen der vorhandenen Lebenswelten
führen. Gründe für die Beeinträchtigung der Lebenswelten sind die Abnahme sozialer Beziehungen, organisatorische Abläufe in den Einrichtungen und
fehlende Möglichkeiten der Tagesgestaltung nach eigenen Vorstellungen.
Ein Ausdruck der Beeinträchtigungen von Lebenswelten ist ein einge-
schränktes Orientierungsvermögen oder Orientierungslosigkeit. KOCH-
STRAUBE begründet die Orientierungslosigkeit damit, daß

> „(...) der öffentliche Raum auch von privaten und intimen Aktivitäten durch-
> setzt ist (...) und der private Raum, das Zimmer nicht vor öffentlichen Zu-
> gängen geschützt ist (die MitarbeiterInnen, aber auch die BewohnerInnen

haben beständigen, unkontrollierbaren Zutritt" (KOCH-STRAUBE 1997: 329).

Orientierungslosigkeit bezeichnet hier das Fremdsein (in) einer Einrichtung. Aufnehmende Einrichtungen bieten keine oder wenige Anknüpfpunkte für die je eigenen Lebenswelten von zu Pflegenden. Die für Lebenswelt charakteristische Kontinuität (das Immer-so-weiter) entweicht und ruft zahllose Unsicherheiten hervor. Orientierungslosigkeit findet Ausdruck in Resignation und Rückzug. Die von KOCH-STRAUBE dargelegten Ursachen für Orientierungslosigkeit sind in nur engen Grenzen veränderbar. Im öffentlichen Raum der stationären Einrichtungen werden sich immer auch private Aktivitäten vollziehen (müssen). Der private Raum wird immer auch zumindest dem Personal zugänglich sein (müssen). Der Orientierungslosigkeit ist deshalb auf anderen Wegen entgegenzuwirken.

Ausgangspunkt für pflegerisches Handeln kann die Ermittlung von bei zu Pflegenden vorfindlichen Orientierungsmustern sein (vgl. ZEMAN 1998). Fragen nach Orientierungsmustern wenden sich beispielsweise an die Bedeutung von Autonomie, der Wertigkeit von Bedürfnissen oder in der Gegenwart wirksamen Haltungen. In das Blickfeld der Pflegenden gelangen Rollenerwartungen, Selbstbilder und Sinnbildungen von zu Pflegenden. Besondere Bedeutung ist den Erwartungen beizumessen, die zu Pflegende mit Blick auf mögliche Leistungen der Einrichtungen entwickelt haben. Die Bedeutung von Autonomie wurde bereits an anderen Stellen diskutiert und soll hier deshalb nicht erörtert werden. Bedürfnisse von herausragender Bedeutung können elementare Bedürfnisse sein. Beispielhaft genannt seien Bedürfnisse nach angemessener Körperpflege und angemessener Nahrung. Ein wichtiges Bedürfnis kann das Aufrechterhalten sozialer Beziehungen sein. Andere Bedürfnisse sind die Bedürfnisse nach Sicherheit und/oder Selbstverwirklichung. Eingenommene Haltungen und deren Auswirkungen im Handeln können sich grundsätzlich an alle Phänomene in einer Lebenswelt wenden. Herausragende Bedeutung erhält, in welcher Hinsicht zu Pflegende Prioritäten entwickelt haben. Die Entwicklung von Prioritäten verweist auf vollzogene oder mögliche Sinnbildungen. Möglicherweise ist den zu Pflegenden wichtiges Anliegen, Rollenerwartungen zu erfüllen. Hier wäre zu fragen, welchen Rollenerwartungen sich zu Pflegende gegenübersehen. Rollenerwartungen in diesem Zusammenhang lassen an das Erleben von Altern, die Verortung in der Einrichtung oder das Erleben von Pflegebedürftigkeit denken. Das Erleben von Altern, die Verortung in der Einrichtung oder das Erleben von Pflegebedürftigkeit beeinflussen das Selbstbild. Entwicklung und Wahrnehmung des Selbstbildes wirken auf das Erleben von Altern, die Verortung in der Einrichtung oder das Erleben von Pflegebedürftigkeit. Zwischen dem Selbstbild und den hier angedeuteten Prozessen von Altern bestehen Wechselbeziehungen. Das Zusammentragen von Informationen beispielsweise im Rahmen von Biographiearbeit erlaubt den Pflegenden ein Annähern an und Einlassen auf individuelle Lebenswelten. Pflegende können mit dem Wissen aus Lebenswelten Anknüpfpunkte anlegen.

Das erworbene Wissen ermöglicht Pflegenden das Entwickeln und Anbieten gezielter Begleit- und Förderprogramme. Vorhandene Kompetenzen können aufgenommen, stabilisiert und ausgebaut werden. Das Aufrechterhalten und Entwickeln von Kompetenzen soll dem individuellen Kontext Rechnung tragen. Eine Förderung kann sich auch dort vollziehen, wo es gelingt, alternde und zu pflegende Individuen für Produktivität zu gewinnen. Produktivität meint hier insbesondere die Gestaltung der Umwelt. Losgelöst von einer Erwerbstätigkeit zielt Produktivität wesentlich auf das Handeln. Mögliche Ergebnisse können einen nachgeordneten Charakter erhalten (vgl. ZEMAN 1998).

Das Anbieten von Anknüpfpunkten hat auch in der Arbeit mit desorientierten Individuen einen hohen Stellenwert. Orientierungslosigkeit kann auch Ausdruck demenzieller Erkrankungen sein. Durch das Fremdsein der Einrichtung wird eine schon bestehende Orientierungslosigkeit oder Desorientiertheit vielfach erheblich verstärkt. BOSCH hat eine Untersuchung zu Lebenswelten von alternden und dementierenden Individuen in stationären Einrichtungen durchgeführt (vgl. BOSCH 1998). Das herausragende Charakteristikum der Lebenswelten dementierender Frauen in stationären Einrichtungen ist mangelnde Vertrautheit. Diese mangelnde Vertrautheit artikuliert sich in dem Wunsch, die Einrichtung verlassen und das eigene Zuhause aufsuchen zu wollen. BOSCH erklärt diesen Wunsch damit, daß in Ermangelung einer Erwerbstätigkeit Frauen in der Regel an das Zuhause gebunden waren. Für dementierende Männer sind frühere Aktivitäten von herausragender Bedeutung. Die häusliche Situation ist hier weniger bedeutungsvoll. Frühere Aktivitäten gründen wesentlich in Erwerbstätigkeiten. Die Arbeit mit dementierenden Individuen fordert, wenn deren Integration beabsichtigt ist, von den Pflegenden ein Einlassen auf die jeweilige Erlebenswelt. Das Einlassen auf Erlebenswelten setzt „ein kontinuierliches Suchen und Abtasten" (BOSCH 1998: 71) voraus.

Validation ist ein von FEIL für die (Pflege)Arbeit mit alternden und desorientierten Individuen entwickeltes Verfahren (vgl. FEIL 1992). Herausragendes Ziel von Validation ist die Entwicklung von Integrität im Altern. Integrität bezeichnet das Verbinden des gegenwärtigen Selbstbildes mit einem idealisierten Selbstbild. Desorientierte Individuen suchen ihre Vergangenheit auf, um dort ungelöste Aufgaben bewältigen zu können. Die Bewältigung von Aufgaben in der Vergangenheit dient nicht zuletzt der Wiederherstellung von Würde. Anlaß für das Aufsuchen der Vergangenheit ist eine unbefriedigende Realität, von der keine Stimulierung ausgeht. „Menschen brauchen Stimulierung, um zu überleben. Also stimulieren sich alte Menschen selbst" (FEIL 1992: 26). Validation fordert das Anerkennen und Respektieren der Handlungen alternder und desorientierter Individuen. Prinzipien der Validation sind unter anderem Empathie und Respekt gegenüber den alternden und desorientierten Individuen. Die Anwendung von Techniken der Validation erfordert umfassende Kenntnisse des Individuums und seiner Ziele.

Die Vielschichtigkeit und Vieldeutigkeit möglicher Informationen macht die Entwicklung von Arbeitsinstrumenten und die Ausbildung von Kompetenzen erforderlich. Beispielhaft sollen hier schon einmal Biographiearbeit als Instrument und hermeneutisches Verstehen als Kompetenz genannt werden.

Der Aufbau einer „narrativen Kultur" (PETZOLD/PETZOLD 1992: 200) kann Individuen in Einrichtungen der Altenhilfe die Gestaltung einer persönlich bedeutungsvollen Lebenswelt ermöglichen. PETZOLD und PETZOLD begreifen narrative Kultur als eine „Erzählkultur" (PETZOLD/ PETZOLD 1992: 200). Biographische Erzählungen umfassen eine Fülle von Informationen mit Selbstbezug. Derartige Erzählungen werden von alternden Menschen gut erinnert und als persönlich bedeutungsvoll empfunden. Im Verlauf des Erzählens gehen Gegenwart und Vergangenheit ineinander über. Das Erinnerte ist Rekonstruktion und nicht Reproduktion von historischen Fakten. Abgeschlossene und unabgeschlossene Vergangenheit durchmischen sich. Phantasie und Realität verschränken sich, historische Faktizität und aktuelles Geschehen durchdringen einander. Erzählende und Zuhörende konstruieren in Wechselseitigkeit eine bedeutungsvolle Gegenwart, die Bezüge zu Gegenwart und Zukunft aufweist (vgl. PETZOLD/PETZOLD 1992).

> „Auf diesem Hintergrund wird deutlich, daß die Möglichkeiten der Erinnerung und ihrer Mitteilung in Erzählungen für den Menschen eine hervorragende Rolle spielen - besonders für alte Menschen - (...) versichern sie ihn doch in solchen, durch die Narration zu Komemorationen werdenden Erinnerungen seiner Geschichte, die das Fundament seines Identitätserlebens bilden, selbst wenn die Bedingungen der Gegenwart seine Würde und sein Identitätsgefühl bedrohen" (PETZOLD/PETZOLD 1992: 203).

Die Notwendigkeit des Darstellens der eigenen Lebenssituationen durch das Erzählen betont auch SCHWEPPE.

„Biographieorientierung bedeutet zum anderen, die Subjekte für sich sprechen zu lassen, d.h. ihre jeweilige Lebenssituation aus ihrer Sicht nachzuvoll-
ziehen, zu rekonstruieren und Zugang zu den unter der Erscheinungsebene
liegenden biographischen Mustern und Strukturen, die das Handeln der Betroffenen leiten und durch die erklärbar wird, warum sie so und nicht anders
handeln, zu bekommen" (SCHWEPPE 1998: 328).

Wohngruppen, die sich als Folge thematischer Schwerpunkte konstituie-
ren, fördern die Integration von zu Pflegenden in vorhandene Gruppen.
Thematische Schwerpunkte könnten Berufstätigkeit oder das Leben in Stadt-
oder Landesteilen sein. Diese Organisationsform wirft allerdings eine Reihe
von Problemen auf.

Eine bessere Integration von alternden und/oder zu pflegenden Individuen
in die Einrichtungen gelingt möglicherweise auch, wenn die Permeabilität
der Einrichtungen angehoben wird. Die gelingende Anbindung an den umgebenden Stadtteil kann ein solches Vorhaben fördern. Das Offensein für
Individuen unterschiedlichen Alters eröffnet den alternden und zu pflegenden Individuen neue Möglichkeiten der Kontaktaufnahme. Die Öffnung der
Einrichtungen setzt Möglichkeiten für den Rückzug der Bewohner, wo er
gewünscht wird, voraus. Wiederkehrende Veranstaltungen könnten ein An-
reiz für das Aufsuchen von Einrichtungen der Altenhilfe sein. Angebote unterschiedlicher Dienstleistungen, die keinen unmittelbaren Bezug zur Versorgung von zu pflegenden Individuen aufweisen, motivieren möglicherweise das Aufsuchen von Einrichtungen der Altenhilfe. Die Kombination von
Einrichtungen der Kinder- und Jugendhilfe mit Einrichtungen der Altenhilfe
führt vielleicht zu neuen Möglichkeiten der Integration.

Die Veränderung der Alters- und Sozialstruktur in stationären Einrichtungen führt möglicherweise auch zu einer Verbesserung der Integration.
Beziehungen zu Individuen unterschiedlichen Alters oder unterschiedlichen
Sozialverbänden (Familien) unterhalten zu können, führt alternde und/oder
zu pflegende Individuen vielleicht aus der selbstgewählten Isolation heraus.
Ein Beispiel für das hier skizzierte Modell ist das Stiftungsdorf Osterholz
der Bremer Heimstiftung in Bremen.

4.2.5   Pflegerisches Handeln als Situatives Handeln

An aktuellen Situationen orientiertes Pflegehandeln erweist sich im Vergleich mit zweckrationalem Handeln als das effektivere und effizientere
Pflegehandeln (vgl. BÖHLE 1997 et al.). Im Rahmen zweckrationalen Handelns werden für definierte Ziele Instrumente und Strategien ausgewählt, das
Handeln detailliert geplant und die Realisierung von Zielen mit einem ge-

ringstmöglichen Aufwand angestrebt. Zweckrationales Handeln vollzieht sich als ein streng an entworfenen Planungen orientiertes Handeln. Die Arbeitsschritte sind eindeutig differenziert und folgen der chronologisch entwickelten Handlungslogik. Das konsequente Einhalten der entworfenen Handlungslogik ist in der Pflegepraxis nicht möglich. Das Akzeptieren der Vorstellung von der situativen Freiheit (vgl. BENNER/WRUBEL 1997) impliziert die Möglichkeit, in konkreten Situationen von entworfenen Handlungsplänen abrücken zu müssen. Sinnhaftigkeit bildet sich in konkreten Situationen. Soll Pflegehandeln der aktuellen Sinnbildung von zu pflegenden Individuen Rechnung tragen, setzt dieses die Bereitschaft des Veränderns von entwickelten Handlungsplänen voraus. Mit der Vorstellung von situativer Freiheit ist die Notwendigkeit situativen Handelns hinreichend begründet.

Situatives Handeln wird durch

„(...) interaktiv-dialogisches Vorgehen, bildhaft-assoziatives Denken, intuitiv-subjektive Wahrnehmung und persönlich-empathische Beziehung zu den Pflegebedürftigen" (BÖHLE et. al. 1997: 18) charakterisiert.

Interaktiv-dialogisches Vorgehen bezeichnet das Zustandekommen von Pflegeinterventionen als Folge kommunikativer Aushandlung zwischen Pflegenden und zu pflegenden Individuen. Bildhaft-assoziatives Denken stützt sich wesentlich auf Erfahrungswissen. Die Einschätzung und Beurteilung von Situationen greift auf bildhafte Assoziationen zurück, die im Erfahrungswissen hinterlegt sind. Intuitiv-subjektive Wahrnehmung erfordert eine alle Sinne einbeziehende und differenzierte Wahrnehmung. Das Wahrnehmen offenkundiger Phänomene wird durch vergleichsweise subtile Wahrnehmungen, etwa der Spannung der Haut, ergänzt. Sinnliche Wahrnehmung wendet sich vornehmlich an Phänomene, die nicht mit konkreten Parametern erfaßt werden können. Das Aufbauen und Entwickeln einer persönlich-empathischen Beziehung ist für hochdifferenzierte Wahrnehmung und das Anlegen individuellen Erfahrungswissens unerläßliche Voraussetzung (vgl. BÖHLE et al. 1997). Das situative Pflegehandeln setzt in hohem Maße entwickelte Kompetenzen voraus. BÖHLE et al. nennen individuelle Arbeitsautonomie, differenziertes Wahrnehmungsvermögen, soziale Kompetenzen und Kompetenzen der Selbstorganisation. Das situative Pflegehandeln macht eine umfassende Ausbildung, den Erwerb profunden Wissens und das Entwerfen einer Pflegeplanung nicht obsolet.

„Das hier beschriebene subjektivierende, künstlerische Arbeitshandeln steht keineswegs im Gegensatz zu solidem, theoretischem Wissen, sondern schließt <Theorien> überhaupt erst in der richtigen Weise für das pflegerische Handeln auf und macht sie fruchtbar" (BÖHLE et al. 1997: 22).

Mit Blick auf die breit angelegten Rationalisierungen in der beruflichen Pflege ist anzumerken, daß sich zweckrationales Pflegehandeln mittel- und langfristig in einer Erhöhung des Arbeitsaufwandes auswirken wird.

Das situative Handeln ermöglicht einen Zugang zu den Lebenswelten von zu Pflegenden. Begreifen wir Lebenswelt als Verbund unterschiedlicher Dimensionen, der von konkreten Situationen abhängige Sinnhaftigkeiten hervorbringt, erhält das situative Handeln eine zentrale Funktion.

4.3 Instrumente für eine an den Lebenswelten von zu Pflegenden orientierte Pflege

4.3.1 Arbeitsinstrument `Biographiearbeit´

Berufliche Pflegearbeit muß, wenn sie sich als für zu Pflegende hilfreich erweisen soll, an den vorfindlichen Biographien anknüpfen (vgl. beispielsweise KRÜGER 1997, SCHWEPPE 1998). Ohne Kenntnis von individuellen Lebensgeschichten bleibt berufliche Pflege weit hinter ihren Möglichkeiten zurück. Die aktuelle Lebenswelt eines Menschen gründet sich auch auf die zahlreichen Erfahrungen einer individuellen Lebensgeschichte. Biographiearbeit ist ein für gelingende Pflege unverzichtbares Instrument. Pointiert formuliert läßt sich behaupten, daß Biographiearbeit pflegerischem Handeln überhaupt erst ein sinnvolles Ziel aufzeigt. Von der in der Pflegepraxis üblichen Anamneseerhebung unterscheidet sich Biographiearbeit insbesondere dadurch, daß sie über elementare Bedürfnisse hinaus individuelle Erfahrungen und individuelle Sinnhaftigkeiten in den Blick nimmt, die Lebenswelt maßgeblich prägen. In der Gerontologie und Sozialpädagogik sind Biographieforschung und Biographiearbeit etablierte Konzepte. Die Pflegepraxis hingegen hat Biographiearbeit allenfalls ansatzweise rezipiert.

Biographie bezeichnet die Lebensgeschichte eines Menschen. Die Lebensgeschichte folgt einem individuell geprägten Lebensentwurf (vgl. SCHWEPPE 1998). Der Lebensentwurf enthält Erwartungen mit zeitlich unterschiedlichen Reichweiten. Die Erwartungen werden vom Individuum entwickelt und können sich auf den täglichen Lebensablauf beziehen oder beispielsweise eine Lebenskarriereplanung umfassen. Darüber hinaus unterliegt Lebensgeschichte einem Lebensmuster. Das Lebensmuster enthält soziale Richtlinien für die Reihenfolge von Lebensabschnitten im Lebenslauf und wird als strukturierendes Ordnungsprinzip angesehen (vgl.

FISCHER/KOHLI 1987). Lebensmuster werden auf gesellschaftlicher Ebene formuliert. Die Aneinanderreihung von Lebensabschnitten oder auch Lebenssequenzen ist eng mit sogenannten Wendepunkten verknüpft. Wendepunkte sind beispielsweise Kindheit, Schule und Beruf. Sozialwissenschaftler sprechen in diesem Zusammenhang auch von der „Institutionalisierung des Lebenslaufs" (FISCHER/KOHLI 1987: 41). Die Normalbiographie ist Ausdruck der Institutionalisierung des Lebenslaufes. Diese Normalbiographie wurde in unterschiedlichen Zeitepochen von nahezu allen Menschen durchlaufen. Unterschiedliche Entwicklungen in unserer Gesellschaft, beispielsweise die Individualisierung, haben in dieser Hinsicht eine Veränderung herbeigeführt. Menschen weichen mit ihrem Lebenslauf zunehmend häufig von der Normalbiographie ab. Biographie kann auch als soziales Konstrukt verstanden werden (vgl. FISCHER/KOHLI 1987). Das Zusammenwirken von individuellen Vorentwürfen (Lebensplan) und Interaktionen des Individuums mit der Umwelt begründen eine individuelle Lebensgeschichte. Individuen sind in soziale Verbände (Familie, Arbeitswelt) mit zahlreichen Anknüpfpunkten eingebunden. Die Einbindung erfolgt auf dem Wege der Interaktion. Solche „Netze" wirken in unterschiedlicher Weise auf individuelle Lebensgeschichten. Darüber hinaus muß Biographie vor dem Hintergrund der Geschichtsschreibung betrachtet werden. Die individuelle Lebensgeschichte verläuft immer in einem geschichtlichen Kontext und individuelle Lebensgeschichte wirkt immer auch auf Geschichte (vgl. BLIMLINGER et al. 1994). Hinsichtlich der Auseinandersetzung mit Biographie muß berücksichtigt werden, daß eine Lebensgeschichte das Ergebnis einer Reihe von objektiven Lebensereignissen und deren subjektives Erleben ist (vgl. ROSENTHAL 1995).

Biographiearbeit läßt sich begreifen als das gezielte oder ungezielte „Ermitteln" von Lebenssituationen und deren Erleben, welche für ein aktuelles Interesse oder die Erklärung eines Phänomens bedeutungsvoll sind. Die gezielte Erforschung von Lebensgeschichte stützt sich beispielsweise auf eine Autobiographie, Memoiren, Tagebücher, Briefe, ein narratives Interview oder themenzentrierte Gruppengespräche (vgl. FUCHS 1984, BLIMLINGER et al. 1994). Ungezieltes Ermitteln von Bestandteilen einer Lebensgeschichte folgt keiner Systematik. Aus Gesprächen und Beobachtungen alltäglichen Lebens werden Erkenntnisse gewonnen, die unter Umständen wichtige Aufschlüsse über lebensgeschichtlich bedeutsam gewordene Verhaltensweisen vermitteln. Biographiearbeit kann einer individuellen Intention folgen oder aber Ergebnis offener Begegnungen sein. Daraus ergibt sich, daß biographische Kommunikation freiwillig geschieht oder abverlangt wird und einseitig oder wechselseitig verläuft (vgl. FUCHS 1984). Von besonderer Bedeutung ist, daß Lebensgeschichte subjektiven Charakter hat. Ein objektives Ereignis erhält durch das Erleben des Individuums subjektive Bedeutung. Das Erzählen einer Lebensgeschichte folgt einer Struktur, die das angesprochene Subjekt unter aktuellen Gesichtspunkten konstruiert (vgl. SCHÜTZE 1984). Diese aktuellen Gesichtspunkte sind immer auch in emotionales Erleben eingebunden. Zur Vermittlung gelangt, was dem Subjekt zum Zeitpunkt des Erzählens für die Aufbereitung der Lebensgeschichte wichtig erscheint. Selektiven Charakter hat Biographie auch dann, wenn die Struktur beispielsweise des Erzählens vom Fragenden (Forschenden) konstruiert wird. Für gezielte Biographiearbeit ist außerordentlich wichtig, die Bedingungen dieser Arbeit gemeinsam auszuhandeln. Erwartungen und Ziele müssen transparent gemacht werden. Biographiearbeit erfordert Respekt für das befragte Subjekt und seine Lebensgeschichte. Für die Erhebungssituation ist ein Gleichgewicht zwischen persönlichem Interesse und sachlicher Distanz von außerordentlicher Bedeutung (vgl. FLICK 1991). Wichtige Voraussetzungen für die Biographiearbeit sind Offenheit, Empathie und die Fähigkeit „angemessenen" Kommunizierens. Insbesondere ungezielte Biographiearbeit erfordert ein hohes Maß an Offenheit, um bedeutungsvolle Aussagen im Gewand alltäglicher Begegnungen erfassen zu können. Erkenntnisse ergeben sich aus ungezielter Biographiearbeit möglicherweise dann, wenn es gelingt, Wissen aus unterschiedlichen Quellen zu verknüpfen. Biographiearbeit kann von unterschiedlichem Interesse geleitet sein. Lebensgeschichtliche Erfahrungen können sich beispielsweise für die Erforschung von Handlungsfeldern oder Phänomenen als bedeutsam erweisen. In der Altenarbeit wird Biographiearbeit sinnvoll, wenn bestimmte Haltungen oder Handlungen erklärt werden sollen. Biographiearbeit ist eine wichtige Voraussetzung, um für zu Pflegende in den Institutionen der Altenhilfe ein tiefreichendes und individuelles Verständnis entwickeln zu können. Wo alternde Menschen Einrichtungen der Altenhilfe als fremd und sinnlos erfahren, erhält Biographiearbeit einen besonderen Wert. Für das Anlegen von Anknüpfpunkten in Einrichtungen der Altenhilfe kommt Biographiearbeit herausragende Bedeutung zu.

> „Will Soziale Altenarbeit einen Beitrag zur Begleitung und Bewältigung der Anforderungen einer biographisierten Altersphase leisten, ist oberstes Ziel, an der Eigensinnigkeit und Eigenwilligkeit der je individuell geschriebenen Lebensgeschichten anzusetzen" (SCHWEPPE 1998: 327).

Damit eng verknüpft wird die Erkenntnis, daß jedes Individuum eine eigene Geschichte hat. Diese Lebensgeschichte ist mit einem kulturellen, sozialen, und wirtschaftlichen Kontext eng verwoben. Die Freilegung von Erfahrungen und Sinnhaftigkeiten eröffnet im Sinne hermeneutischen Verstehens die Möglichkeit, Handlungen nachvollziehen zu können. Die Biographiearbeit kann dazu beitragen, Verständnis und Lösungsmöglichkeiten für Konflikte zu entwickeln. Als effektive Arbeits- und Lebenshilfe wird Biographiearbeit dienen können, wenn es gelingt, individuelle Bedürfnisse vor dem Hintergrund biographischer Erfahrungen zu befriedigen. Für die Biographiearbeit bedeutungsvolle Lebensbereiche sind Arbeits- und Erwerbstätigkeit, der Zugang zu Musik, Gestaltung von Tages- und Wochenzeit, die Unterschiede des Lebens in Stadt oder Land, die Beschaffung und Verarbeitung von Nahrungsmitteln, Anforderungen an Kleidung, Besonderheiten der Körperpflege, Rituale des Schlafens sowie Kommunikation (vgl. HARTMANN-ROHRBACH 1998). Bedeutsam sind biographische Erfahrungen für das Ermitteln und die Aufrechterhaltung von Ressourcen, hier verstanden als individuelle Handlungsmöglichkeiten. Biographiearbeit muß sich auch am Selbstkonzept von zu Pflegenden orientieren. Die mit Biographiearbeit gewonnenen Informationen können beispielsweise für eine Fallbesprechung genutzt werden.

4.3.2   Arbeitsinstrument 'Fallbesprechung'

Fallbesprechungen sind aus meiner Sicht gut geeignet, unterschiedlichen Dimensionen von Lebenswelt Rechnung zu tragen. Die Notwendigkeit von Fallbesprechungen wird von unterschiedlichen Autoren hervorgehoben (vgl. beispielsweise PETRY 1996). Für eine Fallbesprechung bietet sich folgende Gliederung an: 1. Situation des zu Pflegenden 2. Verhalten des zu Pflegenden 3. Definition von Maßnahmen und Zielen für den zu Pflegenden 4. Verteilung von Aufgaben an in die Unterstützung und/oder Versorgung involvierte Beteiligte (vgl. BERGENER/KRANZHOFF 1992). Die Situation des zu Pflegenden umfaßt insbesondere aufgetretene Probleme und vorhandene Ressourcen, ermittelte Bedürfnisse, ökonomische und soziale Rahmenbedingungen sowie vorgenommene Interventionen. Mit Blick auf das Verhalten des zu Pflegenden sind insbesondere vollzogene Handlungen, ermittelte Haltungen und artikulierte oder vermutete Sinnbildungen für Handlungen und/oder Haltungen zu berücksichtigen. Die Definition von Maßnahmen und Zielen berücksichtigt die Vorstellungen des zu Pflegenden. Sofern das unmittelbare Einbeziehen möglich erscheint, ist der zu Pflegende an der Definition von Maßnahmen und Zielen zu beteiligen. Das Recht auf Selbstbestimmung beinhaltet die Entscheidungsfreiheit des zu Pflegenden. Der zu Pflegende kann grundsätzlich geplante Interventionen ablehnen oder diesen zustimmen. Die Verteilung von Aufgaben sieht zunächst eine Unterscheidung von Nahzielen und Fernzielen vor. Abhängig von den formulierten Zielen werden an alle Beteiligten Aufgaben vergeben. Die Fallbesprechung kann in eine Pflege-Übergabe eingebettet oder Gegenstand einer Dienstbesprechung sein, als vereinzelte Fallbesprechung oder als eine Reihung von Fallbesprechungen vollzogen werden. Fallbesprechungen wenden sich aus meiner Sicht an alle Berufsgruppen, die an einer Unterstützung und/oder Versorgung beteiligt sind. Denkbar sind überdies Fallbesprechungen, in die Angehörige nur einer Berufsgruppe einbezogen werden. Fallbesprechungen innerhalb einer Berufsgruppen sind sinnvoll, wenn unterschiedliche Auffassungen von Angehörigen einer Berufsgruppe gebündelt und in eine Haltung und/oder Stellungnahme überführt werden sollen. Fallbesprechungen können grundsätzlich mit oder ohne Beteiligung der/des zu Pflegenden durchgeführt werden. Die Durchführung einer Fallbesprechung mit Beteiligung des zu Pflegenden birgt eine Reihe von Vorteilen in sich. Eine Beteiligung des zu Pflegenden ist gute Voraussetzung für das Respektieren des Rechtes auf Selbstbestimmung. Der zu Pflegende kann Probleme und Möglichkeiten der Bewältigung aus eigener Perspektive darlegen. Pflegende und Angehörige anderer Berufsgruppen erhalten die Möglichkeit, den zu Pflegenden über geplante Interventionen umfassend zu informieren. Interventionen und die Ziele der Interventionen können unmittelbar ausgehandelt werden. Die Beteiligung von Angehörigen und/oder anderen Bezugspersonen an der Fallbesprechung kann sich als ratsam erweisen. Der jeweilige Charakter einer Beziehung zwischen dem zu Pflegenden und seinen Bezugspersonen ist vor einer Einbeziehung zu berücksichtigen. Als problematisch kann sich die Einbeziehung von Bezugspersonen beispielsweise dann erweisen, wenn sich in der Fallbesprechung bei dem zu Pflegenden und seinen Bezugspersonen unterschiedliche Einschätzungen der Situation und unterschiedliche Strategien der Bewältigung offenbaren. Fallbesprechungen bedürfen einer angemessenen Vorbereitung. Bei der Ermittlung der Gesprächsleitung soll neben der Fachkompetenz die Ausprägung der bestehenden Beziehungen ein wichtiges Kriterium sein. Alle an der Fallbesprechung Beteiligten müssen das je individuelle Sprach-, Denk- und Gefühlsniveau berücksichtigen (vgl. DODENHOFF et al. 1997). Die Situation von zu Pflegenden kann auch in Pflegevisiten ergründet werden.

4.3.3   Arbeitsinstrument ˋPflegevisiteˊ

Die Auseinandersetzung mit unterschiedlichen Dimensionen von Lebenswelten alternder Menschen kann ein wichtiges Anliegen von Pflegevisiten sein.

Eine wichtige Vorannahme für das Entwickeln des Arbeitsinstrumentes Pflegevisite ist, daß zu Pflegende an Planung und Durchführung der pflegerischen Interventionen unzureichend partizipieren. Die Pflegevisite dient der gemeinsamen Benennung der Pflegeprobleme und Ressourcen, Vereinbarung der Pflegeziele, Vereinbarung der Pflegemaßnahmen und Überprüfung der Pflege. Pflegevisite als Medium fördert den Austausch zwischen Pflegenden und zu Pflegenden. Gegenstand des Austauschens kann beispielsweise das je eigene Erleben von Pflegebedürftigkeit sein. Einen zentralen Stellenwert erhält das Erleben pflegerischer Interventionen. Die Pflegevisite bietet Pflegenden die Möglichkeit, in den Leib von zu Pflegenden eingegangene Erfahrungen und Haltungen zu entdecken. Das auf unterschiedlichen Ebenen geprägte Erleben von pflegerischen Interventionen artikuliert sich auch im Leib von zu Pflegenden. Der zu Pflegende kann ursächliche Bedingungen und Faktoren für die eingetretene Pflegebedürftigkeit, störende Auswirkungen der Erkrankungen und/oder Pflegebedürftigkeit sowie Ausmaß von Abhängigkeit oder Unabhängigkeit benennen. Der zu Pflegende entscheidet in eigener Verantwortung über Inanspruchnahme und Umfang von Pflege, den anzustrebenden Grad von Unabhängigkeit und die zeitliche Dimension des Erreichens von angestrebten Zielen. Der Pflegende vermittelt Informationen über mögliche Pflegemaßnahmen und unterstützt die Entscheidungsfindung. Der zu Pflegende entscheidet sich für geeignet erscheinende und/oder tolerierbare Pflegemaßnahmen. Der Pflegende überprüft anhand von Aussagen des zu Pflegenden die Pflegeleistungen mit Blick auf die allgemeinen Qualitätskriterien Sicherheit, Wirksamkeit und Wohlbefinden. Grundsätzlich soll ermittelt werden, ob das Erreichen dieser Qualitätskriterien gewünscht wird. Die Pflegevisite kann im Tagesgeschehen verankert oder in anderen definierten Zeitabständen angeboten werden. An der Pflegevisite sind zu Pflegende und Pflegende, die eine dauerhafte Beziehung zu den zu Pflegenden unterhalten, beteiligt. Darüber hinaus können Angehörige oder andere Bezugspersonen und andere Pflegende beteiligt sein. Für das Einführen des Arbeitsinstrumentes Pflegevisite müssen angemessene Voraussetzungen geschaffen werden. Voraussetzungen für die Arbeit mit der Pflegevisite beziehen sich auf 1. die Haltung und Einstellung der Pflegenden 2. das Rollenverhalten der zu Pflegenden und 3. strukturelle Rahmenbedingungen. Die Partizipation von zu pflegenden Individuen setzt ein einfühlendes Verstehen, respektvolle Annahme sowie Echtheit und Kongruenz seitens der Pflegenden voraus. Mit Blick auf die zu Pflegenden ist eine Abkehr von der traditionellen zu-Pflegenden-Rolle gefordert. Strukturelle Bedingungen lassen an eine Veränderung der Prioritäten von Pflegearbeit denken. Neben die Durchführung von Interventionen treten Beratung, Information und Instruktion. Partizipation erfordert eine Veränderung der Organisation pflegerischer Arbeit. Priorität erhält in diesem Zusammenhang die Bezugspflege. Überdies sind Pflegeplanung und Pflegedokumentation zu verbessern. Die Implementierung der Pflegevisite führt zu Veränderungen der Teamdynamik. Pflegeübergaben, die alle zu Pflegenden eines Pflege- oder Wohnbereiches berücksichtigen, werden bei täglich wiederkehrenden Pflegevisiten entbehrlich. Den in einem Pflege- oder Wohnbereich tätigen Pflegenden sind Informationen nur für die unmittelbar anvertrauten zu Pflegenden zugänglich. Für die Kompensierung dann fehlender Informationen müssen andere Kommunikationswege gefunden werden (vgl. HEERING 1997). Die Pflegevisite verlangt als Mittel sprachlicher Kommunikation eine nicht direktive Beratung.

4.3.4 Arbeitsinstrument `Nicht direktive Beratung´

Eine angemessene Partizipation erfordert für das Einschätzen der Situation sowie das Festlegen von (Pflege) Zielen und Interventionen eine nicht direktive Beratung. Der zu Pflegende beschreibt Probleme und Möglichkeiten der Bewältigung aus eigener Perspektive und mit eigenem Vokabular. Nicht direktive Beratung ermöglicht und fördert das Beschreiben der Situation seitens der zu Pflegenden. Aktives Zuhören ist für eine schlüssige Beschreibung unerläßliche Voraussetzung. Pflegende erhalten auf diese Weise die Gelegenheit, einen Ausschnitt vorhandener Lebenswelten einsehen zu können. Die Entfaltung von potentiellen Handlungsmöglichkeiten setzt voraus, bestehende Situationen als veränderbar erleben zu können. Nicht direktive Beratung zielt darauf ab, Probleme und Handlungsmöglichkeiten aufdecken zu können. Mit Blick auf die genannten Probleme sind deren Ursachen und denkbare Wechselbeziehungen zu analysieren. Der vorstellbare Nutzen von Handlungsmöglichkeiten und Möglichkeiten der Realisierung sollen mindestens angedeutet werden. Im Rahmen nicht direktiver Beratung

„(...) sollen individuelle Problemkonstellationen, Fähigkeiten und Ressourcen erkannt, erfaßt, den Betroffenen nähergebracht oder gegebenenfalls aufgezeigt werden" (WÜNSCHE 1998: 348).

Das Auftreten unterschiedlicher Probleme kann das Wahrnehmen vorhandener Ressourcen erschweren. SCHACHTNER sieht berufliche Pflege mit der Anforderung konfrontiert „(...) verschüttete Ressourcen ausfindig zu machen und/oder neu aufzubauen" (SCHACHTNER 1996: 200).

Nicht direktive Beratung erfordert eine Reihe unterschiedlicher Kompetenzen. WÜNSCHE nennt Kompetenzen für die Kooperation und Problemlösung. Notwendige Voraussetzungen sind auch das Wissen um Gesprächstechniken und deren angemessener Einsatz. Die Gestaltung der Beratung verweist auf Empathie, Kongruenz und Respekt als unverzichtbare Bedingungen für nicht direktive Beratung (vgl. WÜNSCHE 1998). Das Austauschen von Informationen, als ein Ausdruck der Kommunikation zwischen Pflegenden und zu Pflegenden, ist aus unterschiedlichen Gründen mit zahlreichen Problemen behaftet. Einer gelingenden Verständigung wird vergleichsweise wenig Bedeutung beigemessen. Kommunikation in Einrichtungen von Gesundheitswesen und Sozialwesen ist vielfach als einseitiges Vermitteln von Informationen angelegt. KOLLECK et al. gehen in einer Untersuchung den möglichen Ursachen für unangemessene Kommunikation nach. Grundsätzlich besteht Zufriedenheit mit dem Kommunikationsgeschehen in den an der Untersuchung beteiligten Krankenhäusern. Die Untersuchung weist als ein wichtiges Ergebnis aus, daß insbesondere jüngere zu Pflegende und Frauen die Kommunikation mit Ärzten und Pflegenden als defizitär erleben. Mutmaßlich haben die genannten zu-Pflegenden-Gruppen ein ausgeprägtes Interesse an Kommunikation und erweisen sich als besonders kritikfreudig. Mängel in der Kommunikation seitens der Pflegenden gehen möglicherweise auf einen allgemeinen Zeitmangel und eine unbewußte Bevorzugung von älteren zu Pflegenden zurück. Eine bedeutsame Ursache für unzureichende Kommunikation dürfte die Neigung sein, anspruchsvolle Dialoge in problematischen Situationen zu vermeiden. KOLLECK et al. heben die Bedeutung der Zusammenhänge zwischen Kommunikationsbedürfnis und dem Grad der Erkrankungen, dem Ausmaß von Schmerzen sowie Ängsten und Depressionen hervor. Bemerkenswert ist auch, daß länger bestehende Erkrankungen und zunehmende Beeinträchtigungen der Mobilität das Bedürfnis nach Kommunikation mindern (vgl. KOLLECK et al. 1997). Das Entwickeln einer Fachsprache wirft mit Blick auf die Notwendigkeit nicht direktiver Beratung eine Reihe von Problemen auf. In einer kritischen Würdigung faßt ZIELKE-NADKARNI Überlegungen zur Fachsprache in der Pflege zusammen. Fachsprache wird vielfach „(...) zur Abgrenzung der <Insider> von den <Outsidern> (...) instrumentalisiert" (ZIELKE-NADKARNI 1997: 45). Die Ausgrenzung kann sich auf zwei verschiedenen Ebenen entwickeln. Einmal sind möglicherweise beruflich Pflegende vom Gebrauch und/oder Verstehen der Fachsprache ausgeschlossen. Andererseits gerät eine Verständigung mit zu Pflegenden zum unüberwindbaren Problem, weil sich zu Pflegende die Fachterminologie nicht erschließen können. Die Entwicklung einer Fachsprache in der Pflege soll deshalb zwei verschiedenen Prämissen genügen. Fachsprache muß den Zielen von Pflegenden in der Pflegepraxis und der Notwendigkeit der Verständigung zwischen Pflegenden und zu Pflegenden Rechnung tragen.

„Nicht kommunikative Distanz darf das Resultat (der Entwicklung einer Fachsprache, F.S.) sein, sondern Klarheit und eine verbesserte fachliche Verständigung, motiviert von Empathie, Offenheit und Solidarität" (ZIELKE-NADKARNI 1997: 46).

Vor dem Hintergrund, daß im Rahmen pflegerischen Handelns eine Vielzahl von Informationen ausgetauscht werden soll und wird, erlangt das Wissen von Lebenswelten besondere Bedeutung. Wenn es nicht gelingt, Sachinformationen mit der Lebenswelt der/des zu Pflegenden zu verknüpfen, ist die Entwertung solcher Sachinformationen eine fast zwangsläufige Konsequenz. Der Pflegedokumentation kommt als Fundus für Informationen aus Lebenswelten herausragende Bedeutung zu.

4.3.5   Arbeitsinstrument `Pflegedokumentation´

Das Einlassen auf die Lebenswelten von zu Pflegenden macht auch eine Veränderung der Pflegedokumentation erforderlich. Die Dokumentation ist ein Medium, dessen Nutzung nicht Pflegenden und Angehörigen anderer Berufsgruppen vorbehalten sein darf. Zu Pflegenden soll möglich sein, eigene Perspektiven in einer (Pflege) Dokumentation zu formulieren. MÜLLER-MUNDT et al. regen das Anlegen eines interdisziplinären Begleitbuches für zu Pflegende an. Hintergrund für diese Empfehlung sind zahlreiche Erfahrungen vielfach unzugänglicher Informationen insbesondere in Notsituationen. Die Sicherstellung von Grundinformationen sieht nicht zuletzt die Dokumentation von Hinweisen der zu Pflegenden und ihrer Angehörigen vor (vgl. MÜLLER-MUNDT et al. 1998). HÖHMANN et al. haben eine Dokumentation entwickelt, die zumindest unterschiedliche Perspektiven der zu Pflegenden in sich aufnehmen soll. Die Bedeutung von Pflegebedürftigkeit im Lebenszusammenhang, Möglichkeiten der zu Pflegenden für die Wahrung der Selbstbestimmung und Erwartungen der zu Pflegenden an berufliche Pflege sind Perspektiven, die Eingang in die Dokumentation finden sollen. Der Definition von Problemen und Ressourcen durch Pflegende geht eine Einschätzung durch zu Pflegende voraus (vgl. HÖHMANN et al. 1997). Die skizzierten Ansätze greifen meines Erachtens zu kurz. Grundsätzlich soll zu Pflegenden und deren Angehörigen gestattet sein, eigene Perspektiven durch eigene Hand in eine Dokumentation aufzunehmen. Die den Perspektiven anhaftenden Sinnfindungen sind Ausdruck individueller Lebenswelten. Dergestaltige Perspektiven können beispielsweise für das Einschätzen der Pflegebedürftigkeit sowie das Einschätzen und Würdigen von pflegerischen Interventionen entwickelt und dokumentiert werden.

4.4 Schlüsselqualifikationen für eine an den Lebenswelten von zu Pflegenden orientierte Pflege

Für eine Annäherung an die Lebenswelten von zu Pflegenden ist die Entwicklung von Schlüsselqualifikationen für Pflegeberufe unverzichtbar. MEIFORT begreift Gesundheits- und Sozialarbeit als Beziehungsarbeit. Für Beziehungsarbeit ist das Entwickeln von Sozial- und Kommunikationskompetenzen eine elementare Voraussetzung (vgl. MEIFORT 1991). Beziehungsarbeit dient dem Vermitteln zwischen unterschiedlichen Lebenswelten. Die Bestimmungen für die Diplomausbildungen in Gesundheits- und Krankenpflege an vom Schweizerischen Roten Kreuz anerkannten Schulen sehen fünfzehn Schlüsselqualifikationen vor (vgl. RICKA-HEIDELBERGER/ WINIKER 1994). Der Bezug zu Lebenswelten ist in einzelnen Schlüsselqualifikationen zumindest angelegt.

> „Die Berufsausbildung in Pflege fördert als Schlüsselqualifikation die Fähigkeit, 1. Pflegesituationen im gesamten und in ihren Elementen wahrzunehmen und zu beurteilen 2. Ressourcen bei sich und anderen wahrzunehmen., zu erhalten und zu entwickeln 3. Grenzen zu akzeptieren (...) 8. sich situationsgerecht, verständlich und differenziert auszudrücken (...) 13. im Wechselspiel zwischen Anteilnahme, Engagement und Distanz Beziehungen aufzunehmen, zu erhalten und abzulösen 14. Konflikte anzugehen, zu lösen oder auszuhalten 15. für Veränderungen und Neuerungen offen zu sein" (vgl. RICKA-HEIDELBERGER/WINIKER 1994).

Die Ausbildung in der Pflege soll das Wahrnehmen und Beurteilen von Pflegesituationen fördern. Pflegesituationen sind immer auch Artikulationen von Lebenswelten. Unverzichtbar ist das Wahrnehmen, Erhalten und Entwickeln von Ressourcen. Ressourcen verweisen auf individuelle Handlungsmöglichkeiten und Strategien. Pflegearbeit erfordert das Akzeptieren von Grenzen. Das Akzeptieren von Grenzen orientiert sich an den vorfindlichen Lebenswelten. Pflegehandeln findet an den Lebenswelten von zu Pflegenden Grenzen. Situationsgerechte, verständliche und differenzierte Artikulation sowie Kommunikation sind unumgängliche Schlüsselqualifikationen. Eine angemessene Partizipation von zu Pflegenden setzt deren Verstehen voraus. Das Aufnehmen, Erhalten und Ablösen von Beziehungen im Wechselspiel von Anteilnahme, Engagement und Distanz ist unabdingbar. Auf die Bedeutung des Zustandekommens von Beziehungen wurde bereits an anderer Stelle hingewiesen. Als Schlüsselqualifikation wird das Angehen, Lösen oder Aushalten von Konflikten ausgewiesen. Konflikte entstehen vielfach als Folge des Aufeinandertreffens unterschiedlicher Haltungen und

Wertvorstellungen. Unterschiedliche Haltungen und Wertvorstellungen sind Bestandteile unterschiedlicher Lebenswelten. Das Aushalten von Konflikten kann ein Ausdruck des Anerkennens fremder Lebenswelten sein. Offenheit für Veränderungen und Neuerungen ist eine zentrale Voraussetzung für Pflegearbeit. Veränderungen der Pflegearbeit ergeben sich zwangsläufig, wenn den Anforderungen durch die sich fortwährend verändernden Lebenswelten Rechnung getragen werden soll. Das Entwickeln von Schlüsselqualifikationen erfordert eine Fülle von Bedingungen, die in Aus-, Fort- und Weiterbildung zu berücksichtigen sind. Die Wahrnehmung von Pflegesituationen, um ein Beispiel zu nennen, verweist auf unterschiedliche Konzepte der Wahrnehmung, die Gegenstand von Aus-, Fort- und Weiterbildung sein müssen.

BECKER bewertet die Entwicklung von Schlüsselkompetenzen als ausgesprochen problematisch. Schlüsselkompetenzen sind in seinem Verständnis als Regulationsinstrumente für das Verhalten von Lernenden angelegt. Die Entwicklung von Schlüsselkompetenzen setzt die Ausbildung eines konformen Arbeitsverhaltens als Ziel. Eine aktive Auseinandersetzung mit Bedingungen der Arbeitswelt ist vor diesem Hintergrund nicht intendiert. Lernende interessieren als möglichst vielfältig einzusetzende Arbeitskraft. Die Förderung von Individuen hat eine nachgeordnete Bedeutung. Im Vordergrund steht einmal mehr ein betriebswirtschaftlich motiviertes Verwertungsinteresse (vgl. BECKER 1991). Die Entfaltung von Schlüsselqualifikationen als

> „(...) subjektiv bedeutsame Qualifikationen (scheitert, F.S.) an der funktionalen Anbindung an eine technisch bestimmte Arbeits- und Lernumgebung: Den Qualifikationen werden situations- oder betriebstypische Techniken, Instrumente oder Verfahren zugeordnet, die überwiegend - nein: ausschließlich auf zweckrationales und instrumentelles Wissen und Können abheben" (BECKER 1991: 91).

Soziale Kompetenzen als eine Form der Schlüsselkompetenzen werden auf diese Weise zu Sozialtechniken. BECKER fordert die Entwicklung von Schlüsselqualifikationen aus der Perspektive von Berufsangehörigen. Schlüsselqualifikationen sollen Berufsangehörige in die Lage versetzen, die Anforderungen des Berufes zu reflektieren. Beabsichtigt ist damit auch das Verarbeiten und Aushalten von Anforderungen und Begrenzungen. „Berufsübergreifendes Lernen" und „Extrafunktionales Lernen" (BECKER 1991: 94) bieten für die Entwicklung von Schlüsselqualifikationen unterschiedliche Möglichkeiten, dem skizzierten Verwertungsinteresse zu entgehen. Extrafunktionales Lernen sieht vor, Lerninhalte und Lernsituationen aus

dem Erfüllen von Funktionen herauszulösen (vgl. BECKER 1991).
KLEMENS empfiehlt für die Entwicklung von Schlüsselqualifikationen eine
Bereitstellung von Lerninhalten, die Anreize für eine konstruktive Auseinandersetzung mit diesem Thema enthalten (vgl. KLEMENS 1991).

4.5 Pflegetheorien und ihre Bedeutung für eine an den Lebenswelten von zu Pflegenden orientierte Pflege

Die Einzigartigkeit der Lebenswelten von Pflegenden und zu Pflegenden
muß Gegenstand sowohl von Pflegetheorien wie auch Pflegeforschung sein.
Berufliche Pflegearbeit unterliegt einer Fülle unterschiedlicher Bedingungen.
Das breite Spektrum von Anforderungen und Bedingungen macht eine theoretische Fundierung der beruflichen Pflege unumgänglich. Eine theoretische
Fundierung kann sich beispielsweise auf Pflegetheorien stützen. Mit dem
Rückgriff auf insbesondere dem amerikanischen Sprachraum entstammende
Pflegetheorien werden der Pflegepraxis zahlreiche Orientierungshilfen angeboten. Pflegerische Entscheidungen können sich an einer Pflegetheorie orientieren, Interventionen werden vor dem Hintergrund einer Pflegetheorie
nachvollziehbar.

Pflegetheorien sind ein Ergebnis wissenschaftlicher Arbeit in der Pflege.
Besonderes Augenmerk gilt der Auseinandersetzung mit menschlichen Verhaltensweisen insbesondere in kritischen Lebenssituationen (vgl.
DONALDSEN/CROWLEY 1978). Berufliche Pflege, die noch immer wesentlich der Medizin und dessen mechanischem Menschenbild verhaftet ist,
soll sich an individuellen Handlungen in Alternsprozessen und bei Krankheit
orientieren. PETZOLD betont die Notwendigkeit der Entwicklung von
mehrperspektivischen Ansätzen in der Theorienbildung. Lebenswelt kann in
seinem Verständnis ein Konzept sein, daß unterschiedliche theoretische Ansätze in sich aufnimmt (vgl. PETZOLD 1992). Die Auseinandersetzung mit
verschiedenen Pflegetheorien vermittelt eine relative Nähe zu dem Begriff
der Lebenswelt. Schlüsselbegriffe in zahlreichen Pflegetheorien sind Person,
Umgebung, Gesundheit und Pflege (vgl. BOTSCHAFTER/STEPPE 1994).
FAWCETT spricht mit Blick auf die genannten Schlüsselbegriffe von Konzepten (vgl. FAWCETT 1996). Diese Begriffe sind in unterschiedlichen
Pflegetheorien in unterschiedlicher Weise entfaltet worden. Unstrittig ist,
daß zwischen den zentralen Begriffen unterschiedliche Wechselbeziehungen
bestehen. Die zentralen Begriffe Person und Umgebung sind in einem weit
gefaßten Verständnis Bestandteile von Lebenswelt. Lebenswelt konstituiert
sich auch als „Umgebung" einer „Person".

Individuelle Prozesse der Sinnfindung, Sinnhaftigkeit und entwickelte Haltungen vor dem Hintergrund einer einzigartigen Biographie, Erwartungen und Perspektiven von zu Pflegenden erhalten in zahlreichen Pflegetheorien keinen angemessenen Stellenwert. Pflegerische Interventionen vor diesem Hintergrund zielen wesentlich darauf ab, Veränderungen des Verhaltens bei zu Pflegenden herbeizuführen, die sich an normativen Handlungsmustern orientieren. Das Handeln von zu Pflegenden wird definierten Regelgrößen unterworfen. Dieser Ansatz kann in den Pflegetheorien von OREM und KING nachgewiesen werden.

> „In beiden Fällen läßt aber der systemtheoretische Ansatz nur einen technischen Begriff pflegerischen Handelns im Sinne einer zweckrationalen Wahl geeigneter Mittel bei gegebenen Zielen zu. Wahrnehmung, kommunikative Verständigung über Ziele sowie gegenseitige Verhaltenserwartungen als Konzepte eines Systems der Pflege werden dabei stets am vorgängigen Maßstab einer Optimierung definierter Zustandsgrößen bemessen" (REMMERS 1997: 283).

Die Orientierung an der Optimierung definierter Zustandsgrößen findet sich auch in der Pflegetheroie von NEUMANN. Beruflicher Pflege fällt in dieser Theorie die Aufgabe zu,

> „(...) im Interesse einer Erhaltung der Stabilität des Klientensystems mit gleich großer Sorgfalt sowohl die Auswirkungen umgebungsbedingter Streßfaktoren abzuschätzen, als auch dem Klienten bei Anpassungsleistungen zu helfen, die für einen Zustand optimalen Wohlbefindens erforderlich sind. Mit *optimal* wird dabei der bestmögliche Zustand bezeichnet, der in einer gegebenen Situation erreichbar ist" (NEUMANN 1997: 197).

Die Verständigung über die Ziele der pflegerischen Interventionen ist auch in der Pflegetheorie von ROY nicht vorgesehen (vgl. REMMERS 1997). Unterbleibt das Aushandeln von Zielen der Pflegearbeit, können insbesondere die Haltungen und Perspektiven von zu Pflegenden nicht angemessen ermittelt werden. Wo das Handeln von zu Pflegenden definierten Regelgrößen und/oder definierten Verhaltenserwartungen unterworfen wird, werden Prozesse des Sinnfindens möglicherweise unterdrückt. Das Prinzip der Selbstbestimmung ist vor diesem Hintergrund zu Bedeutungslosigkeit verurteilt.

Eine angemessene Würdigung der Lebenswelten von zu Pflegenden findet sich offenbar in der Pflegetheorie von PARSE (vgl. REMMERS 1997). Haltungen, Perspektiven und vorangegangene Erfahrungen von zu Pflegenden sind Gegenstand des Aushandelns von Zielen der pflegerischen Interventionen.

„Demgegenüber zeichnet sich die Theoriekonstruktion Parses (1981) para-
digmatisch dadurch aus, daß sie die *interpretatorischen Leistungen* eines in
lebensgeschichtlichen Krisen verstrickten Subjekts systematisch in die Definition von Handlungsalternativen einbezieht" (REMMERS 1997: 283).

PARSE betont in ihren Grundannahmen die je individuelle Bedeutung von
Situationen. Das menschliche Individuum als offenes Wesen entwirft die
eigene Wirklichkeit anhand von individuellen Sinndeutungen und übernimmt
Verantwortung für die getroffenen Entscheidungen (vgl. PARSE 1995).

„Die menschliche Entwicklung umfaßt das freie Auswählen individueller Bedeutung in Situationen. Das Auswählen von Bedeutung vollzieht sich abhängig von Wertprioritäten, die aus intersubjektiven Prozessen hervorgehen"
(Human becoming is freely choosing personal meaning in situation in the in-
tersubjective process of relating priorities) (PARSE 1995: 6).

4.6 Pflegeforschung und ihre Bedeutung für eine an den Lebenswelten von zu Pflegenden orientierte Pflege

Die Lebenswelten von zu Pflegenden und Pflegenden können ein wichtiger
Gegenstand von Pflegeforschung sein. Das Forschungsinteresse kann einzelnen Dimensionen der Lebenswelten von zu Pflegenden und Pflegenden gelten oder sich auf Wechselbeziehungen zwischen einzelnen Dimensionen
richten. Interesse verdient insbesondere die Frage, ob und in welchem Ausmaß die Lebenswelten von zu Pflegenden das berufliche Pflegehandeln erlauben, fördern oder beeinträchtigen. Pflegeforschung soll darüber hinaus
die Wechselbeziehungen zwischen den Lebenswelten von Pflegenden und
deren beruflicher Pflegearbeit eruieren.

Ein wesentliches Anliegen von Pflegeforschung soll aus der Sicht von
HALLOWAY und WHEELER das Untersuchen der Erfahrungen, Empfindungen und Wahrnehmungen von zu Pflegenden sein. Den Sinndeutungen
und Interpretationen von zu Pflegenden kommt eine herausragende Bedeutung zu. Pflegeforschung wird sich dem sozialen und kulturellen Umfeld von
zu Pflegenden (und Pflegenden) annehmen müssen. Für die Realisierung eines solchen Anspruches ist die Anwendung qualitativer Forschungsmethoden unverzichtbar. Qualitative Forschungsmethoden für die Pflegewissenschaft sind die Ethnographie, Grounded Theory und Phänomenologie (vgl.
HALLOWAY/WHEELER 1997).

5   Organisatorische Bedingungen in Einrichtungen der Altenhilfe für eine Orientierung von Pflegearbeit an den Lebenswelten von Pflegenden

An den Lebenswelten von zu Pflegenden orientierte Pflegearbeit kann von beruflichen Pflegenden effektiv und effizient nur erbracht werden, wenn diese Arbeit auch den Lebenswelten der Pflegenden Rechnung trägt. Pflegearbeit, die sich auf eine Orientierung an zu Pflegenden gründet, setzt eine Orientierung an den Pflegenden voraus. Die nachfolgenden Ausführungen nehmen sich dieser Prämisse an. Im Mittelpunkt der folgenden Ausführungen steht die Frage, welche Bedingungen geschaffen und/oder verändert werden müssen, wenn Pflegearbeit an den Lebenswelten von beruflichen Pflegenden orientiert sein soll.

5.1   Lebenswelten von Pflegenden

Die nachfolgenden Ausführungen intendieren, berufliches Pflegehandeln als sich fortwährend veränderndes Ergebnis unterschiedlicher Einflüsse zu entwerfen. Bedeutungsvolle Einflußgrößen für berufliches Pflegehandeln sind die berufliche Sozialisation und individuelle Lebenswelten der Pflegenden. Das Handeln von beruflich Pflegenden weist charakteristische Handlungstypen auf, kann mit diesen jedoch nicht erschöpfend erklärt werden. Lebenswelt wird durch die Funktionen verbaler und nonverbaler Kommunikation getragen. Die Pflegepraxis in Alten- und Krankenpflege sieht sich nicht zuletzt einer rasanten technologischen Entwicklung gegenüber, die fortwährend neue Medizin- und Pflegetechnik hervorbringt. Darüber hinaus kommt eine Vielzahl standardisierter Arbeitsmittel zur Anwendung. Der Einsatz von Technik und standardisierten Arbeitsmitteln wirkt auf die Pflegearbeit und die Lebenswelten der Pflegenden zurück.

Berufliche Sozialisation vermittelt neben kulturellem Wissen insbesondere ein kulturell geprägtes Sonderwissen. Im Verlauf beruflicher Sozialisation vollzieht sich Integration in mindestens eine soziale Gruppe. Anhand beruflicher Sozialisation werden Ordnungen interpersoneller Beziehungen internalisiert. Berufliche Sozialisation wirkt auf die Entwicklung einer personalen Identität. Ein kurzgefaßter Überblick hinsichtlich der Entwicklung von Pflegeberufen in der Bundesrepublik Deutschland soll berufliche Sozialisation in der Pflege veranschaulichen helfen. Zwei Entwicklungen haben die Pflege in der Bundesrepublik Deutschland maßgeblich geprägt. Als charakteristische Organisationsform neuzeitlicher Krankenpflege verpflichtete das Mutterhaus

Pflegende zu Gehorsam und Armut (vgl. TAUBERT 1994). Krankenpflege
gründete sich auf religiöse Motivation und christliches Gedankengut. Diese
asketische Grundhaltung verknüpfte FLIEDNER mit bürgerlichen Auffassungen von Wesen und Aufgabe der Frau. Eine besondere Qualifikation für
die Ausübung von Pflege wurde nicht gefordert, sondern war aus zeitgenös-
sischer Sicht vielmehr im Wesen der Frau schon angelegt. Diese Haltung
nutzte das sich verändernde Medizinwesen für den eigenen Entwicklungsprozeß. Ab Mitte des 19. Jahrhunderts orientierte sich Medizin zunehmend
an den Naturwissenschaften. Ein grundlegender Wandel ärztlicher Heilkunst
vollzog sich. Krankenpflegende wurden fortan zu Erfüllungsgehilfen der
Medizin ausgebildet. Vor diesem Hintergrund wird nachvollziehbar, warum
die Ausbildung in der Krankenpflege wesentlich darauf abzielt, Verständnis
für somatische und psychische Erkrankungen entwickeln, Pflege diesen Erkrankungen anpassen und die Versorgung von Krankheiten durch Pflege anhand des Vermittelns spezieller Fertigkeiten ermöglichen zu wollen. Angesichts solcher Entwicklung wird verständlich, warum Pflege funktional organisiert ist (vgl. ELKELES 1993) und verrichtungsorientiert reagiert (vgl.
WITTNEBEN 1994). Berufliche Pflege hat die hier angedeuteten Abhängig-
keitsverhältnisse bis zum heutigen Tag nicht überwunden. Auf dem Arbeits-
markt werden sogenannte Männerberufe und Frauenberufe unterschieden.
Ausbildungs- und Arbeitsbedingungen sehen für Frauenberufe keine den
Männerberufen vergleichbare Vergütung und/oder Karriereaussichten vor.
Dieser Status quo gilt ungemindert auch für berufliche Pflege (vgl.
KRÜGER 1997).

Gegenwärtig läßt sich die Arbeit in Einrichtungen des Gesundheitswesens
durch zunehmende Spezialisierung, zunehmende Technisierung und die Zunahme patientenferner Aufgaben charakterisieren (vgl. BADURA/
FEUERSTEIN 1994). Eine ähnliche Entwicklung läßt sich auch für Einrichtungen ambulanter und stationärer Altenpflege ausmachen (vgl. KOCH-
STRAUBE 1997). Patientenferne Aufgaben sind beispielsweise organisatorische Tätigkeiten oder die Auswertung medizintechnischer Daten. Technik
in unterschiedlichen Ausdrucksformen nimmt in der Gesundheitsversorgung
zunehmend großen Raum ein. Die Ausweitung diagnostischer und therapeu-
tischer Möglichkeiten erfordert in den betroffenen Institutionen einen beständig wachsenden Anteil materieller und personeller Ressourcen. Einer
tiefgreifenden Veränderung unterliegen auch Selbstverständnis und Prioritäten der beteiligten Berufsgruppen. Die einst personenbezogene Tätigkeit
wandelt sich in eine zunehmend technik- und organisationsbezogene Tätigkeit. Obgleich Kommunikation für Organisation und Durchführung von Diagnostik und Therapie unerläßlich ist, läßt sich in dieser Hinsicht eine zu-

nehmende Verarmung konstatieren. Somatischen Prozessen weitreichende Priorität einzuräumen, führt unter anderem zu einer Minderbewertung subjektiver Körper- und Krankheitserfahrung. Die vielfältigen Anstrengungen wenden sich an menschliche Körper, der menschliche Leib als Medium zur Welt tritt in den Hintergrund. Neben den betroffenen Patienten büßen auch die beteiligten Therapeuten an Subjektivität ein. Der wachsende Technikeinsatz und die Zunahme administrativer Aufgaben verändert Pflegearbeit und findet Ausdruck unter anderem in nachlassenden Interaktionen zwischen Pflegenden und Patienten. Die Reduktion von Interaktionen führt zu Beeinträchtigungen des Körpererlebens, der Wahrnehmung des eigenen und fremden Körpers (vgl. BADURA/FEUERSTEIN 1994).

Neben der hier beschriebenen Entwicklung muß noch auf eine andere Tendenz aufmerksam gemacht werden. Qualifiziertes Pflegepersonal zieht der interaktionsintensiven Pflegearbeit mit zu Pflegenden administrative und an Medizintechnik orientierte Arbeit vor. An zu Pflegenden orientierte Pflegearbeit wird vielmehr von weniger qualifiziertem Pflegepersonal verrichtet. Als ein wichtiges Motiv für die Ausübung administrativer und/oder an Medizintechnik orientierter Tätigkeiten ist ein erhoffter Prestigegewinn zu nennen. Erklärt werden kann dieses damit, daß die ärztliche Berufsgruppe und deren Tätigkeitsfeld über einen hohen sozialen Status, die Berufsgruppe der Pflegenden hingegen über einen niedrigen sozialen Status verfügt. Berufliche Sozialisation ist eine wichtige Einflußgröße für berufliches Pflegehandeln.

Im beruflichen Pflegehandeln können charakteristische Handlungstypen nachgewiesen werden. HABERMAS unterscheidet Handlungstypen abhängig von Rationalitätsaspekten auf drei kategorialen Ebenen: 1. Instrumentelles Handeln als an technischen Regeln orientiertes Handeln. 2. Strategisches Handeln als an institutionellen Regeln orientiertes Handeln. 3. Kommunikatives Handeln als an Verständigung orientiertes Handeln (vgl. HABERMAS 1973). Berufliches Pflegehandeln kann mit charakteristischen Handlungstypen nicht erschöpfend erklärt werden. Mindestens in der Kommunikation zwischen Pflegenden und zu Pflegenden werden Lebenswelten von Pflegenden wirksam, die sich immer auch einer an Rationalität orientierten Verständigung entziehen. Überdies orientiert sich berufliches Pflegehandeln immer auch an individuell entworfenen Prioritäten, die institutionellen Regeln zuwiderlaufen und Bedürfnisse der Pflegenden in den Vordergrund rücken.

GROND betrachtet berufliche Pflegearbeit als zwischen zwei unterschiedlichen Anforderungen angesiedelt. Pflegearbeit soll demzufolge den Anforderungen sozialer Rollen-Identität und der eigenen Identität genügen und zwischen diesen Anforderungen ein Gleichgewicht als Ich-Identität wahren (vgl. GROND 1997).

Verschiedenen Untersuchungen identifizieren Differenzen im beruflichen Pflegehandeln. KOCH-STRAUBE führt Unterschiede auf Variationen in Arbeitsauffassungen und Arbeitsstilen sowie Variationen hinsichtlich Selbst- und Fremdeinschätzung zurück.

> „Das Team der PflegemitarbeiterInnen, das sich in der Übergabe (...) als eine den Alltag regelnde Einheit präsentiert, differenziert sich bei näherem Hinsehen. Weniger der Grad oder das Vorhandensein von für die Pflegearbeit spezifischen Ausbildungen wird unterschiedsbildend als vielmehr Variationen in Arbeitsauffassungen und -stilen, Identifikation mit der Arbeit und der Selbst- oder Fremdeinschätzung bezüglich der Zugehörigkeit zum Kern der Mitarbeiterschaft" (KOCH-STRAUBE 1997: 321).

Auch BENNER und WRUBEL konstatieren Unterschiede im Pflegehandeln. Die ermittelten Unterschiede drücken sich in unterschiedlichen Prioritäten aus.

> „Die Anliegen von Pflegenden, also das, worauf es Pflegenden ankommt, unterscheiden sich von Pflegekraft zu Pflegekraft ebenso wie von Situation zu Situation. Der einen ist die Bereitstellung einer bestimmten Art von Pflege wichtig. Die andere will in erster Linie dafür sorgen, daß ihre Patientinnen und Patienten die bestmögliche Lebensqualität erlangen. Für die dritte liegt der Schwerpunkt auf der Person der Patientin bzw. des Patienten selbst" (BENNER/WRUBEL 1997: 120).

WERNER bestätigt mit ihrer Untersuchung die vorangegangenen Befunde (vgl. WERNER 1997: 140). Unterschiede im Pflegehandeln lassen ein unterschiedliches Pflege- und Berufsverständnis annehmen. Das individuelle Pflegeverständnis von Pflegenden unterliegt sehr unterschiedlichen Erfahrungen und Haltungen. Einfluß auf das Pflegeverständnis erwächst aus dem individuellen Wissensbestand von Pflegenden. Neben der Erstausbildung und absolvierten Fort- oder Weiterbildungsmaßnahmen sind individuelle Karriereaussichten zu berücksichtigen. Von erheblichem Einfluß für das Pflegeverständnis ist, inwieweit berufliche Pflege als Verrichtung einzelner Tätigkeiten oder an Kontinuität gebundenes, komplexes Pflegehandeln erlebt wird. Als wichtige Einflußgröße soll in diesem Zusammenhang die Organisation von Pflegearbeit genannt werden. Bedeutung erlangt auch, ob in beruflicher Pflege ein konturiertes Arbeitsfeld gesehen oder mit dieser ein diffuses Erscheinungsbild assoziiert wird. Einen hohen Stellenwert für das Pflegeverständnis hat, inwieweit Pflegende ihr Handeln als zumindest partiell selbständiges oder durchgängig fremdbestimmtes Tun erleben. Die Übernahme von Verantwortung nur für die Ausführung oder für Planung und Ausführung von Pflege ist außerordentlich wichtig für das Erleben von Autonomie oder Abhängigkeit. Das Umgehen mit Macht und Rollenverhalten sowie das Erleben von Distanz und Nähe wirken auf das Pflegeverständnis. In das Pflegeverständnis von Pflegenden geht auch die mangelhafte Wertschätzung alternder Menschen durch unsere Gesellschaft ein. Die Internalisierung dieser Wertschätzung kann sich weitgehend unabhängig von der Ausübung eines Pflegeberufes vollziehen. Ein Berufsverständnis unabhängig von den Inhalten der Arbeit läßt an allgemeine Merkmale von Berufstätigkeit denken. Allgemeine Merkmale von Berufstätigkeit sind das Erbringen von Arbeitsleistungen, das Entlohnen von Arbeitsleistungen, die Gestaltung von Arbeitszeit und die Verwendung von Arbeitsmitteln. Das Erbringen von Arbeitsleistungen verweist auf Motivationen, die auch durch individuelle Lebenswelten unterhalten werden. Berufsverständnis und Pflegeverständnis sind das Ergebnis zunehmender Berufs- und Lebenserfahrung (vgl. WERNER 1997: 138). Pflegehandeln, verstanden als an aktuellen Situationen orientiertes Handeln, berücksichtigt den Kontext vorhandener Affekte, Erwartungen, Fähigkeiten, Haltungen und Sinnhaftigkeiten. Dieser Kontext ist nicht allein Ergebnis beruflicher Sozialisation. Pflegehandeln geht immer auch aus den Lebenswelten von Pflegenden hervor. Beruflich Pflegende erlangen Zugang zu den Lebenswelten von zu Pflegenden wesentlich vermittels der je eigenen Lebenswelt.

> „Die Situation des Kranken, den ich befrage, erscheint mir innerhalb meiner eigenen, und mit diesem bipolaren Phänomen lerne ich ebenso sehr mich selbst wie den Anderen kennen" (MERLEAU-PONTY 1966: 389)

Beruflich Pflegende geraten fortwährend in Dilemmata. Die Entwertung alternder Individuen durch eine Gesellschaft und Sorge um alternde Individuen als eine Orientierung für berufliches Handelns rufen widerstreitende Haltungen hervor. Diese Konflikte erfahren eine Verschärfung, wenn Pflegende im Bemühen, individuellen Lebenswelten Rechnung tragen zu wollen, das Tagesgeschehen mit standardisierten Arbeitsmitteln zu bewältigen gezwungen sind. Die zunehmende Orientierung von Pflegearbeit an Medizin- und Pflegetechnik wird die angedeuteten Dilemmata vertiefen. Mangelhafte Resonanz seitens der zu Pflegenden als Folge unterbleibender Kommunikation erschwert den Pflegenden die eigene Verortung. Das von individueller Sinnhaftigkeit losgelöste Handeln entwertet das eigene berufliche Engagement und wirkt notwendiger Motivation entgegen.

5.2　Organisationen im Gesundheits- und Sozialwesen

5.2.1　Charakteristika von Organisationen

Alle Organisationen weisen drei Charakteristika auf (vgl. MAYNTZ 1963). 1. Organisationen haben eine Struktur und umfassen einen Mitgliederkreis sowie eine interne Rollendifferenzierung. 2. Organisationen sind bewußt an spezifischen Zwecken und Zielen orientiert. 3. Organisationen unterliegen mit Blick auf die Realisierung der Ziele einer zumindest intendierten rationalen Gestaltung. Unterschiedliche Organisationen lassen sich als System begreifen, das auf Elementen aufbaut, die miteinander wechselseitige Beziehungen unterhalten. Personen können Elemente in Organisationen sein. Das Spezifikum eines Systems ergibt sich aus besonderen Merkmalen der Elemente, deren Anordnung und den Beziehungen zwischen den Elementen. Unterschiedliche Systeme zeichnen sich durch unterschiedlich ausgeprägte Integration und Geschlossenheit aus. Ein System hat eine Grenze, die es von der Umwelt abgrenzt. Zwischen einem System und seiner Umwelt bestehen wechselseitige Beziehungen. Viele Systeme weisen eine Tendenz zu Selbsterhaltung und/oder Gleichgewicht aus. Organisationen sind in der Regel am Erreichen definierter Ziele orientiert. Elemente zielgerichteter sozialer Systeme sind Personen oder Personengruppen, die definierte Aufträge erfüllen und mit anderen Personen interagieren. Personen in einer Organisation entwickeln hinsichtlich ihrer Arbeit und der begleitenden Interaktionen Gefühle und Vorstellungen (vgl. MAYNTZ 1963).

Im Vergleich mit organischen, hier biologischen Systemen sind zielgerichtete soziale Systeme weniger stark strukturiert und anpassungsfähiger. Die Ziele und Strategien der Zielerreichung von zielgerichteten sozialen Systemen erweisen sich als relativ veränderbar. Kompensationsprozesse und Änderungsprozesse werden in zielgerichteten sozialen Systemen bewußt ausgelöst. Das Bereitstellen von Rahmenbedingungen, die Auswahl von Arbeitsinstrumenten und Definition und Realisierung von Zielen erfordern zielgerichtetes Handeln und zweckgebundenes Entscheiden. Entscheidungen über Bedingungen und Arbeitsinstrumente für soziale Systeme berücksichtigen Erwartungen und/oder Vorschriften einer Gesellschaft. Auch die Ziele einer Organisation werden wesentlich durch die hier soziale Umwelt geprägt. Zwischen Organisation und umgebender Gesellschaft bestehen zahlreiche Wechselbeziehungen. Die Selbsterhaltung einer Organisation ist wesentliche Voraussetzung für das kontinuierliche Erreichen der definierten Zielvorgaben. Sofern Personen für die Leistungen einer Organisation Interesse aufbringen, werden diese auch für die Erhaltung der Organisation eintreten. Das Engagement von Personen für eine Organisation ist nicht zuletzt vom Grad der Identifizierung der Personen mit der Organisation abhängig. Personen in Organisationen erfüllen ihre Aufgaben freiwillig oder gezwungenermaßen. Der Zusammenhalt einer Organisation fußt auf freiwilliger Kooperation und/oder Zwangsmaßnahmen. Das beständige Gegeneinander der Elemente ist für ein soziales System in gleicher Weise kennzeichnend wie ein harmonisches Zusammenspiel. Arbeitsteilige Differenzierung führt unter anderem dazu, daß sich die beteiligten Personen in unterschiedliche Richtungen zu entwickeln versuchen. Das zielgerichtete soziale System ist die theoretische Grundlage für die Organisationsanalyse. Zentrale Fragen der Organisationsanalyse wenden sich an die Wechselbeziehungen zwischen den Elementen einer Organisation und an die Voraussetzungen für das Funktionieren von Organisationen (vgl. MAYNTZ 1963).

KIESER unterscheidet Makro-, Meso- und Mikro-Theorien der Organisation. Makro-Theorien gehen der Frage nach, auf welche Weise Organisationen Kooperationen eingehen. Meso-Theorien beschäftigen sich vornehmlich mit den Strukturen unterschiedlicher Organisationen. Mikro-Theorien wenden sich an die Mitglieder der Organisationen und erforschen beispielsweise deren Motivation (vgl. KIESER 1995).

Eine Organisationstheorie mit weitreichenden Einflüssen wurde von TAYLOR entwickelt. Das zentrale Kennzeichen dieser Organisationstheorie ist die Trennung von Planung und Ausführung der Arbeit. Die Planung der Arbeit obliegt Experten, die auf wissenschaftliche Kenntnisse zurückgreifen. Arbeiter als Ausführende sind gezwungen, definierte Arbeitsvorgaben zu erfüllen, ohne auf den Ablauf der Arbeit Einfluß nehmen zu können. Eine Gestaltung der Arbeit durch die Arbeiter ist nicht erwünscht. Mutmaßliche Interessen der Arbeiter sind bedeutungslos. Der Ansatz von TAYLOR stützt sich auf vier Grundannahmen. 1. Handarbeit und Kopfarbeit sind zu trennen. Das Management entwickelt Regeln für alle Arbeitsabläufe. Arbeit vollzieht sich als Abfolge einfacher manueller Tätigkeiten. 2. Die Arbeitsleistung orientiert sich an einer vom Management definierten Arbeitsvorgabe. Für die Steigerung der Arbeitsleistung werden Prämien ausgesetzt. Das Nichterreichen der Arbeitsvorgaben führt zu negativen Sanktionen. 3. Die Arbeitsleistungen der Arbeiter müssen erforscht und durch gezielte Ausbildung und Weiterbildung optimiert werden. Diese Grundannahme intendiert eine Auslese der Arbeiter. 4. Die Rationalisierung von Arbeitsabläufen durch Experten mindert Konflikte zwischen Arbeitnehmern und Arbeitgebern (vgl. KIESER 1995).

Ein Pendant zur Organisationstheorie von TAYLOR sind Interpretative Ansätze in der Organisationstheorie. Den subjektiven Wahrnehmungen und

Deutungen der beteiligten Arbeitnehmer kommt hier herausragende Bedeutung zu. Die Orientierung an subjektiven Wahrnehmungen und Deutungen gründet sich auf vier Grundannahmen. 1. Die Wirklichkeit der Arbeitnehmer ist sozial konstruiert und Ergebnis zahlreicher Bewußtseinsakte. 2. Sozialwissenschaftliche Erkenntnisse, hier Erkenntnisse über Organisationen, müssen die Perspektiven der beteiligten Akteure berücksichtigen und weisen einen engen Bezug zu kulturell vermittelten Sinnbildungen auf. 3. Menschen handeln auf dem Fundament ihres freien Willens. Arbeitnehmer folgen, weitgehend unbeeindruckt von äußeren Vorgaben, eigenen Motiven und Zielen. 4. Die Auseinandersetzung mit individuellen Erfahrungen, die an Einzelfälle gebunden sind, hat Priorität. Quantitative Erhebungen sind vor diesem Hintergrund bedeutungslos. Ein Ansatz im Rahmen der Interpretativen Ansätze ist die „Lebenswelt-Perspektive" (WOLLNIK 1995: 305). Ein Lebenswelt-Ansatz im Rahmen der Interpretativen Ansätze wurde von LEITHÄUSER et al. entfaltet. Im Rahmen dieses Ansatzes kommt der Frage, inwieweit Arbeit als Mittel der Identitätsgewinnung für Arbeitnehmer angesehen werden kann, herausragende Bedeutung zu. Darüber hinaus ist von Interesse, in welchem Ausmaß Bedingungen und Inhalt von Arbeit die Identität von Arbeitnehmern zu bedrohen vermag (vgl. LEITHÄUSER et al. 1986).

5.2.2   Charakteristika von Organisationen im Gesundheits- und Sozialwesen

Organisationen in Gesundheits- und Sozialwesen, beispielhaft seien Krankenhaus und Altenheim genannt, umfassen zahlreiche Mitglieder mit unterschiedlichen Rollen. Mitglieder sind Angehörige unterschiedlicher Berufsgruppen und Patienten/zu Pflegende. Als Ziele von Organisationen im Gesundheitswesen lassen sich wesentlich die Heilung und/oder Besserung von Erkrankungen der Patienten nennen. Organisationen im Sozialwesen, hier in der Altenhilfe, intendieren die Befriedigung insbesondere elementarer Bedürfnisse. Das Bemühen um die Koordinierung von Arbeitsabläufen in Organisationen des Gesundheits- und Sozialwesens stützt sich auf eine Vielzahl rationaler Kriterien. Die Beziehungen zwischen den Mitgliedern haben unterschiedliche Merkmale. Organisationen im Gesundheits- und Sozialwesen sind durch eine ausgeprägte Komplexität gekennzeichnet.

Durch Abhängigkeit geprägtes Verhalten kennzeichnet die Beziehungen, die zwischen Angehörigen der vertretenen Berufsgruppen und Patienten/zu Pflegenden bestehen. Die Beziehungen zwischen Angehörigen unterschiedlicher Berufsgruppen sind an mindestens eine Hierarchie gebunden.

Die Arbeit von Ergotherapeuten, Pflegenden, Physiotherapeuten und anderen Berufsgruppen ist grundsätzlich ärztlichen Weisungen unterworfen. Gesetzlich verankerte Weisungsgebundenheit kann als Ausdruck komplementärer Beziehungen gewertet werden. Ärzte nehmen in der Hierarchie von Krankenhäusern aus unterschiedlichen Gründen herausgehobene Positionen ein. Durch Ärzte dominierte Hierarchien können auch in Einrichtungen der Altenhilfe nachgewiesen werden, obschon im Vergleich mit Krankenhäusern die Präsenz von Ärzten weitaus geringer ausgeprägt ist. Kooperation und Wertschätzung zwischen Angehörigen unterschiedlicher Berufsgruppen stützen sich auch auf die Nähe der Berufsgruppen zur Medizin. Berufsgruppen, die mit großer Nähe zur Medizin agieren, verfügen über ein mindestens besseres Renommee als jene Berufsgruppen, die sich in ihrer Arbeit weniger von medizinischen Maximen leiten lassen. Die notwendige Interdisziplinarität der unterschiedlichen Berufsgruppen gestaltet sich häufig als Aneinanderreihung einzelner Behandlungskomponenten, ohne das eine übergreifende Kooperation hergestellt werden könnte (vgl. BADURA/FEUERSTEIN 1993). Neben der zentralen Hierarchie in Krankenhäusern unterhält jede Berufsgruppe eine eigene Hierarchie. Die Berufsgruppe der Pflegenden weist mindestens drei unterschiedliche Ebenen aus: Pflegedienstleitung, Stations- oder Wohnbereichsleitung und Pflegende mit unterschiedlicher Qualifikation in unterschiedlichen Arbeitsfeldern. ELKELES bezeichnet die Beziehungen unter den Pflegenden als „streng hierarchisch-zentralistisch" (ELKELES 1993: 65) organisiert. Die Verortung in der Hierarchie gründet sich auf (formale) Kompetenzen und/oder Qualifikationen sowie den Zugang zu Informationen. Stations- und Wohnbereichsleitungen verfügen über ein Informationsmonopol. Ausdruck der einseitigen Informationsverteilung ist die Teilnahmeberechtigung für die ärztlichen Visiten (vgl. ELKELES 1993). Planung und Verrichtung von Pflege weisen zahlreiche Merkmale der Organisationstheorie von TAYLOR auf. Pflegearbeit ist ausgeprägt arbeitsteilig organisiert. Ein Kennzeichen der Arbeitsteilung sind mangelhafte Entscheidungs- und Kontrollmöglichkeiten für jene Pflegenden, denen die Erbringung der direkten Pflege obliegt.

5.3 Negative Auswirkungen der gegenwärtigen Bedingungen für eine Orientierung von Pflegearbeit an den Lebenswelten der Pflegenden

Kennzeichen der Organisationstheorie von TAYLOR ist die Trennung von Planung und Ausführung der Arbeit. Experten planen durch Rückgriff auf wissenschaftlich fundiertes Wissen Arbeitsabläufe. Arbeiter erfüllen die definierten Arbeitsvorgaben, ohne auf den Ablauf der Arbeit Einfluß nehmen zu können. Die funktional organisierte Pflege ist durch dieses Kennzeichen charakterisiert. Berufliche Pflegende erfüllen Arbeitsvorgaben, die von Angehörigen der mittleren Hierarchieebenen, Angehörigen anderer Berufsgruppen oder Pflegeexperten definiert werden. Arbeitsaufträge beschränken sich auf einfache Verrichtungen. Das Erheben von Informationen, das Definieren von Zielen, die Auswahl von Maßnahmen und das Evaluieren der Pflegearbeit wird den Pflegenden entzogen. Pflegende haben vor diesem Hintergrund ausgesprochen geringe Möglichkeiten, die Arbeit zu gestalten. Ein Mangel an Informationen erlaubt Pflegenden nicht, das eigene Tun mit einem sinnvollen Kontext zu verbinden. Der fortschreitende Einsatz von Medizin- und Pflegetechnik eliminiert Möglichkeiten der Sinnfindung, weil eine Resonanz durch zu Pflegende weitgehend unterbleibt. Pflegedienstleitungen und Stationsleitungen bemühen für die Realisierung von Zielen nicht selten innerbetriebliche Zwangsmittel (vgl. KASTEN 1995). Anweisungen und Richtlinien schränken die ohnehin geringen Gestaltungsmöglichkeiten deutlich ein.

> „Als Reaktion auf eine hohe Personalfluktuation stellen sie (die Pflegedienstleitungen, F.S.) häufig umfangreiche Regeln, Richtlinien und Vorschriften auf, die den Ermessensspielraum, den professionelle Pflegekräfte für ihre Entscheidungsfindung benötigen, drastisch einschränken" (BENNER/WRUBEL 1997: 437).

Grundlegende Entscheidungen, selbst wenn sie den Personalbereich unmittelbar berühren, werden nahezu ausschließlich in Gremien auf Leitungsebene herbeigeführt. Rahmenbedingungen und Organisationsziele bleiben oftmals unklar, Informationen erreichen das Personal stark selektiert, es besteht unzureichende Transparenz. Das (Pflege)Personal reagiert mit „Motivationsabbau, partieller Arbeitsverweigerung und passivem Widerstand" (KASTEN 1995: 49). An eine Entfaltung der Lebenswelten von Pflegenden ist angesichts der hier umrissenen Restriktionen nicht zu denken. Die Aufgabe von Traditionen, eine zunehmende Pluralisierung der Wertvorstellungen und individuell geprägte Handlungsorientierungen wirken nicht zuletzt in Organisationen von Gesundheits- und Sozialwesen (vgl. BORSI 1995). (Pflege)Management kommt mit Blick auf die unerwünschten Reaktionen des Personales und in Anbetracht der hier angedeuteten Veränderungen nicht umhin, „das herkömmliche monokausale, lineare Denk- und Handlungsmuster im Pflegedienst" (BORSI/SCHRÖCK 1996: 142) zu hinterfragen.

5.4 Gestaltung der gegenwärtigen Bedingungen für eine Orientierung von Pflegearbeit an den Lebenswelten der Pflegenden

Die Entfaltung der Lebenswelten von Pflegenden in der Pflegearbeit erfordert Möglichkeiten für die Gestaltung von Arbeit und deren Bedingungen, Partizipation an Entscheidungsprozessen und Sinnfindung in Bedingungen und Zielen der Organisationen. Der durch Ambivalenzen, Konflikte, Paradoxien und Pluralismus gekennzeichnete Sinnzusammenhang von Organisationen im Gesundheits- und Sozialwesen ist für Personalentwicklung und Personalpflege außerordentlich bedeutsam. Dieser Sinnzusammenhang resultiert aus persönlichen Interessen, individuellen Werthaltungen und unterschiedlichen Emotionen. (Pflege)Management wird sich auf die Bedürfnisse der Mitarbeiter nach Realisierung von Werthaltungen und Prozesse der Sinnfindung einlassen müssen (vgl. ANDEREGG 1988, BORSI 1995a). Voraussetzung für die individuelle Realisierung von Werthaltungen und Sinnfindung ist die Ausweitung von Entscheidungs- und Handlungsspielräumen. Der individuelle Handlungsspielraum soll mit dem vorhandenen Organisationsspielraum verknüpft werden. Die individuelle Sinnfindung kann sich an einem Bezugsrahmen orientieren, den das Management entwickelt (vgl. BORSI/SCHRÖCK 1996). Die Gestaltung von Pflegearbeit vor diesem Hintergrund folgt unterschiedlichen Grundsätzen. Arbeitsgestaltung soll anhand der Optimierung des individuellen Entscheidungs-, Gestaltungs- und Handlungsspielraumes die Förderung der Persönlichkeit von Pflegenden ermöglichen. Die Möglichkeit zur Partizipation bei der Gestaltung von Arbeitsbedingungen ist ein unverzichtbares Gestaltungsprinzip. Arbeitsgestaltung soll unterschiedlichen Kompetenzen und unterschiedlicher Lernentwicklung Rechnung tragen. Ergonomische, physiologische, psychologische und technische Bedingungen müssen veränderbar sein. Das Entwerfen von Arbeitssystemen und Arbeitsabläufen muß drohende Beeinträchtigungen von Gesundheit und Wohlbefinden der Pflegenden vorhersehen und Alternativen bereithalten. Die Planung von Arbeitssystemen soll dem Anlegen objektiver Handlungsspielräume besondere Bedeutung beimessen (vgl. BORSI 1994). Neben Möglichkeiten für die Gestaltung von Arbeit, Partizipation an Entscheidungsprozessen und Sinnfindung in der Arbeit erhalten Gesundheit und Wohlbefinden der Pflegenden einen besonderen Stellenwert. Das Wohlbefinden der Pflegenden ist eine wichtige Voraussetzung für die Entfaltung der Lebenswelten von zu Pflegenden und die Orientierung von Pflegearbeit an den Lebenswelten von zu Pflegenden.

„Das Konzept der persönlichkeitsförderlichen Arbeitsgestaltung (...) geht vom <sozialen Wohlbefinden des arbeitenden Menschen> aus, was für Pflegende als fundamentale Voraussetzung für eine authentische Beziehung zu Patienten und Arbeitskollegen gilt" (BORSI 1995b: 98).

Auf die Pflegepraxis bezogen ist eine Reihe von Veränderungen vorstellbar, die den hier entworfenen Bedingungen Rechnung tragen. Die notwendigen Veränderungen werden nachfolgend beispielhaft skizziert. An Entwurf und Entwicklung von Pflege- und Unternehmensleitbildern müssen Pflegende und Angehörige anderer Berufsgruppen beteiligt sein. Auswahl von und Entscheidung über den Einsatz von Arbeitsmitteln obliegt Pflegenden auf allen Ebenen. Pflegende entscheiden über Gestaltung und Organisation der Pflegearbeit. Alle Beschäftigten erhalten angemessene Informationen über Rahmenbedingungen der Einrichtung. Die Verteilung beispielsweise finanzieller Ressourcen wird mit allen betroffenen Beschäftigten mindestens erörtert.

6   Anforderungen an Aus-, Fort- und Weiterbildung für eine an den Lebenswelten von Pflegenden und zu Pflegenden orientierte Pflege

Aus-, Fort- und Weiterbildung in der beruflichen Pflege sollen den Lebenswelten von Pflegenden und zu Pflegenden auf unterschiedlichen Ebenen Rechnung tragen. Mit Blick auf die Pflegenden ist zwischen Lehrenden und Lernenden zu unterscheiden. Das Wahrnehmen von Lebenswelten anderer Menschen setzt aus meiner Sicht voraus, in Lernprozessen die je eigene Lebenswelt entfalten zu können. Möglichkeiten für die Entfaltung der Lebenswelten von Lernenden (Pflegenden) anzubieten, ist demnach Grundvoraussetzung für das Wahrnehmen von Lebenswelten anderer Menschen durch die Lernenden. Lernende nehmen die Lebenswelten von zu Pflegenden möglicherweise nur dann angemessen wahr, wenn ihnen in Aus-, Fort- und Weiterbildung unterschiedliche Möglichkeiten eingeräumt werden, die je eigene Lebenswelt zu entfalten. Als wichtigem Medium kommt vor diesem Hintergrund der Partizipation von Lernenden ein herausragender Stellenwert zu. An eine Entfaltung der Lebenswelten von Lernenden ist nur zu denken, wenn die Bedingungen von Aus-, Fort- und Weiterbildung das Vorhandensein von Lebenswelten auch der Lehrenden berücksichtigen.

Die Planung, Durchführung und Evaluierung von Aus-, Fort- und Weiterbildung in Pflegeberufen vollziehen sich auf unterschiedlichen Ebenen. Grundsätzlich sind neben anderen Bedingungen für die Planung, Durchführung und Evaluierung von Unterricht didaktische Modelle, Unterrichtskonzepte und Curricula oder Rahmenlehrpläne zu berücksichtigen. Die Entfaltung der Lebenswelten von Lehrenden und Lernenden (Pflegenden) spricht insbesondere didaktische Modelle und Unterrichtskonzepte an. Curricula umfassen Orientierungen und Inhalte für an den Lebenswelten von Pflegenden und zu Pflegenden orientierte Aus-, Fort- und Weiterbildung. An den Lebenswelten von zu Pflegenden orientierte Pflegearbeit erfordert besondere Qualifikationen, die in Aus-, Fort- und Weiterbildung mindestens angelegt werden müssen.

Die Orientierung von Aus-, Fort- und Weiterbildung an den Lebenswelten von Lernenden wird beispielsweise mit dem Bildungskonzept Entwicklungsorientierter Berufsbildung angedeutet (vgl. BERTRAM 1999). Im Rahmen dieses Konzeptes werden die Wechselbeziehungen zwischen beruflicher (Pflege)Bildung und der persönlichen Entwicklung von Lernenden thematisiert. Die Gestaltung von Bedingungen der Ausbildung und/oder des Unterrichtes durch die Lernenden ist in der kritisch-konstruktiven Didaktik und der kommunikativen Didaktik ausdrücklich vorgesehen. Lernenden die Gestaltung von Bedingungen zu ermöglichen, erlaubt zumindest im Ansatz auch die Entfaltung von Lebenswelten der Lernenden.

6.1　Didaktische Modelle für an den Lebenswelten von Lehrenden und Lernenden orientierte Bildung in der Pflege

Möglichkeiten für die Entfaltung der Lebenswelten von Lehrenden und Lernenden (Pflegenden) müssen in didaktischen Modellen aufgehoben sein. Didaktische Modelle ermöglichen eine Orientierung für Analyse und Planung von Unterricht. Für die konkrete Vorbereitung von Unterricht sind didaktische Modelle nicht geeignet.

Die „kritisch-konstruktive Didaktik" von KLAFKI und unterschiedliche Formen der kommunikativen Didaktik erhalten in den nachfolgenden Ausführungen beispielhaften Charakter. Andere didaktische Modelle sind von einer an den Lebenswelten von Lehrenden und Lernenden orientierten Bildung keineswegs zwangsläufig ausgeschlossen. Hierzu bedarf es weitergehender Arbeiten.

6.1.1　Bedeutung der ˋkritisch-konstruktiven Didaktikˊ

Die kritisch-konstruktive Didaktik ist von KLAFKI als theoretisches Modell für pädagogische Arbeit entwickelt worden. Kritisch-konstruktive Didaktik ist aus der „Bildungstheoretischen Didaktik" hervorgegangen, welche in der Tradition der geisteswissenschaftlichen Pädagogik steht. Kritisch-konstruktive Didaktik weist einen engen Bezug zur „Kritischen Theorie" der „Frankfurter Schule" auf. Kritisch-konstruktive Didaktik beschreibt Lehren und Lernen als aktiven Vorgang, der zwischen Wirklichkeit (Objekt) und Lernendem (Subjekt) vermittelt. Bildungsinhalte sollen an der Gegenwart, einer denkbaren Zukunft und bedeutsamen Momenten der Vergangenheit von Lernenden anknüpfen. Die Auswahl von Bildungsinhalten orientiert sich wesentlich an der Frage, inwieweit Bildungsinhalte die Fähigkeit zu Selbstbestimmung, Mitbestimmung und Solidarität entwickeln helfen. Kritischkonstruktive Didaktik möchte ein Handlungs-, Gestaltungs- und Veränderungsinteresse wecken. Lernende sollen ermuntert werden, insbesondere die Bedingungen für Lehren und Lernen zu hinterfragen (vgl. KLAFKI 1996).

Ein herausragendes Merkmal kritisch-konstruktiver Didaktik ist die Kategoriale Bildung (vgl. KLAFKI 1996). Kategoriale Bildung bezeichnet einen aktiven Aneignungsvorgang, in dem Wirklichkeit für die Lernenden zugänglich wird und sich Lernende gleichzeitig für die Wirklichkeit öffnen, indem sie Verstehensmöglichkeiten entwickeln (vgl. KLAFKI 1975). Die Entwicklung von Verstehensmöglichkeiten eröffnet unterschiedliche Zugangsmöglichkeiten für die Wirklichkeit. Dieser Aneignungsvorgang läßt sich auch als wechselseitiges Vermittlungsverhältnis zwischen Objekt (Wirklichkeit) und Subjekt (Lernender) begreifen. Die Auswahl von Bildungsinhalten wirft die Frage nach dem Exemplarischen auf. Lernen erfolgt nicht durch reproduktive Übernahme vieler Einzelkenntnisse, sondern anhand ausgewählter Beispiele. Bildungsinhalte müssen im Verständnis der kritisch-konstruktiven Didaktik elementar und fundamental sein. Das Elementare an einem Beispiel eröffnet den Zugang auf allgemeine Prinzipien, Werte oder Gesetze. Elementar ist das Beispiel taktil-haptischer Wahrnehmung, weil die Verarbeitung von Sinnesreizen als ein allgemeines Prinzip zutage tritt. Fundamental sind Erkenntnisse, wenn diese die Grundlagen menschlicher Gesellschaft berühren. Das Deutlichwerden allgemeiner Prinzipien in der Wirklichkeit initiiert das Anlegen von Kategorien beim Lernenden. Bildungsinhalte müssen vor dem Hintergrund ihrer Gegenwartsbedeutung und Zukunftsbedeutung sowie mit Blick auf relevante Vergangenheitsbezüge ausgewählt werden (vgl. KLAFKI 1996).

Bildung wird im Rahmen kritisch-konstruktiver Didaktik als Allgemeinbildung aufgefaßt. Vor diesem Hintergrund hat KLAFKI „Grundbestimmungen eines neuen Allgemeinbildungskonzeptes" (KLAFKI 1996: 49) formuliert, die in die kritisch-konstruktive Didaktik eingegangen sind. Alle Menschen haben ein Recht auf Bildung. Bildung muß sich am breiten Spektrum menschlicher Interessen und Handlungsmöglichkeiten orientieren und den Menschen in seinen kognitiven, pragmatischen, ethischen, politischen, sozialen und emotionalen Bezügen ansprechen. Bildung ist als Zusammenhang von drei Grundfähigkeiten aufzufassen. Diese Grundfähigkeiten sind die Fähigkeit zur Selbstbestimmung individueller Lebensbeziehungen, die Fähigkeit auf kulturelle, gesellschaftliche und politische Verhältnisse gestaltend einzuwirken (Mitbestimmungsfähigkeit) und die Fähigkeit zur Solidarität insbesondere mit jenen Menschen, denen Selbst- und Mitbestimmungsmöglichkeiten vorenthalten werden. Bildung muß alle Grunddimensionen menschlicher Interessen und Fähigkeiten umfassen, wenn die freie Entfaltung der Persönlichkeit gewährleistet sein soll. Als Beispiel möge hier die Bildung „(...) des lustvollen und verantwortlichen Umgangs mit dem eigenen Leib" (KLAFKI 1996: 54) dienen.

Die kritisch-konstruktive Didaktik ist für eine Entfaltung der Lebenswelten von Pflegenden und zu Pflegenden in unterschiedlicher Hinsicht bedeutungsvoll. Die Gestaltung der Pflegearbeit durch Pflegende gründet sich auf ein Gestaltungs-, Handlungs- und Veränderungsinteresse. Ein solches Interesse muß in Aus-, Fort- und Weiterbildung mindestens geweckt werden. Partizipation an Entscheidungsprozessen setzt die Entwicklung von Selbst- und Mitbestimmungsmöglichkeiten voraus. Bildung muß sich am breiten Spektrum menschlicher Interessen und Handlungsmöglichkeiten orientieren und den Menschen in seinen kognitiven, pragmatischen, ethischen, politischen, sozialen und emotionalen Bezügen ansprechen. Das breite Spektrum unterschiedlicher Bezüge ist ein Ausdruck von (für) Lebenswelt. Mit Bildung ein breites Spektrum von Bezügen ansprechen zu wollen, erfordert eine Orientierung an den Lebenswelten von Lernenden. Eine solche Orientierung eröffnet Lernenden Möglichkeiten für die Entfaltung der eigenen Lebenswelt. Die eigene Lebenswelt entfalten zu können, ist eine unverzichtbare Voraussetzung für das Wahrnehmen von Lebenswelten anderer Menschen. Auszubildenden einen Zugang für pragmatische, emotionale oder andere Bezüge ermöglichen zu wollen, setzt ein Interesse an den unterschiedlichen Bezügen der Auszubildenden voraus. Die Fähigkeit zur Selbstbestimmung individueller Lebensbeziehungen, von KLAFKI als wichtiges Bildungsziel ausgewiesen, erlaubt Pflegenden das von anderen Interessen unabhängige Aufnehmen und Entwickeln unterschiedlicher Beziehungen. Pflegende können demzufolge Beziehungen mit zu Pflegenden eingehen oder dieses ablehnen. Selbstbestimmung ist ein herausragendes Merkmal der Entfaltung von Lebenswelten auch der zu Pflegenden. Zu Pflegende können sich auf berufliche Pflege einlassen oder auf andere Formen der Unterstützung zurückgreifen. KLAFKI beschreibt Lernen als „entdeckendes bzw. nachentdeckendes und sinnhaftes, verstehendes Lernen (...)" (KLAFKI 1996: 129). Als sinnhaft kann sich Lernen nur dann erweisen, wenn die vermittelten Bildungsinhalte Anknüpfpunkte an den vorhandenen Lebenswelten finden. Soll Bildung an Gegenwart, Zukunft und Vergangenheit von Lernenden anknüpfen, ist eine Orientierung mindestens an deren Erfahrungen und Perspektiven intendiert. Erfahrungen und Perspektiven sind Ausdruck vielschichtiger Lebenswelten. Bildung im Rahmen der kritisch-konstruktiven Didaktik stellt einen unmittelbaren Bezug zu den Lebenswelten von Lernenden her.

6.1.2   Bedeutung von kommunikativer Didaktik

Der Kommunikation zwischen Lehrenden und Lernenden kommt in unterschiedlichen Modellen interaktiver Didaktik herausragende Bedeutung zu. Die zentralen Strukturmomente von Unterricht im Rahmen kommunikativer Didaktik sind 1. der Vermittlungsaspekt 2. der Inhaltsaspekt und 3. der Beziehungsaspekt (vgl. BIERMANN 1976, WINKEL 1986). BIERMANN begreift Vermittlung als Lehren und Lernen an und vermittels eines Gegenstandes. Ein Gegenstand soll hier als ein Gegenstand von Lehren und Lernen verstanden sein. Dieser Gegenstand von Lehren und Lernen ist kein Objekt, auf das sich Lernende einlassen müssen. Gegenstand und Lernende werden vielmehr in einem schon gegebenen lebensweltlichen Zusammenhang gesehen. Kommunikativer Unterricht greift die vorhandenen Erfahrungen der Lernenden auf. Der Bezug zu den Lebenswelten der Lernenden wird zum Medium für den Unterricht. Die Gliederung des Unterrichtes orientiert sich am Lernprozeß der Lernenden. Sozialintegrative Formen von Unterricht erhalten vor diesem Hintergrund besondere Bedeutung. Gruppenarbeit, Partnerarbeit und Teamteaching sind Beispiele für sozialintegrative Formen von Unterricht (vgl. BIERMANN 1976).

BOSCH et al. haben eine beziehungstheoretische Didaktik entworfen, die den Beziehungsaspekt von Unterricht in den Vordergrund rückt (vgl. BOSCH et al. 1981). Das Handeln im Unterricht wird durch soziale Beziehungen und Prozesse bestimmt, die Ausdruck einer Auseinandersetzung mit einem Gegenstand im Lehr-/Lernfeld sind. Lehren und Lernen erhält durch die wechselseitige Beeinflussung von Sachstrukturen und Beziehungsstrukturen eine Richtung. Unterricht kann als Ergebnis der Einflüsse eines Gegenstandes, der Haltung der Beteiligten, der Lehr-/Lernsituation und der Aktionsformen angesehen werden. In die Haltung der am Unterricht beteiligten Individuen gehen individuelle Dispositionen, Gefühle, Motivationen und Strategien ein (vgl. BOSCH et al. 1981).

POPP begreift Unterricht nicht als geschlossenen Strukturzusammenhang sondern als offenen Lehr- und Lernprozeß (vgl. POPP 1976). Besonderes Anliegen eines offenen Lehr- und Lernprozesses ist die Entwicklung der Identität von Lernenden. Unterricht dient nicht zuletzt der Aufklärung von Welt. Für diese Aufklärung ist von herausragender Bedeutung, die individuellen Biographien und Lebenswelten der Lernenden mobilisieren zu können. Die vorhandenen Handlungsfähigkeiten der Lernenden sollen sich bewähren und erweitern (vgl. POPP 1976).

6.2 Unterrichtskonzepte für an den Lebenswelten von Lehrenden und Lernenden orientierte Bildung in der Pflege

Möglichkeiten für die Entfaltung der Lebenswelten von Lehrenden und Lernenden müssen in Unterrichtskonzepten vorgesehen sein. Unterrichtskonzepte ermöglichen eine vergleichsweise konkrete Planung von Unterricht.

Erfahrungsbezogener Unterricht und handlungsorientierter Unterricht enthalten nach meiner Einschätzung Möglichkeiten für die Entfaltung der Lebenswelten von Lehrenden und Lernenden. Andere Unterrichtskonzepte sind hinsichtlich ihrer Eignung für an den Lebenswelten von Lehrenden und Lernenden orientierte Bildung zu überprüfen.

6.2.1   Bedeutung von erfahrungsbezogenem Unterricht

Erfahrungen haben für Pflegearbeit eine herausragende Bedeutung (vgl. BENNER 1994). Pflegearbeit gründet sich auf theoriegeleitetes Wissen und individuelle Erfahrungen. Die Veränderung notwendigen Wissens vollzieht sich auf zwei unterschiedlichen Wegen. Praktisches Wissen speist sich aus einem theoretischen Fundus und praktischen Erfahrungen. Der theoretische Fundus für Pflegearbeit wird von der Pflegewissenschaft und anderen Wissenschaften bereitgestellt. Praktische Erfahrungen erwachsen aus der praktischen Pflegearbeit. Erfahrungen sind Vorstellungen und Erwartungen, die durch die Konfrontation mit der Realität verändert werden (vgl. GADAMER 1970). BENNER hat ein Modell der Aneignung von Kompetenzen für die Krankenpflege entwickelt. Die Aneignung der unterschiedlichen Kompetenzen verläuft demzufolge stufenweise. Das Modell umfaßt fünf Stufen: Neuling, fortgeschrittene Anfängerin, kompetente Pflegende, erfahrene Pflegende und Pflegeexpertin. Ein herausragendes Kennzeichen der hier angedeuteten Entwicklung ist das Anlegen und Festigen eines umfassenden Erfahrungswissens. Neulinge orientieren sich wesentlich an theoretischem Regelwissen. Pflegeexperten erfassen Situationen intuitiv mit der Hilfe erworbenen Erfahrungswissens (vgl. BENNER 1994). Erfahrungen gehen aus der Veränderung von Vorstellungen hervor, die einem bestehenden Vorwissen entstammen. Die Veränderung von Vorstellungen unterliegt verschiedenen Bedingungen. Bedingungen für die Veränderung von Vorstellungen sind die Biographie, kognitive Kompetenzen und individuelle Lernbereitschaft der Pflegenden (vgl. BENNER 1994: 32). Erfahrungen sind vor diesem Hintergrund immer auch in einer Lebenswelt verankert.

Ein Konzept für erfahrungsbezogenen Unterricht wurde von SCHELLER entwickelt. Die körperlichen, kognitiven, sinnlichen und sozialen Erfahrungen von Lehrenden und Lernenden zu einem Unterrichtsthema sind Ausgangs- und Zielpunkt des Unterrichtes. Gefühlen, Phantasien und Haltungen kommt in diesem Konzept eine zentrale Bedeutung zu. Bemerkenswert ist darüber hinaus das Ansprechen und Realisieren sinnlich-praktischen Erlebens.

Das Motiv für die Entwicklung eines Konzeptes für erfahrungsbezogenen Unterricht ist Kritik am lernzielorientierten Unterricht. (Lehrende und) Lernende können zahlreiche Unterrichtsthemen nicht mit eigenen Erfahrungen verknüpfen. Die Aneignung von Lehr-/Lerninhalten anhand von Sprache beeinträchtigt das sinnlich-praktische Erleben von Lehr-/Lern-inhalten. Bedürfnisse und Interessen von Lernenden bleiben weitgehend unberücksichtigt. Lernende können eigene Erfahrungen, Erlebnisse und Phantasien nicht einbringen. Der Aufbau von solidarischen Beziehungen zwischen den Lernenden sowie zwischen Lernenden und Lehrenden unterbleibt. Schulisches Lernen, vielfach an lernzielorientierten Unterricht gebunden, ist entfremdetes Lernen. Ziele des erfahrungsbezogenen Unterrichtes sind das Fördern sinnlich-ganzheitlichen und körperbestimmten Handelns, das Erproben alternativer Symbolisierungsformen, das Reflektieren eigener und fremder Haltungen sowie das Entwickeln von Handlungsalternativen. Besonderes Anliegen des erfahrungsbezogenen Unterrichtes ist die Veränderung von Haltungen.

Erfahrungen gründen sich auf sinnlich-ganzheitliche Erlebnisse, die aus konkreten Lebenszusammenhängen und Lebensvollzügen erwachsen. Erlebnisse werden in einer vielschichtigen Aneignung verarbeitet. Sie werden in Beziehung zu zurückliegenden Erlebnissen und Erfahrungen, aktuellen Gefühlen und Stimmungen gesetzt. Erlebnisse sind in individuelle Erlebensweisen eingebunden, die aus vorangegangenen Erlebnissen und Interaktionen hervorgehen. Aus Erlebnissen werden Erfahrungen, wenn Erlebnisse einen konkreten Kontext erhalten, der als Erklärung für das Erlebnis dient. Erfahrungen sind in einem vielschichtigen Aneignungsprozeß verarbeitete Erlebnisse, die in neue Deutungs- und Handlungsmuster der Lernenden überführt werden. Deutungs- und Handlungsmuster gehen in unterschiedliche Haltungen ein. Eine Haltung umfaßt Vorstellungen unterschiedlicher Herkunft, die sich in Gestik und Sprache artikulieren. Die intendierte Veränderung von Haltungen kann sich in drei Schritten vollziehen. SCHELLER unterscheidet die Aneignung, Verarbeitung und Veröffentlichung von Erfahrungen. Alternative Symbolisierungsformen haben in diesem Konzept des erfahrungsbezogenen Unterrichtes einen hohen Stellenwert. An die Stelle ausschließlich sprachlich vermittelter Lehr-/Lerninhalte treten das szenische Spiel, Fotografieren, Musizieren, Tanzen und andere Symbolisierungsformen (vgl. SCHELLER 1981).

Ein Konzept für erfahrungsbezogenen Unterricht in der Krankenpflege wurde von MULKE-GEISLER entworfen. Leitlinien didaktischen Handelns sind hier Grundsätze des ganzheitlichen Lernens und Grundsätze des erfahrungsbezogenen Lernens. Ganzheitliches Lernen gründet sich nicht zuletzt auf die Gestalttheorie und die Themenzentrierte Interaktion. Ein Kennzei-

chen ganzheitlichen Lernens im Rahmen der Gestalttheorie ist das Wahr-
nehmen von strukturierten Gestalten. Menschen nehmen demzufolge nicht
Einzelreize, sondern Ganzheiten wahr. Die Ausführungen von MERLEAU-
PONTY sind eine Grundlage für die Gestalttheorie. Themenzentrierte Inter-
aktion intendiert das Herstellen eine lebendigen Beziehung zwischen Ler-
ninhalt, dem Erleben des Lernenden und dem Miteinander von Lernenden im
Lernprozeß. Alternative Symbolisierungsformen erhalten auch in diesem
Konzept einen herausragenden Stellenwert (vgl. MULKE-GEISLER 1994).

6.2.2   Bedeutung von handlungsorientiertem Unterricht

Handlungsorientierter Unterricht fördert die Entfaltung der Lebenswelten
von Lehrenden und Lernenden auf unterschiedlichen Ebenen. Das
„Einbringen" der Lebenswelten in das Lehren und Lernen ist unverzichtbarer Bestandteil der Gestaltung von handlungsorientiertem Unterricht. Handlungsorientierter Unterricht wird in unterschiedlichen Konzepten entfaltet
(vgl. FLECHSIG/HALLER 1975, JANK/MEYER 1994). JANK und
MEYER sehen ihr Konzept des handlungsorientierten Unterrichtes in der
Tradition von ROUSSEAU, PESTALOZZI, REICHWEIN und
LANGERMANN. Das herausragende Merkmal ist die unmittelbare Beteili-
gung der Lernenden an der Vorbereitung und Gestaltung von Unterricht.
    Ziele des handlungsorientierten Unterrichtes sind das Entwickeln von
Selbständigkeit und das Unterstützen der Identitätsbildung. Unterricht dieser
Art soll dem Ausgrenzen von Sinnlichkeit im Lehr-/Lernprozeß entgegenwirken.
    Handlungsorientierter Unterricht sieht das Erzeugen von Handlungspro-
dukten vor. Handlungsprodukte sind Ergebnisse der Unterrichtsarbeit, deren
Veröffentlichung mindestens intendiert ist. Die Auswahl von Unterrichtsin-
halten orientiert sich an Problemen und Fragestellungen, die aus dem verein-
barten Handlungsprodukt resultieren. Subjektive Interessen der Lernenden
sind Ausgangspunkt von Unterrichtsarbeit. Handlungsorientierter Unterricht
ermöglicht das Reflektieren und Entwickeln von Interessen. Unterrichtsstät-
ten müssen Bedingungen schaffen, die Lehrende und Lernende in die Lage
versetzen, eigene Erfahrungen zusammentragen und Handlungsmöglichkeiten erproben zu können. Lehrende sollen Lernenden das Gestalten von Lehr-
/Lernprozessen ermöglichen. Die Beteiligung der Lernenden an Planung,
Durchführung und Auswertung von Unterricht ist ein herausragendes Merkmal im Konzept handlungsorientierten Unterrichtes. Vorgesehen sind darüber hinaus das Entwickeln individueller Lernwege und das Ausweiten fä-
cherübergreifenden Unterrichtes. Mit ihrem Entwurf bahnen JANK und

MEYER gleichberechtigten Beziehungen zwischen Lehrenden und Lernenden einen Weg. Das Fördern der Aktivitäten von Lernenden zielt nicht zuletzt auf die Ausweitung des selbsttätigen Lernens. Selbsttätigkeit ist eine unverzichtbare Voraussetzung für Selbständigkeit. Handlungsorientierter Unterricht wendet sich an Lernende in ihrer Ganzheit. Kopf, Herz und Hände sollen angesprochen werden. Der Anteil sinnlich-ganzheitlicher Unterrichtsmethoden ist anzuheben. Das Ansprechen von Kopf, Herz und Händen setzt die Auswahl geeigneter Unterrichtsmethoden voraus. Geeignete Methoden sind vor diesem Hintergrund Experimentieren, Gruppen- und Partnerarbeit, Projektunterricht und Rollenspiel. Lernen mit dem Körper ist eine ausgesprochen bedeutungsvolle Prämisse im Konzept von JANK und MEYER. Der handlungsorientierte Unterricht strebt ein Gleichgewicht zwischen geistigen und materiellen Handlungen an (vgl. JANK/MEYER 1994).

6.3 Anforderungen an Curricula für an den Lebenswelten von Pflegenden und zu Pflegenden orientierte Bildung

Die Orientierung von Pflegearbeit an den Lebenswelten von Pflegenden und zu Pflegenden macht das Formulieren von Lehr- und Lernzielen für die Ausbildung in Pflegeberufen notwendig. Aus-, Fort- und Weiterbildung, die eine Orientierung von Pflegearbeit an Lebenswelten in sich aufnehmen, erfordern Wissen aus unterschiedlichen Wissenschaften. Ein Curriculum kann als an Lehr-/Lernzielen orientierter Lehr- und Ausbildungsplan aufgefaßt werden (vgl. CLIFT 1995). Herausragende Lehr- und Lernziele vor dem in dieser Arbeit angedeuteten Hintergrund sind 1. das Thematisieren des Vorhandenseins individueller Lebenswelten 2. das Hervorrufen von Interesse für andere Lebenswelten 3. das Aufzeigen unterschiedlicher Dimensionen von Lebenswelt 4. das Nachdenken über die Relevanz von Lebenswelt für Gesundsein und Kranksein, Probleme bei der Bewältigung kritischer Lebenssituationen, Probleme des Alterns und das Sterben 5. das Problematisieren von Auswirkungen der unterschiedlichen Dimensionen in schwierigen Lebenssituationen sowie 6. die Veränderung von Bedingungen für Arbeit und Bildung einer an den Lebenswelten von Pflegenden und zu Pflegenden orientierten Pflege.

Folgende Wissenschaften werden meines Erachtens durch eine Orientierung an den Lebenswelten von zu Pflegenden berührt: Biologie und Chemie, Erziehungs- und Gesellschaftswissenschaften, Human- und Gesundheitswissenschaften, Kulturwissenschaften, Medizin, Rechtswissenschaften und Sozialwissenschaften. Für die Erziehungs- und Gesellschaftswissenschaften sind die Fachdisziplinen Behindertenpädagogik, Erwachsenenbildung und Erziehungswissenschaften von besonderer Relevanz. In den Human- und

Gesundheitswissenschaften müssen insbesondere Psychologie und Sozialarbeit/Sozialpädagogik sowie Gesundheitswissenschaft als bedeutungsvoll angesehen werden. Mit Blick auf die Medizin sind deren Fachdisziplinen und Pharmakologie zu berücksichtigen. Stellvertretend für die Sozialwissenschaften ist Soziologie als Bezugswissenschaft zu nennen.

Schwerpunkte in Biologie und Chemie sind die menschliche Anatomie und Physiologie sowie Pharmakologie. In den Erziehungs- und Gesellschaftswissenschaften müssen insbesondere Anleitung für die Selbsthilfe und Begleitung in schwierigen Lebenssituationen, Erwerb und Vermittlung von Wissen in unterschiedlichen Lebensphasen sowie die Problematisierung von Phänomenen in der Gesellschaft angemessen gewürdigt werden. Schwerpunkte in der Psychologie sind die Entwicklung menschlicher Individuen, Kommunikation, Kognition und Wahrnehmung. Besonderes Interesse in der Sozialarbeit/Sozialpädagogik verdienen Beratung, Geschlechter- und Generationenfragen, Strategien der Bewältigung von Problemen, Überblick und Vermittlung von Hilfen und Unterstützung. Schwerpunkte in den Kulturwissenschaften dürften Ethnologie, Kulturgeschichte und Medien sein. In der Medizin sind Diagnostik und Therapie unterschiedlicher Erkrankungen bedeutungsvoll. Als Schwerpunkte in den Rechtswissenschaften müssen Rechtsfragen hinsichtlich Geschäftsfähigkeit und Gesundheits- und Medizinrecht angesehen werden. Im Rahmen der Fachdisziplin Soziologie sind die Beziehung von Individuum und Gesellschaft, Kommunikation, Theorien des Alterns, Veränderungen in der Gesellschaft von eminenter Bedeutung. Die hier vorgenommene Aufzählung ist keineswegs erschöpfend und dient lediglich einer ersten Orientierung. Eine einseitige Ausrichtung an den Naturwissenschaften, gegenwärtig charakteristisch für berufliche Pflege, wird vor dem skizzierten Hintergrund obsolet. Die Notwendigkeit des Bereitstellens von Wissen aus unterschiedlichen Fachbereichen kann auch an den genannten Schwerpunkten abgelesen werden. Die unumgängliche Strukturierung von Erfahrungen und Wissen wird allerdings nicht an den relevanten Schwerpunkten in den unterschiedlichen Fachbereichen ansetzen können. Vielmehr ist die Entwicklung übergreifender Themenkomplexe erforderlich, in die Wissen aus unterschiedlichen Wissenschaften eingeht. Als ein Vorbild kann das sogenannte HESSEN-CURRICULUM dienen. Das Definieren von verbindlichen Lehr- und Lernzielen erscheint angesichts der vorangegangenen Ausführungen als nur begrenzt möglich.

6.4   Schlüsselkompetenzen für an den Lebenswelten von Pflegenden und zu Pflegenden orientierte Bildung

6.4.1   Schlüsselkompetenzen im Überblick

Für eine Orientierung von beruflicher Pflege an individuellen Lebenswelten sind Ausbildung und Entwicklung unterschiedlicher Kompetenzen erforderlich. Notwendige Kompetenzen sind 1. Kompetenzen, die eine Annäherung an Lebenswelten ermöglichen, 2. Kompetenzen, die einen Austausch von Informationen zwischen den Lebenswelten von Pflegenden und zu Pflegenden ermöglichen, 3. Kompetenzen, die ein den Lebenswelten angemessenes Pflegehandeln ermöglichen sowie 4. Kompetenzen, die solchem Pflegehandeln angemessene Bedingungen einfordern. Kompetenzen, die eine Annäherung an Lebenswelten ermöglichen, sind: Bereitschaft und Fähigkeit zur Auseinandersetzung mit der eigenen Biographie und eigenen Lebensentwürfen, Bereitschaft und Fähigkeit für das Umgehen mit dem Befremdlichen und Irrationalen, Bereitschaft und Fähigkeit zur Auseinandersetzung mit den eigenen Ängsten, mit eigener Scham und mit eigenen Schuldgefühlen, Bereitschaft und Fähigkeit für das Überprüfen von vorgeprägten Alternsbildern (vgl. KOCH-STRAUBE 1997), Empathie (vgl. WITTNEBEN 1994), hermeneutisches Verstehen (vgl. REMMERS 1997) und Fähigkeiten zur akustischen, olfaktorischen, taktilen und optischen Wahrnehmung (vgl. BIENSTEIN 1991). Kompetenzen, die einen Austausch von Informationen zwischen Lebenswelten ermöglichen, sind: Bereitschaft und Fähigkeit des Auffindens eines ausgewogenen Verhältnisses von Distanz und Nähe, Bereitschaft und Fähigkeit zur Kooperation und Partizipation (vgl. KOCH-STRAUBE 1997), kommunikative Kompetenzen (vgl. WÜNSCHE 1998), die Fähigkeit zur Kinästhetik (vgl. HATCH 1992), Argumentationsbereitschaft- und fähigkeit, Kritikbereitschaft und -fähigkeit (vgl. KLAFKI 1996), unterschiedliche Formen des Wahrnehmens. Kompetenzen, die ein den Lebenswelten angemessenes Pflegehandeln ermöglichen, sind: Ambiguitätstoleranz, Bereitschaft und Fähigkeit für das Wahrnehmen und Akzeptieren der Grenzen eigener Gestaltungsmöglichkeiten (vgl. KOCH-STRAUBE 1997), Anpassungsfähigkeit (vgl. WITTNEBEN 1994), Beziehungsfähigkeit, Fähigkeiten für die Aneignung notwendigen (Fach)Wissens, Gestaltungsfähigkeiten, individuelle Arbeitsautonomie, Kompetenzen der Selbstorganisation (vgl. BÖHLE et al.1997), Kreativität, perspektivische Kompetenz und Reflektionsfähigkeit. Ambiguitätstoleranz bezeichnet die Fähigkeit, Ambivalenzen beispielsweise in der Form sich widersprechender Anforderungen aushalten und die Handlungsfähigkeit aufrechterhalten zu können. Kompetenzen, die solchem Pflegehandeln angemessene Bedingungen einfordern sind beispielsweise Kritikbereitschaft und Kritikfähigkeit sowie Gestaltungsbereitschaft und Gestaltungsfähigkeit. Die Aufzählung von Kompetenzen erhebt keinen Anspruch auf Vollständigkeit. Stellvertretend für die genannten Pflegekompetenzen sollen die Pflegekompetenzen Wahrnehmung, hermeneutisches Verstehen, Empathie und Anpassungsfähigkeit ausgeführt und erläutert werden.

6.4.2   Schlüsselkompetenz `Wahrnehmen´

Die gezielte Förderung von Formen der Wahrnehmung kann unterschiedliche Dimensionen der Lebenswelten von zu Pflegenden eröffnen. In der Wahrnehmung artikuliert sich die objektive Welt als Lebenswelt. MERLEAU-PONTY fordert den Rückgang auf die Lebenswelt,

> „(...) um Zugang zu gewinnen zum phänomenalen Feld der lebendigen Erfahrung, in dem Andere und Dinge uns anfänglich begegnen, zum Ursprung der Konstellation von Ich, Anderen und Dingen" (MERLEAU-PONTY 1966: 80).

Wahrnehmen als das privilegierte Erschließen der Welt vollzieht sich auf unterschiedlichen Ebenen. BIENSTEIN und FRÖHLICH unterscheiden Formen der Wahrnehmung in 1. Vibratorische, vestibuläre und somatische Wahrnehmung 2. Orale Wahrnehmung 3. Wahrnehmung durch Geruch und Geschmack 4. Auditive Wahrnehmung 5. Taktil-haptische Wahrnehmung und 6. Visuelle Wahrnehmung (vgl. BIENSTEIN/FRÖHLICH 1991). Das Wahrnehmen der Lebenswelten von zu Pflegenden beschränkt sich keineswegs auf das auditive und visuelle Wahrnehmen. Nahezu alle Formen des Wahrnehmens sind geeignet, die Lebenswelten von zu Pflegenden erfahren zu können. Das Wahrnehmen von Haut, Muskulatur und anderen Leibgeweben vermittelt eine Fülle von Artikulationen, die aus den Lebenswelten von zu Pflegenden hervorgehen. Fettgewebe, Haut, Muskulatur und andere Gewebe sind Medien für Erfahrungen, Emotionen, Haltungen, Perspektiven und andere Dimensionen von Lebenswelt, die Eingang in den menschlichen Leib gefunden haben. Diesen Dimensionen von Lebenswelt im menschlichen Leib nachspüren zu wollen, verweist insbesondere auf taktil-haptische Wahrnehmung als das Wahrnehmen mit Fuß und Hand. Das Wahrnehmen von Geruch gibt Hinweise mindestens hinsichtlich der emotionalen Dimension von Lebenswelt. Die auditive Wahrnehmung erhält mit Blick auf die verbale Kommunikation einen herausragenden Stellenwert. Verbale Kommunikation kann zahlreiche Dimensionen der Lebenswelt zum Ausdruck bringen. Emotionen, Erfahrungen, Haltungen, Kreativität, Perspektiven, Phantasien und andere Dimensionen der Lebenswelt können unmittelbar oder in einer codierten Fassung vermittelt und durch das Hören wahrgenommen werden. Das visuelle Wahrnehmen ermöglicht dem Wahrnehmenden Erfahrungen von Emotionen, Haltungen, Kreativität und anderen Dimensionen der Lebenswelt. Darüber hinaus erlauben das Hören und das Sehen unmittelbare Einschätzungen der Reproduktion von Lebenswelt, wenn sich diese als Vermittlung von Wissen, soziale Integration und/oder Sozialisation vollziehen. Das Hören und das Sehen bahnen die Wahrnehmung von sozialen Kontakten, die nicht als Vermittlung von Wissen, soziale Integration oder Sozialisation zu begreifen sind. Ein Beispiel für soziale Kontakte, die für die Reproduktion von Lebenswelt nicht hilfreich sind, ist die Desintegration. Wahrnehmung wird mit Blick auf die mögliche Annäherung an eine Lebenswelt zur Schlüsselqualifikation im Wortsinn. Die Lebenswelten von zu Pflegenden kann sich nur erschließen, wer sich von geschulter Wahrnehmung an das Fremdsein des Anderen heranführen läßt.

6.4.3   Schlüsselkompetenz `Hermeneutisches Verstehen´

Herausragende Bedeutung für eine Orientierung an unterschiedlichen Lebenswelten kommt dem hermeneutischen Verstehen des je Anderen zu. Die Bedeutung hermeneutischen Verstehens für die Pflegepraxis wird von unterschiedlichen Autoren zum Ausdruck gebracht (vgl. beispielsweise REMMERS 1997, WEIDNER 1995). Hermeneutisches Verstehen ist eine unverzichtbare Pflegekompetenz.

> „Professionelles Pflegehandeln ist demnach ein personenbezogenes, kommunikativem Handeln verpflichtetes, stellvertretendes und begleitendes Agieren auf der Basis und unter Anwendung eines relativ abstrakten, `dem Mann auf der Straße´ nicht verfügbaen Sonderwissensbestandes sowie einer praktisch erworbenen hermeneutischen Fähigkeit der Rekonstruktion von Problemen defizitären Handlungssinns in aktuellen und potentiellen Gesundheitsfragen betroffnener Individuen" (WEIDNER 1995: 126).

Hermeneutik kann als eine Methode des Verstehens einer Lebenssituation aufgefaßt werden (vgl. SEIFFERT 1983). Gegenstand deutenden Verstehens ist insbesondere der unmittelbare Dialog, das Gespräch mit der/dem Anderen. Hermeneutik zielt mit Blick auf das Verstehen eines Dialoges darauf ab, den Sinn des Gesagten erforschen zu wollen (vgl. THOMSSEN 1992). Die nachfolgenden Ausführungen stützen sich auf THOMSSEN, der einen Überblick über unterschiedliche Entwürfe der Hermeneutik gibt. Im Verständnis von RORTY trägt Hermeneutik dazu bei, das eigene Wesen zu verändern. Die vornehmliche Aufgabe menschlicher Individuen ist demzufolge das fortwährend neue Beschreiben des je eigenen Ich. Das neue Beschreiben des Ich vollzieht sich im Zuge des Verstehens des Anderen. Aufgrund des Fehlens einer einigenden Sprache sind menschliche Individuen gezwungen, die Sprache des Anderen zur eigenen Sprache werden zu lassen. VATTIMO nimmt sich der Bedeutung des eigenen Subjekts im Prozeß hermeneutischen Verstehens an. Voraussetzungen für das Verstehen des Anderen sind, den Anspruch auf Selbstbehauptung aufgeben und die Artikulation starker Identität unterlassen zu müssen. Das Verstehen des Anderen erzwingt den Verzicht auf vorgreifende Einordnung. Darüber hinaus ist unumgänglich, eine Aneignung des Anderen durch vertraute Deutungsmuster aufzugeben. Das Verstehen erfordert, für den Anderen offen und empfänglich zu sein. LEVINAS betont das Moment der Verantwortung für den Anderen. Das Wahrnehmen dieser Verantwortung verlangt eine äußerste Verwundbarkeit. Diese Verwundbarkeit ist das Fundament für Aufrichtigkeit. Beziehung bei LEVINAS verweist nicht auf Reziprozität, das wechselseitige Geben und Nehmen wird damit ausgeschlossen. LEVINAS fordert, durch das Erfinden eines Anlasses den Anderen an der Suche nach einer besseren Gerechtigkeit zu beteiligen. Hermeneutisches Verstehen vor diesem Hintergrund erschöpft sich nicht in der reinen Erkenntnis. Das Erfinden löst einen konstruktiven Impuls aus, der darauf abzielt, sich menschliche Beziehungen anders, als sie sich gegenwärtig repräsentieren, vorzustellen. Das eigene Handeln wird wesentlich durch Nähe oder Distanz zum Anderen geprägt. Hermeneutisches Verstehen wendet sich an das, was sich dem Verstehen scheinbar entzieht. Das Verstehen fragt nach möglichen „Lesearten" (THOMSSEN 1992: 304) des Gesagten. Sinn ergibt sich aus dem Verhältnis von Individuum und Kultur. Verstehen zielt darauf ab, dem Sinn des Gesagten eine Bedeutung beizumessen (vgl. zusammenfassend THOMSSEN 1992).

Für die Anwendung hermeneutischen Verstehens in der beruflichen Pflege ergeben sich mögliche Folgerungen. Pflegende lassen die Sprache des Anderen zur eigenen Sprache werden. Hier ist eine große Nähe zur nicht direktiven Beratung gegeben. Den Anspruch auf Selbstbehauptung aufgeben zu müssen, erzwingt nicht zuletzt eine kritische Reflektion beruflichen Rollenverhaltens. Der Verzicht auf vorgreifende Einordnung fordert, alle Formen der Stigmatisierung, die auch im Pflegehandeln nachweisbar sind, überwinden zu müssen. Die Forderung nach äußerster Verwundbarkeit wirft eine Reihe von Problemen auf. Mit Blick auf die Vielzahl von Beziehungen, die Pflegende eingehen, erscheint dieser Anspruch als zumindest nicht immer realisierbar. Angesichts zahlreicher Situationen, die von Pflegenden als verletzend erlebt werden, ist die Umsetzung des Anspruches auf äußerste Verwundbarkeit nicht vertretbar. Die Forderung nach äußerster Verwundbarkeit verankert LEVINAS in der Liebe. Äußerste Verwundbarkeit ist vor diesem Hintergrund ein Ausdruck für die Verantwortung gegenüber dem Anderen. LEVINAS gründet die Verantwortung für den Anderen auf Liebe. „Diese Verantwortlichkeit für den Anderen ist das Grundmoment der Liebe. (...) Die Liebe ist vor dem Antlitz des Anderen Pflicht" (LEVINAS 1989: 93). THOMSSEN führt dazu aus:

> „Diese mir aufgegebene Verantwortung gegenüber dem Anderen führt bei LEVINAS nahezu bis zur Selbstaufgabe, ist äußerste Verwundbarkeit, denn nur auf diese Verwundbarkeit gründet sich intellektuelle Aufrichtigkeit" (THOMSSEN 1992: 303).

Pflegende der Selbstaufgabe unterwerfen zu wollen, ist vor dem Hintergrund der geschichtlichen Entwicklung von Pflege geradezu grotesk. Alle Bemühungen um eine Verberuflichung oder gar Professionalisierung der Pflege würden durch die Orientierung an einer solchen Prämisse unterlaufen. Auch aufgrund der Nähe zur Selbstaufgabe ist die Forderung nach äußerster Verwundbarkeit entschieden abzulehnen. Wenn äußerste Verwundbarkeit ein Kriterium für das Verstehen sein soll, sind dem hermeneutischen Verstehen in der beruflichen Pflege zumindest an dieser Stelle enge Grenzen gesetzt. Aus den vorangegangenen Ausführungen ergibt sich die Frage, ob pflegerisches Handeln immer auf eine Verständigung angelegt sein muß.

6.4.4   Schlüsselkompetenz `Empathie´

Pflegerisches Handeln an individuellen Lebenswelten und ihren Dimensionen orientieren zu wollen, erfordert neben anderen Pflegekompetenzen auch Empathie. Empathie bezeichnet eine Qualifikation des Einfühlens und Eindenkens, die sowohl eine emotionale wie kognitive Ebene aufweist.

> „Empathie im Sinne der Fähigkeit, eine Situation, ein Problem, eine Handlung aus der Lage des jeweils anderen, von der Sache Betroffenen aus sehen zu können" (KLAFKI 1996: 63).

Empathie ist eine grundlegende Qualifikation für alle Pflegeberufe. WITTNEBEN mißt Empathie große Bedeutung bei.

> „Und in pflegerischer Sichtweise konnte bereits eine Empathiefähigkeit als unerläßlich für die Wahrnehmung von Patientenerlebnissen und -verhalten,

von Existenzbedrohungen und -entlastungen sowie von Begegnungen/Berührungen herausgestellt werden" (WITTNEBEN 1994: 336).

Empathie ist aus dem Mitleiden, verstanden als Identifikation mit den zu Pflegenden, hervorgegangen. Beruflich Pflegende sehen sich der Notwendigkeit gegenüber, zwischen Mitleiden und Distanz ein Gleichgewicht entwickeln zu müssen. Die Anforderungen an das Einfühlen haben unterschiedliche Reichweiten. Das Hineinversetzen kann Bedürfnisse und Erfahrungen in einer Weise offenbaren, die das Artikulieren dieser Bedürfnisse und Erfahrungen durch die zu Pflegenden nahezu überflüssig macht. Einfühlen gewinnt eine herausragende Bedeutung, wo zu Pflegenden die Artikulation von Bedürfnissen und Erfahrungen nicht möglich ist. Empathie als Pflegekompetenz wendet sich an zu Pflegende, deren Angehörige und/oder andere Bezugspersonen sowie Angehörige der eigenen und anderer Berufsgruppen (vgl. OVERLANDER 1994).

ZDERAD betrachtet Empathie als Prozeß. Sie unterscheidet das Entwickeln von Empathie in drei Stadien: 1. „Verinnerlichung" 2. „Innere Reaktion" und 3. „Wiederhergestellte Objektivierung" (ZDERAD 1997: 176). Die Verinnerlichung des Anderen bezeichnet eine Form der Identifikation. Anhand der Identifikation gewinnen Pflegende ein Bild von Emotionen, Erfahrungen, Haltungen, Phantasien und Wertvorstellungen. Innere Reaktion bezeichnet eine Form der stellvertretenden Erfahrung. Die stellvertretende Erfahrung ist als Resonanz einer Erfahrung zu begreifen. Wiederhergestellte Objektivierung kennzeichnet den Akt des Ablösens. Pflegende geben in der Ablösung die Identifikation mit den zu Pflegenden auf. Das Aufbringen von Empathie ist an eine Reihe von Voraussetzungen gebunden. Bedeutsam sind neben anderen Voraussetzungen Emotionen, Erfahrungen, Wertvorstellungen und Wissen (vgl. ZDERAD 1997). Als relevant für das Aufbieten von Empathie erweisen sich darüber hinaus Biographiearbeit und Bezugspflege. Biographiearbeit und Empathie weisen relativ enge Wechselbeziehungen auf. Mit Blick auf die Biographiearbeit merkt SCHWEPPE an, daß eine biographische Orientierung nicht durch das naive Sich-in-den-anderen-Hineinversetzen realisierbar ist. Vielmehr ist eine Kompetenz „methodisch-kontrollierten Fremdverstehens" (SCHWEPPE 1998: 329) gefordert.

6.4.5   Schlüsselkompetenz `Anpassungsfähigkeit´

WITTNEBEN beschreibt Anpassungsfähigkeit als eine Fähigkeit, sich auf neue Situationen und neue Anforderungen einstellen zu können (vgl. WITTNEBEN 1994). Für neue Situationen neue Einstellungen finden zu müssen, rückt die Anpassungsfähigkeit mindestens in die Nähe des situativen Pflegehandelns. Situatives Pflegehandeln kennzeichnet ein Pflegehandeln, daß sich als Folge beständiger Interaktion mit zu Pflegenden an Notwendigkeiten aktueller Situationen orientiert. Bestehende Handlungspläne müssen im Zuge situativen Handelns möglicherweise ignoriert werden. Das situative Pflegehandeln setzt in hohem Maße entwickelte Kompetenzen voraus. BÖHLE et al. nennen individuelle Arbeitsautonomie, differenziertes Wahrnehmungsvermögen, soziale Kompetenzen und Kompetenzen der Selbstorganisation. Das situative Pflegehandeln gründet sich darüber hinaus auf einen profunden Wissensbestand (vgl. BÖHLE et al. 1997). Das Einlassen auf neue Anforderungen wird auch durch organisatorische Erfordernisse erzwungen. Pflegearbeit weist einen relativ hohen Anteil administrativer Tätigkeiten auf. Wenngleich stationäre Einrichtungen in einem hohen Maße durch standardisierte Abläufe gekennzeichnet sind, lassen sich doch zahlreiche Abweichungen im Tagesgeschehen feststellen. Die Kompensation der Abweichungen erfordert Anpassungsfähigkeit. Neuen Anforderungen angemessen begegnen zu können, setzt ein Reflektieren des eigenen Handelns voraus. Das Reflektieren des eigenen Handelns, beispielsweise die Anpassung an standardisierte Abläufe, ermöglicht eine Einschätzung der aktuellen Anforderungen. Diese Einschätzung bietet Hinweise darauf, inwieweit das Handeln neuen Anforderungen angepaßt werden muß. WITTNEBEN fordert ausdrücklich eine kritische Anpassungsfähigkeit (vgl. WITTNEBEN 1994). Anforderungen mit der gebotenen Kritik entgegentreten zu können, setzt das Reflektieren nicht nur des eigenen Handelns, sondern auch der vorfindlichen Bedingungen voraus. Kritikbereitschaft und -fähigkeit fragen nach Überzeugungskraft und Grenzen fremder und eigener Argumentationen. Bereitschaft und Fähigkeit zur Kritik zielen darauf ab, eine akzeptierte oder selbstentwickelte Haltung weiteren Prüfungen unterziehen zu können. Mit der Bereitschaft und Fähigkeit zur Kritik sind Argumentationsbereitschaft und -fähigkeit eng verknüpft. Argumentationsbereitschaft und -fähigkeit lassen sich durch das Bestreben kennzeichnen, die eigene Haltung darstellen und in einen Kontext einordnen zu wollen (vgl. KLAFKI 1996). Für die gemeinsame Bestimmung von Pflegezielen und Pflegeinterventionen sind insbesondere Argumentationsbereitschaft- und fähigkeit unverzichtbare Kompetenzen.

7. Ausblick

Die ausgewählten Theorien zum Begriff Lebenswelt aus der Philosophie und Soziologie weisen unterschiedliche Gewichtungen auf (vgl. Kap. 1). HUSSERL versteht Lebenswelt als ein Universalfeld, auf das ein Mensch unmittelbar Zugriff hat. Der Zugriff auf die Lebenswelt erfordert eine Ausklammerung aller Geltungsansprüche. HEIDEGGER knüpft das Sein in der Welt an Bedeutungen, die einzelnen Phänomenen in der Umgebung beigemessen werden. MERLEAU-PONTY erschließt sich Lebenswelt durch die Wahrnehmung mit unterschiedlichen Sinnen. Den Zugang zur Welt vermittelt der menschliche Leib. SCHÜTZ und LUCKMANN sehen in der Lebenswelt einen Ausschnitt der Wirklichkeit, der einfach vorgefunden wird. Lebenswelt weist räumliche, soziale und zeitliche Dimensionen auf. BERGER und LUCKMANN begreifen Lebenswelt als Alltagswelt, die sozial konstruiert wird. HABERMAS betrachtet Lebenswelt als einen Ort, an dem unterschiedliche Geltungsansprüche erhoben und verhandelt werden. Diese Geltungansprüche wenden sich an die objektive, soziale und subjektive Welt und unterliegen der Rationalität. Kommunikation ist für Lebenswelt konstitutiv. WALDENFELS bezeichnet Lebenswelt als umfassende Infrastruktur, in der Gewöhnliches und Außergewöhnliches aufgehoben sind. Neben Lernprozesse, Traditionsbildungen und Normalisierungen treten Prozesse des Schöpferischen.

Als elementare Bedingungen für die Lebenswelten alternder Menschen werden in den Theorien von SCHÜTZ und HABERMAS kognitive Kompetenzen und kommunikative Kompetenzen genannt (vgl. Kap. 2). Das Berücksichtigen dieser Bedingungen für die Konstituierung der Lebenswelten alternder Menschen wirft eine Reihe von Problemen auf. Sind kognitive und kommunikative Kompetenzen nicht vorhanden, kann aus der Perspektive dieser Theorien nicht von Lebenswelt gesprochen werden. Die Reproduktion von Lebenswelt vollzieht sich als Vermittlung kulturellen Wissens, soziale Integration und Sozialisation (vgl. HABERMAS 1997b). Diese Prozesse können aus unterschiedlichen Gründen in Alternsprozessen erheblich beeinträchtigt sein. Die Reproduktion der Lebenswelten alternder Menschen kann Pflegebedürftigkeit entgegenwirken oder diese neben anderen Ursachen herbeiführen. Einzigartigkeit als ein herausragendes Charakteristikum der Lebenswelten alternder Menschen ist bereits in individuellen Lebensentwürfen angelegt. Die Variabilität der einzelnen Dimensionen und unterschiedlich ausgeprägte Beziehungen zwischen den einzelnen Dimensionen begründen eine Einzigartigkeit, die sich beispielsweise in unterschiedlichen Ressourcen und unterschiedlichen Bewältigungsstrategien in Problemsituationen artikulieren. Die Einzigartigkeit der Lebenswelten alternder Menschen erfordert ein pflegerisches Handeln, daß dieser Einzigartigkeit angemessen Rechnung trägt.

Anforderungen an berufliche Pflege umfassen eine Vielzahl von Orientierungen, Konzepten, Instrumenten und Schlüsselqualifikationen (vgl. Kap. 3). Eine Reflexion ausgewählter Pflegetheorien kommt zu dem Ergebnis, daß insbesondere individuelle Prozesse des Sinnfindens vor dem Hintergrund mehrdimensionaler Lebenswelten in Pflegetheorien zumeist nicht berücksichtigt werden. Zwischen Pflegetheorien und dem Begriff Lebenswelt bestehen Korrelationen, die weitergehender Untersuchungen bedürfen. Einzelne Dimensionen von Lebenswelten, beispielsweise Erwerb und Veränderung von Wissen, erhalten in Pflegetheorien einen besonderen Stellenwert. Pflegeforschung hat in den Lebenswelten von zu Pflegenden einen Gegenstand, dessen Dimensionen mit unterschiedlichen Methoden ermittelt und untersucht werden können. Als Beispiele können die Ethnologie und der Grounded Theory Ansatz dienen.

Anforderungen an Organisationen in Gesundheits- und Sozialwesen wenden sich insbesondere an Möglichkeiten der Gestaltung und Partizipation, die Pflegenden eingeräumt werden müssen, damit diese am Arbeitsort die eigenen Lebenswelten entfalten können (vgl. Kap. 4). Der Lebenswelt-Ansatz in den Organisationstheorien geht der Frage nach, ob und inwieweit Bedingungen und Inhalte von Arbeit sich als förderlich für die Identität von Arbeitnehmern auswirken.

Anforderungen an Aus-, Fort- und Weiterbildung in Pflegeberufen sind mit Blick auf eine Orientierung an den Lebenswelten von zu Pflegenden an einer wichtigen Prämisse auszurichten (vgl. Kap. 5). An den Lebenswelten von zu Pflegenden orientierte Pflegearbeit erfordert eine angemessene Würdigung der Lebenswelten von Lehrenden und Lernenden in didaktischen Modellen und Unterrichtskonzepten. Ausführungen zu Curricula nennen Lehr-/Lernziele und inhaltliche Schwerpunkte in den Bezugswissenschaften.

Zwei tiefgreifende Eindrücke erscheinen mir angesichts der vorangegangenen Ausführungen als unbedingt erwähnenswert. Mit den ausgewählten Theorien zum Begriff Lebenswelt kann eine zu-Pflegenden-Orientierung in der beruflichen Pflege angedeutet werden. Grenzen finden die Theorien aus Philosophie und Soziologie insbesondere dort, wo nach Erklärungen für das Handeln von zu Pflegenden gesucht wird. Hier erscheint mir die Zuhilfenahme von Konzepten aus anderen Disziplinen als unausweichlich. Für die Erklärung des Handelns von zu Pflegenden könnten sich neben anderen Konzepten solche aus der Psychologie, beispielsweise zu den Begriffen Entwicklung und Identität, als hilfreich erweisen.

Im Rahmen einer heuristischen Arbeit lassen sich unterschiedliche Dimensionen von Lebenswelten identifizieren. Die hier vorliegende Arbeit leistet allenfalls eine allgemeine Charakterisierung von Lebenswelten. Lebenswelten alternder Menschen erweisen sich bei näherer Betrachtung als im hohen Maßen variabel. Eine Annäherung an sich beständig verändernde Lebenswelten kann nur im konkreten Einzelfall gelingen.

Einer Orientierung von Pflegearbeit an den Lebenswelten von zu Pflegenden und Pflegenden sind enge Grenzen gesetzt. Pflegearbeit, die an den Lebenswelten von zu Pflegenden orientiert sein soll, erfordert besondere Qualifikationen. Wo der gegenwärtig erreichte Grad beruflicher Qualifikationen gefährdet ist, kann sich die erwünschte Orientierung möglicherweise nicht entfalten. Unterschiedliche Hinweise deuten Veränderungen der beruflichen Qualifikationen in Pflegeberufen an. Aus einer Fülle von Studiengängen gehen auf hohem Niveau qualifizierte Absolventen hervor. Das Gesetz für die soziale Pflegeversicherung und seine Ausführungsbestimmungen erzwingen zusätzliche Qualifikationen für Pflegende in Leitungspositionen. Diese Entwicklungen sind Ausdruck einer Verbesserung der formalen Qualifikationen. Das Infragestellen der Heimpersonalverordnung, die mit fünfzig Prozent einen ohnehin relativ niedrigen Anteil qualifizierten Personals vorsieht, ist ein Anzeichen für mögliche Verschlechterungen der Bedingungen von Pflegearbeit. Der vergleichsweise niedrige Anteil von Pflegefachkräften mit umfassender Ausbildung bei ambulanten Pflegediensten läßt Fragen hinsichtlich der angestrebten Qualität von Strukturen aufkommen. Überlegungen zu Ausbildungsgängen mit nur zwei Jahren Dauer deuten eine Verschlechterung der formalen Bedingungen für Pflegearbeit an. Hier entsteht der Eindruck, mit wenigen auf hohem Niveau qualifizierten Pflegefachkräften und einem vergleichsweise großen Anteil nicht oder wenig qualifizierter Pflegefachkräfte Pflegearbeit mit gleichbleibender Qualität erbringen zu wollen. Berufliche Pflegearbeit, die sich auch an den Lebenswelten von zu Pflegenden orientieren soll, erfordert eine fundierte Qualifikation. Eine Orientierung der Pflegearbeit an Lebenswelten führt nicht zwangsläufig zu einer Ausweitung der Ausbildung. Mit einiger Sicherheit kann indes auch konstatiert werden, daß eine solche Orientierung nicht die Ausdünnung der Ausbildung zur Folge haben kann. Eine deutliche Verschlechterung der Qualifikation von beruflichen Pflegenden gefährdet eine Orientierung an den Lebenswelten von zu Pflegenden.

Das Aussetzen der Pflegepersonalregelung in Krankenhäusern hat neben anderen Gründen eine rückläufige Personalentwicklung im Pflegebereich ermöglicht oder zumindest begünstigt. Diese Entwicklung muß als Minderung der Güte von Bedingungen aufgefaßt werden. Ein vergleichsweise un-

zureichender Personalstand kann zu einer weitgehend zweckrational bestimmten Pflegearbeit führen. Die Entfaltung der Lebenswelten von zu Pflegenden ist vor diesem Hintergrund nicht denkbar.

Eine Orientierung an Lebenswelten von zu Pflegenden wird überdies
durch die stark arbeitsteilige Organisation von Pflegearbeit erschwert. Diese
Form der Organisation von Pflegearbeit ist trotz absehbarer Veränderungen
noch längst nicht überwunden. Durch eine sich andeutende Polarisierung der
beruflichen Pflegenden, die ihren Ausdruck in wenigen Pflegefachkräften
und zahlreichen Pflegekräften findet, wird die funktionale Organisation der
Pflegearbeit vermutlich sogar verstärkt.

Der Einsatz standardisierter Arbeitsinstrumente kann einer Orientierung
an den Lebenswelten von zu Pflegenden ebenfalls entgegenwirken. Das Ar-
beitsinstrument Pflegediagnosen bedarf vor diesem Hintergrund einer kritischen Würdigung. Pflegediagnosen sind primär defizitorientiert (vgl.
STEPPE 1995). Möglicherweise läßt deshalb die Arbeit mit Pflegediagnosen
selbst Fragmente von Lebenswelten in den Hintergrund treten.

Die finanziellen Rahmenbedingungen für berufliche Pflegearbeit geben für
die Orientierung an und eine Verständigung zwischen Lebenswelten keine
Hilfestellung. In den Richtlinien der Pflegekassen sind beispielsweise Maß-
nahmen zur Förderung der Kommunikation, in dieser Arbeit als wichtiges
Medium der Verständigung ausgewiesen, ausdrücklich ausgeschlossen (vgl.
KLIE 1998: 139).

Unabhängig von geltenden Rahmenbedingungen ist immer nur eine Annäherung an fremde Lebenswelten möglich. SENNETT betont, daß

> „(...) in dieser Welt der Vielfalt keine Person der anderen erklären kann, was
> sie fühlt, was sie ist" (SENNETT 1995: 464).

Einen ähnlichen Befund erheben auch RICHTER und SAAKE. Die Beziehungen zwischen menschlichen Individuen lassen sich durch eine Inkon-
gruenz mindestens der Perspektiven charakterisieren.

> „Selbst in einer mikrosozialen Beziehung, wie sie beispielsweise die von
> Pflegeperson und Patient darstellt, muß prinzipiell von einer unaufhebbaren
> Inkongruenz der Perspektiven der Beteiligten ausgegangen werden"
> (RICHTER/SAAKE 1996: 174).

Eine an Verständigung orientierte Pflege findet hier ihre Grenzen. Das
Vermitteln zwischen den Lebenswelten von Pflegenden und zu Pflegenden
vollzieht sich auf einem schmalen Grat, das Scheitern ist immer schon angelegt.

„(...) wir können die Welt des Anderen nicht übernehmen, die Vergangenheit in ihrer Wirklichkeit und die Krankheit wie sie vom Kranken erlebt ist, wieder- bzw. nacherleben. Das Bewußtsein des Anderen, die Vergangenheit, die Krankheit reduzieren sich in ihrem Dasein nicht auf das, was ich von ihnen erkenne" (MERLEAU-PONTY 1966: 388).

Berufliche Pflegende werden lernen müssen, das Fremdsein der Lebenswelten von zu Pflegenden aushalten zu können. Das Aushalten von Fremdsein und der mögliche Zugewinn für das eigene Sein durch das Fremdsein der Anderen müssen in den Ausbildungsgängen beruflicher Pflege thematisiert werden. Die Thematisierung von Grenzen einer an Verständigung orientierten Pflege erhält mit Blick auf eine drohende Überforderung der Pflegenden besonderes Gewicht. Eine Überforderung droht, wo mit allen Mitteln eine Verständigung, mindestens aber ein Verstehen „erzwungen" werden soll. Hermeneutisches Verstehen und Prozesse des Aushandelns lassen immer ein Residuum zurück, daß nicht verhandelbar ist. Dem Verstehen sind auch dort Grenzen gesetzt, wo zu Pflegende das Preisgeben von Informationen verweigern, die ein Verstehen überhaupt erst ermöglichen. Jeder wie auch immer gelagerte Versuch des Verstehens kann eine Verletzung des Rechtes auf Selbstbestimmung der zu Pflegenden sein. Das Recht auf Selbstbestimmung wurde bereits an anderer Stelle ausführlich erörert (vgl. Kap. 3.1.1.) Lebenswelten von zu Pflegenden beeinflussen den Charakter pflegerischer Interventionen. Das Erbringen einer Dienstleistung Pflege ist dort einer Orientierung am Kontext enthoben, wo dieses vom „Kunden" erwünscht und alles andere nicht honoriert wird. Die Kundin/Der Kunde erwartet eine einfache Dienstleistung, vergleichbar beispielsweise einer Übernachtung im Hotel. Dienstleistungen vor einem solchen Hintergrund können erforderlich machen, jeglichen Kontext zu ignorieren.

Die skizzierten Veränderungen von Arbeitsbedingungen führen keineswegs zwangsläufig die Entfaltung der Lebenswelten von Pflegenden herbei. SENNETT hat die Auswirkungen des flexiblen Kapitalismus erforscht (vgl. SENNETT 1998). Die zentralen Aussagen seiner Untersuchung sind, daß der auf Flexibilität angelegte globale Kapitalismus eine Sinnfindung am Arbeitsplatz kaum mehr erlaubt, berufliche Erfahrungen weitgehend entwertet und Orientierungslosigkeit heraufbeschwört. Herausragende Merkmale des flexiblen Kapitalismus sind auf Kurzfristigkeit gründende Verhaltensweisen und Mangel an Loyalität und Verbindlichkeit. Kurzfristigkeit zwingt eine zunehmend größer werdende Zahl von Erwerbstätigen die Arbeitsstellen, Arbeitsformen und Wohnorte in kürzer werdenden Abständen zu wechseln. Die Instabilität von flexiblen Organisationen fordert von Erwerbstätigen das

Eingehen immer neuer Risiken. Der Aufbruch wird zum wichtigsten Prinzip in der Arbeitswelt erhoben (vgl. SENNETT 1998).

„Wenn alles Risiko-auf-sich-nehmen eine Reise ins Unbekannte ist, so hat doch der Reisende gewöhnlich ein Ziel vor Augen. Odysseus wollte den Weg in seine Heimat finden, Julien Sorel den in die Oberschicht. Die moderne Kultur des Risikos weist die Eigenheit auf, schon das bloße Versäumen des Wechsels als Zeichen des Mißerfolgs zu bewerten, Stabilität erscheint fast als Lähmung. Das Ziel ist weniger wichtig als der Akt des Aufbruchs" (SENNETT 1998: 115).

Der Prozeß des Sinnfindens in der Erwerbstätigkeit erfährt ein vorzeitiges Ende, wo das Primat der Flexibilität jegliche Kontinuität zerstört. Die Entfaltung der Lebenswelten von Pflegenden rückt angesichts solcher Bedingungen in weite Ferne.

Pflegearbeit, die an den Lebenswelten von zu Pflegenden orientiert ist und auch den Lebenswelten von Pflegenden Rechnung trägt, scheint angesichts der unmittelbar vorangegangenen Ausführungen kaum realisierbar zu sein. Eine Überforderung beruflicher Pflege mit der in dieser Arbeit skizzierten Orientierung droht insbesondere, wenn die je gegebenen Rahmenbedingungen nicht berücksichtigt werden. Stellvertretend für Rahmenbedingungen soll hier kurz die Finanzierung von Pflege thematisiert werden. An die Stelle individuell auszuhandelnder Pflegeleistungen treten möglicherweise definierte Module im Rahmen einer Grund- oder Regelversorgung. Die gegenwärtigen Systeme der sozialen Sicherung erlauben in absehbarer Zeit, so die sich abzeichnende Tendenz, ohnehin nur eine Grundversorgung. Mehrleistungen können von zu Pflegenden frei ausgewählt und kombiniert werden, wenn diese solche Leistungen zu honorieren bereit sind.

Die Orientierung von beruflicher Pflege an Lebenswelten sowohl zu Pflegender wie auch Pflegender ist mit Blick auf das vorhergehend umrissene Szenario nicht obsolet geworden. Engagement für dieses Projekt zu entwickeln, erscheint mir durchaus lohnenswert. Neben den Möglichkeiten einer solchen Orientierung sind jedoch immer auch deren Grenzen zu bedenken.

„Das Insistieren auf die Eigensinnigkeit lebensweltlicher Erfahrungen der Adressaten ist der Versuch und das Instrument der Gegenwehr zu den normalisierenden, disziplinierenden, stigmatisierenden und pathologisierenden Erwartungen, die gesellschaftliche Funktionen der Sozialen Arbeit seit je zu dominieren drohen" (THIERSCH 1992: 13).

Literatur

ANDEREGG-TSCHUDIN, H. (1988): Identifikation am Arbeitsplatz - Ist dies dem Pflegepersonal möglich? In: Pflege 1, 1; 28-32.

AXMACHER, D. (1991): Pflegewissenschaft - Heimatverlust der Krankenpflege? In: RABE-KLEBERG; U. (Hg.) (1991): Pro Person. Dienstleistungsberufe in Krankenpflege, Altenpflege und Kindererziehung. Bielefeld: Kritische Texte.

BADURA, B./FEUERSTEIN, G./SCHOTT, Th. (Hg.) (1993): System Krankenhaus. Arbeit, Technik und Patientenorientierung. Weinheim: Juventa.

BADURA, B./FEUERSTEIN, G. (1994): Systemgestaltung im Gesundheitswesen. Zur Versorgungskrise der hochtechnisierten Medizin und den Möglichkeiten ihrer Bewältigung. Weinheim: Juventa.

BADURA, B. (Hg.) (1981): Soziale Unterstützung und chronische Krankheit. Zum Stand sozialepidemiologischer Forschung. Frankfurt/Main: Suhrkamp.

BALTES, M. M. (1998): Selektive Optimierung mit Kompensation: Erfolgreiches Altern in der Alltagsgestaltung. In: KRUSE, A. (Hg.) (1998): Psychosoziale Gerontologie. Band 1: Grundlagen. Göttingen: Hogrefe.

BARTHOLOMEYCZIK, S. (1992): Zum Verständnis von Gesundheit und seinem Einfluß auf die Pflege. In: Deutsche Krankenpflege-Zeitschrift 45, 12; 826-830.

BECKER, W. (1991): Schlüsselqualifikationen- Begriffsgeschichte, Beispielse, Erläuterungen. In: MEIFORT, B. (Hg.) (1991): Schlüsselqualifikationen für gesundheits- und sozialpflegerische Berufe. Alsbach: Leuchtturm.

BENNER, P. (1994): Stufen zur Pflegekompetenz. From Novice to Expert. Bern: Huber.

BENNER, P./WRUBEL, J. (1997): Pflege, Streß und Bewältigung. Gelebte Erfahrung von Gesundheit und Krankheit. Bern: Huber.

BERGENER, M./KRANZHOFF, U. (1992): Die gerontopsychiatrische Klinik als Lebenswelt - Bedingungen, Probleme, Möglichkeiten. In: PETZOLD, C./PETZOLD, H. G. (Hg.) (1992): Lebenswelten alter Menschen. Hannover: Vincentz.

BERTRAM, M. (1999): Entwicklungsorientierte Berufsbildung. Wiesbaden: Ullstein Medical.

BIENSTEIN, C./FRÖHLICH, A. (1991): Basale Stimulation in der Pflege. Pflegerische Möglichkeiten zur Förderung von wahrnehmungsbeeinträchtigten Menschen. Düsseldorf: Selbstbestimmtes Leben.

BIERMANN, R. (1976): Unterricht. Essen: Neue Deutsche Schule.

BLIMLINGER, E./ERTL, A./KOCH-STRAUBE, U. /WAPPELS-HAMMER, E. (1994): Lebensgeschichten. Biographiearbeit mit alten Menschen. Hannover: Vincentz.

BOEGER, A./PICKARTZ, A. (1998): Die Pflege chronisch Kranker in der Familie. Psychosoziale Beeinträchtigungen und Wohlbefinden bei pflegenden Frauen. In: Pflege 11, 6; 319-323.

BÖHLE, F./BRATER, M./MAURUS, A. (1997): Pflegearbeit als situatives Handeln. Ein realistisches Konzept zur Sicherung von Qualität und Effizienz der Altenpflege. In: Pflege 10, 1; 18-22.

BÖHME, G. (1994): Weltweisheit, Lebensform, Wissenschaft: eine Einführung in die Philosophie. Frankfurt/Main: Suhrkamp.

BOHNSACK, R. (1993): Interaktion und Kommunikation. In: KORTE, H./SCHÄFERS, B. (Hg.) (1993): Einführung in Hauptbegriffe der Soziologie. Opladen: Leske + Budrich.

BORSI, G. (1994): Das Krankenhaus als Miniaturgesellschaft. Das Konzept der Organisationskultur als „root metaphor" zwischen Pflegequalität und Pflegeleistung. In: Pflegezeitschrift 47, 05; Beilage 2-30.

BORSI, G. (1995a): Handlungsketten - Machtketten: Neue Anforderungen an das Pflegemanagement (1. Teil). In: Pflege 8, 1; 70-81.

BORSI, G. (1995b): Handlungsketten - Machtketten: Neue Anforderungen an das Pflegemanagement (2. Teil). In: Pflege 8, 2; 95-106.

BORSI, G./SCHRÖCK, R. (1996): Pflegemanagement im Wandel. Perspektiven und Kontroversen. Berlin: Springer.

BOSCH, C. F. M. (1998): Vertrautheit. Studie zur Lebenswelt dementierender alter Menschen. Wiesbaden: Ullstein Medical.

BOSCH, D./BUSCHMANN, W./FISCHER, R. (1981): Beziehungstheoretische Didaktik. Dimensionen der sozialen Beziehung im Unterricht. Frankfurt/Main: Cornelsen.

BOTSCHAFTER, P./STEPPE, H. (1994): Theorie- und Forschungsentwicklung in der Pflege. In: SCHAEFFER, D./MOERS, M./ROSENBROCK, R. (Hg.) (1994): Public Health und Pflege. Zwei neue gesundheitswissenschaftliche Disziplinen. Berlin: Edition Sigma.

BRANDENBURG, H. (1997): Formen der selbständigen Lebensführung im Alltag bei hilfe- und pflegebedürftigen älteren Menschen. Zusammenhänge zur Gesundheit und zum sozial-räumlichen Kontext. In: Pflege 10, 5; 273-279.

BÜSCH, D./BÄßLER, U./BÄßLER, M. (1995): Stufen der Pflegequalität in der Altenpflege. In: SOWINSKI, C. (Hg.): Theoriegeleitetes Arbeiten in Ausbildung und Praxis. Ein Baustein zur Qualitätssicherung in der Altenpflege. Köln: Kuratorium Deutsche Altershilfe.

CHAPPELL, N./ORBACH, H. L. (1992): Sozialisation im höheren Alter. Eine Meadsche Perspektive. In: PETZOLD, C./PETZOLD, H. G. (Hg.) (1992): Lebenswelten alter Menschen. Hannover: Vincentz.

CLIFT, J. M. (1995): Curriculumprozeß als Methode der Curriculument-wicklung. In: PflegePädagogik 2, 1; 4-8.

DEUTSCHER BUNDESTAG, REFERAT ÖFFENTLICHKEITSARBEIT (Hg.) (1994): Zwischenbericht der Enquete-Kommission „Demographischer Wandel" - Herausforderung unserer älter werdenden Gesellschaft an den einzelnen und die Politik. Bonn: Deutscher Bundestag.

DEUTSCHES Zentrum für Altersfragen e.V. (Hg.) (1997): Zeitschriftenbi-bliographie Gerontologie 1996 der Literaturdatenbank Soziale Gerontologie und Altenarbeit GEROLIT. Band XX. Berlin: Mabuse.

DEUTSCHES Zentrum für Altersfragen e.V. (Hg.) (1998): Zeitschriftenbi-bliographie Gerontologie 1997 der Literaturdatenbank Soziale Gerontologie und Altenarbeit GEROLIT. Band XXI. Berlin: Mabuse.

DODENHOFF, E.(1997): Die pflegerische Übergabe. In: Pflege Aktuell 51, 11; 670-673.

DONALDSEN, S. K./CROWLEY, D. M. (1986): The Discipline of Nursing. In: NICOLL, L. (1992): Perspectives on Nursing Theory. Philadelphia: J. B. Lippincott Company.

DÜX, H. (1997): Lebenswelten von Menschen in einem Alten- und Pflege-heim. Eine qualitative Untersuchung mit heuristischen Methoden. Köln: Kuratorium Deutsche Altershilfe.

ELKELES, T. (1993): Arbeitsorganisation in der Krankenpflege. Zur Kritik der Funktionspflege. Frankfurt/Main: Mabuse.

ELKELES, T./MIELCK, A. (1993): Soziale und gesundheitliche Ungleich-heit. Theoretische Ansätze zur Erklärung von sozioökonomischen Unter-schieden in Morbidität und Mortalität. Berlin: Wissenschaftszentrum für Sozialforschung.

ENDRUWEIT, G. (1989): Integration. In: ENDRUWEIT, G./TROMMSDORF, G. (Hg.) (1989): Wörterbuch der Soziologie. Stuttgart: DTV/Enke.

FAWCETT, J. (1996): Pflegemodelle im Überblick. Bern: Huber.

FEIL, N. (1992): Validation. Ein neuer Weg zum Verständnis alter Men-schen. Wien: Altern & Kultur.

FISCHER; W./KOHLI, M. (1987): Biographieforschung. In: VOGES, W. (Hg.) (1987): Methoden der Biographie- und Lebenslaufforschung. Opladen: Leske + Budrich.

FLECHSIG, K.H./HALLER, H.D (1975): Einführung in didaktisches Han-deln. Ein Lernbuch für Einzel-und Gruppenarbeit. Stuttgart: Klett.

172

FLICK, U. (1991): Stationen des qualitativen Forschungsprozesses. In: FLICK, U. et al. (Hg.) (1991): Handbuch Qualitative Sozialforschung. München: Psychologie Verlags Union.

FOUCAULT, M. (1993): Die Geburt der Klinik. Eine Archäologie des ärztlichen Blickes. Frankfurt/Main: Fischer Taschenbuch.

FOUCAULT, M. (1995): Der Wille zum Wissen. Sexualität und Wahrheit 1. Frankfurt/Main: Suhrkamp.

FOUCAULT, M. (1996): Die Ordnung des Diskurses. Frankfurt/Main: Fischer Taschenbuch.

FUCHS, W. (1984): Biographische Forschung. Opladen: Westdeutscher.

GADAMER, G. (1965): Wahrheit und Methode. Grundzüge einer philosophischen Hermeneutik. Tübingen: Mohr.

GERHARDT, U. (1993): Gesundheit - ein Alltagsphänomen. Konsequenzen für Theorie und Methodologie von Public Health. Berlin: Wissenschaftszentrum für Sozialforschung.

GÖRRES; S. (1992): Geriatrische Rehabilitation und Lebensbewältigung. Alltagsbezogene Faktoren im Rehabilitationsprozeß und in der Nachsorge chronisch kranker älterer Menschen. Weinheim: Juventa.

GÖRRES, S. (1996): Pflegehandeln bei älteren Menschen. Ansätze zur Verwissenschaftlichung und Ableitung curricularer Strukturen. In: KRÜGER, H./PIECHOTTA, G./REMMERS, H. (1996): Forum Pflegewissenschaft 1: Innovationen der Pflege durch Wissenschaft. München: Altera.

GOFFMAN, E. (1972): Asyle. Über die soziale Situation psychiatrischer Patienten und anderer Insassen. Frankfurt/Main: Suhrkamp.

GREB, U. (1997): Das Metaparadigma der Krankenpflege. Erste Annäherung und Ergebnisse aus der Seminararbeit. In: Mabuse 22, 109; 60-65.

GRIPP, H. (1984): Jürgen Habermas. Und es gibt sie doch - Zur kommunikationstheoretischen Begründung von Vernunft bei Jürgen Habermas. Paderborn: Schöningh.

GRON, A. (1994): Maurice Merleau-Ponty: Wahrnehmung und die Welt. In: HÜGLI, A./LÜBCKE, P. (Hg.): Philosophie im 20. Jahrhundert. Band 1: Phänomenologie, Hermeneutik, Existenzphilosophie und Kritische Theorie. Reinbek: Rowohlt Taschenbuch.

GROND, E. (1992): Psychosoziale Aspekte der Inkontinenz. In: FÜSGEN, I. (Hg.): Der inkontinente Patient. Bern: Huber.

GROND, E. (1996): Die Pflege verwirrter alter Menschen. Psychisch Alterskranke und ihre Helfer im menschlichen Miteinander. Freiburg: Lambertus.

GROND, E. (1997): Altenpflege als Beziehungspflege. Ein interaktionelles Pflegekonzept. Hagen: Kunz.

HABERMAS, J. (1971): Vorbereitende Bemerkungen zu einer Theorie der Kommunikativen Kompetenz. In: HABERMAS, J./LUHMANN, N. (Hg.) (1971): Theorie der Gesellschaft oder Sozialtechnologie. Frankfurt/Main: Suhrkamp.

HABERMAS, J. (1973): Zur Logik der Sozialwissenschaften. Frankfurt/Main: Suhrkamp.

HABERMAS, J. (1997a): Theorie des kommunikativen Handelns. Band 1. Frankfurt/Main: Suhrkamp.

HABERMAS, J. (1997b): Theorie des kommunikativen Handelns. Band 2. Zur Kritik der funktionalistischen Vernunft. Frankfurt/Main: Suhrkamp.

HALLOWAY, I./WHEELER, S. (1998): Qualitative Pflegeforschung, Grundlagen qualitativer Ansätze in der Pflege. Wiesbaden: Ullstein Medical.

HARTMANN-ROHRBACH, C. (1998): <Am Samstag ging die Familie baden>. In: Pflegezeitschrift 51, 12; 941-943.

HATCH, F./MAIETTA, L./SCHMIDT, S. (1992): Kinästhetik. Interaktion durch Berührung und Bewegung in der Krankenpflege. Eschborn: DBfK.

HEERING, C./HEERING, K./MÜLLER, B./BODE, K. (1997): Pflegevisite und Partizipation. Wiesbaden: Ullstein Medical.

HELLERICH, G. (1990): Die Lebenswelt Wahnsinniger. Freiburg: Lambertus.

HÖHMANN, U./WEINRICH, H./GÄTSCHENBERGER, G. (1997): Neues Dokumentationssystem zur vereinfachten patientenbezogenen Umsetzung des Pflegeprozesses in ambulanter und stationärer Langzeitpflege. In: Pflege 51, 3; 157-163.

HÖHMANN, U./MÜLLER-MUNDT, G./SCHULZ, B. (1999): Erleben und Bewältigung von chronischer Krankheit und Pflegebedürftigkeit. In: Pflege aktuell 53, 2; 74-79.

HUSSERL, E. (1962): Die Krisis der europäischen Wissenschaften und die transzendentale Phänomenologie. Eine Einleitung in die phänomenologische Philosophie. Den Haag: Nijhoff.

ILLICH, I. (1995): Die Nemesis der Medizin. Die Kritik der Medikalisierung des Lebens. München: Beck.

JANK, W./MEYER, H. (1994): Didaktische Modelle. Frankfurt/Main: Cornelsen.

KASTEN, M. (1995): Qualitätssicherung in der Pflege und ihre Voraussetzungen. In: Mabuse 20, 86; 48-51.

KESSELRING, A. (1996): Einführung. Die Lebenswelt der Patienten. In: KESSELRING, A. (Hg.) (1996): Die Lebenswelt der Patienten. Bern: Huber.

174

KIESER, A. (1995): Anleitung zum kritischen Umgang mit Organisationstheorien. In: KIESER, A. (Hg.) (1995): Organisationstheorien. Stuttgart: Kohlhammer.

KIESER, A. (1995): Managementlehre und Taylorismus. In: KIESER, A. (Hg.) (1995): Organisationstheorien. Stuttgart: Kohlhammer.

KIWITZ, P. (1986): Lebenswelt und Lebenskunst. Perspektiven einer kritischen Theorie des sozialen Lebens. München: Fink.

KLAFKI, W. (1975): Studien zur Bildungstheorie und Didaktik. Weinheim: Beltz.

KLAFKI, W. (1996): Neue Studien zur Bildungstheorie und Didaktik. Zeitgemäße Allgemeinbildung und kritisch-konstruktive Didaktik. Weinheim: Beltz.

KLEMENS, U. (1991): Schlüsselqualifikationen im Gesundheits- und Sozialwesen. In: MEIFORT, B. (Hg.) (1991): Schlüsselqualifikationen für gesundheits- und sozialpflegerische Berufe. Alsbach: Leuchtturm.

KLIE, T. (1987): Heime im normativen Konflikt. In: BRANDT, H./DENNEBAUM, E.M./RÜCKERT, W.: Stationäre Altenhilfe. Problemfelder, Rahmenbedingungen, Perspektiven. Freiburg: Lambertus.

KLIE, T. (1998): Pflegeversicherung. Hannover: Vincentz.

KOCH-STRAUBE, U. (1997): Fremde Welt Pflegeheim. Eine ethnologische Studie. Bern: Huber.

KOLLECK, B. (1997): Kommunikation mit Patienten. In: Pflege 10, 6; 335-340.

KRÜGER, H. (1997): <Korsettstangen und besetzte Stühle> - Wege aus den Sackgassen der Pflege. In: Organisationsgruppe Studentische Fachtagung Bremen (Hg.) (1997): PflegekultTour 2001. Frankfurt/Main: Mabuse.

LEITHÄUSER, T./SENGHAAS-KNOBLOCH, E./VOLMERG, B. (1986): Betriebliche Lebenswelt. Eine Sozialpsychologie industrieller Arbeitsverhältnisse. Opladen: Westdeutscher.

LEVINAS, E. (1989): Humanismus des anderen Menschen. Hamburg: Meiner.

LÜBCKE, P. (1994): Edmund Husserl: Die Philosophie als strenge Wissenschaft. In: HÜGLI, A./LÜBCKE, P. (Hg.): Philosophie im 20. Jahrhundert. Band 1: Phänomenologie, Hermeneutik, Existenzphilosophie und Kritische Theorie. Reinbek: Rowohlt Taschenbuch.

MANNHEIM, K. (1980): Strukturen des Denkens. Frankfurt/Main: Suhrkamp.

MAYNTZ, R. (1963): Soziologie der Organisation. In: GRASSI, Ernesto (Hg.): Rowohlts deutsche Enzyklopädie. Sachgebiet Soziologie. Reinbek: Rowohlt Taschenbuch.

MEIFORT, B. (1991): Schlüsselqualifikationen und berufliche Bildungskonzepte für gesundheits- und sozialpflegerische Berufe. In: MEIFORT, B. (Hg.) (1991): Schlüsselqualifikationen für gesundheits- und sozialpflegerische Berufe. Alsbach: Leuchtturm.

MERLEAU-PONTY, M. (1966): Phänomenologie der Wahrnehmung. Berlin: Walter de Gruyter.

MISCHO-KELLING, M./WITTNEBEN, K. (1995): Pflegebildung und Pflegetheorien. München: Urban & Schwarzenberg.

MOERS, M. (1994): Anforderungs- und Berufsprofil im Wandel. In: SCHAEFFER, D./MOERS, M./ROSENBROCK, R. (Hg.) (1994): Public Health und Pflege. Zwei neue gesundheitswissenschaftliche Disziplinen. Berlin: Edition Sigma.

MÜHLMANN, W. E. (1980): Lebenswelt. In: RITTER, J./GRÜNDER, K. (Hg.): Historisches Wörterbuch der Philosophie. Darmstadt: Wissenschaftliche Buchgesellschaft.

MÜLLER-MUNDT, G./SCHULZ, B./HÖHMANN, U.(1998): Patientenorientierte Qualitätssicherung. Information und Kooperation der Gesundheitsdienste als Voraussetzung für eine integrierte Versorgungspraxis. In: Pflege 52, 4; 192-198.

MULKE-GEISLER, M. (1994): Erfahrungsbezogener Unterricht in der Krankenpflege. Berlin: Springer.

NEUMANN, B. (1997): Pflege und die Systemperspektive. In: SCHAEFFER, D. (Hg.) (1997): Pflegetheorien. Beispiele aus den USA. Bern: Huber.

OVERLANDER, G. (1994): Die Last des Mitfühlens. Aspekte der Gefühlsregulierung in sozialen Berufen am Beispiel der Krankenpflege. Frankfurt/Main: Mabuse.

PARSE, R. R. (1995): Illuminations. The Human Becoming Theory in Practice and Research. New York: National League for Nursing Press.

PEPLAU, H. E. (1997): Zwischenmenschliche Beziehungen in der Pflege. Ausgewählte Werke. Bern: Huber.

PETRY, H. (1996): <Wollen wir heute duschen? Nein, das Wetter ist zu schlecht!> Verwirrtsein. In: KESSELRING, A. (Hg.) (1996): Die Lebenswelt der Patienten. Bern: Huber.

PETZOLD, H. G. (1992): Bedrohte Lebenswelten - Überforderung, Burnout und Gewalt in Heimen. In: PETZOLD, C./PETZOLD, H. G. (Hg.) (1992): Lebenswelten alter Menschen. Hannover: Vincentz.

176

PETZOLD, H. G./PETZOLD, C. (1992): Soziale Gruppe, „socid worlds" und „narrative Kultur" alter Menschen und gerontotherapeutischer Arbeit. In: PETZOLD, C./PETZOLD, H. (Hg.) (1992): Lebenswelten alter Menschen. Hannover: Vincentz.

POPP, W. (1976): Kommunikative Didaktik. Soziale Dimensionen des didaktischen Feldes. Weinheim: Beltz.

REIBERG, U./SAUER, P./WISSERT, M. (1998): Case Management. Was bei der Implementierung zu beachten ist. In: Pflege Management 3, 2; 6 - 11.

REIMANN, H. (1989): Kommunikation. In: ENDRUWEIT; G./TROMMSDORF, G. (Hg.): Wörterbuch der Soziologie. Stuttgart: DTV/Enke.

REMMERS, H. (1997): Normative Dimensionen pflegerischen Handelns - Zur ethischen Relevanz des Körpers. In: Pflege 10, 5; 279-284.

RICHTER, D./SAAKE, I. (1996): Die Grenzen des Ganzen. Eine Kritik holistischer Ansätze in der Pflegewissenschaft. In: Pflege 9, 3; 171-179.

RICKA-HEIDELBERGER, R./WINIKER, J. (1994): Die Förderung von Schlüsselqualifikationen in den Pflegeberufen. Aarau: Schweizerisches Rotes Kreuz.

ROSENTHAL, G. (1995): Erlebte und erzählte Lebensgeschichte. Gestalt und Struktur biographischer Selbstbeschreibungen. Frankfurt/Main: Campus.

SCHACHTNER, C. (1996): Die Ressourcen-Orientierung in der Pflege. Ein Beitrag zur Zukunft der Pflege in Theorie und Praxis. In: Pflege 9, 3; 198-206.

SCHAEFFER, D. (1994): Zur Professionalisierbarkeit von Public Health und Pflege. In: SCHAEFFER, D./MOERS, M./ROSENBROCK, R. (Hg.) (1994): Public Health und Pflege. Zwei neue gesundheitswissenschaftliche Disziplinen. Berlin: Edition Sigma.

SCHAEFFER, D./MOERS, M./ROSENBROCK, R. (1994): Zum Verhältnis von Public Health und Pflege. In: SCHAEFFER, D./MOERS, M./ROSENBROCK, R. (Hg.) (1994): Public Health und Pflege. Zwei neue gesundheitswissenschaftliche Disziplinen. Berlin: Edition Sigma.

SCHELLER, I. (1981): Erfahrungsbezogener Unterricht. Praxis, Planung, Theorie. Berlin: Cornelsen.

SCHLETTIG, H. J./VON DER HEIDE, U. (1995): Bezugspflege. Berlin: Springer.

SCHNEEKLOTH, U. (1996): Entwicklung von Pflegebedürftigkeit im Alter. In: Zeitschrift für Gerontologie und Geriatrie 29 ,1; 11-17.

SCHÜTZ, A. (1974): Der sinnhafte Aufbau der sozialen Welt. Eine Einleitung in die verstehende Soziologie. Frankfurt/Main: Suhrkamp.

SCHÜTZ, A./LUCKMANN, T. (1979): Strukturen der Lebenswelt. Band 1 und 2. Frankfurt/Main: Suhrkamp.

· SCHÜTZE, F. (1984): Kognitive Figuren des autobiographischen Stegreiferzählens. In: KOHLI, M./ROBERT, G. (Hg.) (1984): Biographie und soziale Wirklichkeit. Stuttgart: Metzler.

SCHULZ VON THUN, F. (1998): Miteinander reden: Störungen und Klärungen. Psychologie der zwischenmenschlichen Kommunikation. Reinbek: Rowohlt Taschenbuch.

SCHWEPPE, C. (1998): Biographisierung der Altersphase und Biographieorientierung in der Sozialen Altenarbeit. In: Zeitschrift für Gerontologie und Geriatrie 31, 5; 325-330.

SEIFFERT, H. (1983): Einführung in die Wissenschaftstheorie. Bd. 2: Phänomenologie, Hermeneutik und historische Methode, Dialektik. München: Beck.

SENNETT, R. (1998): Der flexible Mensch. Die Kultur des neuen Kapitalismus. Berlin: Berlin.

SENNETT, R. (1995): Fleisch und Stein. Der Körper und die Stadt in der westlichen Zivilisation. Berlin: Berlin.

SKIRBEKK, G./GILJE, N. (1993): Geschichte der Philosophie. Eine Einführung in die europäische Philosophiegeschichte. Band 2. Frankfurt/Main: Suhrkamp.

STEPPE, H. (1995): Auswirkungen auf Pflegekonzepte. Implikationen für die Praxis. In: HÖHMANN, U. (Hg.) (1995): Pflegediagnosen. Irrweg oder effektives Instrument professioneller Pflegepraxis. Eschborn: DBfK.

STRAKA, G. (Hg.) (1990): Aktive Mediennutzung im Alter. Heidelberg: Asanger.

STRAKA, G./NOLTE, H./SCHAEFER-BEIL, C. (1988): Ältere Bürger und neue Technik. Düsseldorf: Ministerium für Arbeit, Gesundheit und Soziales.

TAUBERT, J. (1994): Pflege auf dem Weg zu einem neuen Selbstverständnis. Berufliche Entwicklung zwischen Diakonie und Patientenorienbtierung. Frankfurt/Main: Mabuse.

THIERSCH, H. (1992): Lebensweltorientierte soziale Arbeit. Weinheim: Juventa.

THOMAE, H: (1994): Akzeptieren von Belastungen. Ein Beitrag zur „Coping-Forschung". In: Zeitschrift für Gerontologie 27, 1; 57-64.

THOMAE, H. (1992): Das Lebensweltkonzept im Lichte einer kognitiven Theorie des Alterns. In: PETZOLD, C./PETZOLD, H. G. (Hg.) (1992): Lebenswelten alter Menschen. Hannover: Vincentz.

178

THOMSSEN, W. (1992): Das Eigene und das Fremde oder das hermeneutische Verstehen des Anderen. In: Hessischer Volkshochschulverband (Hg.): Hessische Blätter für Volksbildung 13, 4; 300-306.

TOKARSKI, W./SCHMITZ-SCHERZER, R. (1992): Lebenswelten im Wandel - der Beitrag der gerontologischen Longitudinalforschung für das Verständnis der Veränderung von Lebenswelten. In: PETZOLD, C./PETZOLD, H. G. (Hg.) (1992): Lebenswelten alter Menschen. Hannover: Vincentz.

TREIBEL, A. (1993): Einführung in soziologische Theorien der Gegenwart. Opladen: Leske + Budrich.

VOGES, W. (1996): Soziologie des höheren Lebensalters. Eine Einführung in die Alterssoziologie und Altenhilfe. Augsburg: Maro.

WAHL, H. W./BALTES, M. (1992): Die Mikroökologie alter Menschen: Forderung nach Autonomie und Sicherheit. In: PETZOLD, C./PETZOLD, H. G. (Hg.) (1992): Lebenswelten alter Menschen. Hannover: Vincentz.

WALDENFELS, B. (1985): In den Netzen der Lebenswelt. Frankfurt/Main: Suhrkamp.

WALDENFELS, B. (1988): Alltag als Schmelztiegel der Rationalität. In: Amerikastudien: 32; 200 - 208.

WATZLAWIK, P./BEAVIN, J. H./JACKSON, D. D. (1990): Menschliche Kommunikation. Formen, Störungen, Paradoxien. Bern: Huber.

WEIDNER, F. (1995): Professionelle Pflegepraxis und Gesundheitsförderung. Eine empirische Untersuchung über Voraussetzungen und Perspektiven des beruflichen Handelns in der Krankenpflege. Frankfurt/Main: Mabuse.

WELZ, F. (1996): Kritik der Lebenswelt. Eine soziologische Auseinandersetzung mit Edmund Husserl und Alfred Schütz. Opladen: Westdeutscher.

WENDT, W. R. (1997): Case Management im Sozial- und Gesundheitswesen. Eine Einführung. Freiburg: Lambertus.

WERNER, M. (1997): Das Pflegeverständnis als eine Grundlage zur Entwicklung der Pflegepraxis. Erster Teil: Die Erhebungsmethode. In: Pflege 10, 2; 91-95.

WERNER, M. (1997): Das Pflegeverständnis als eine Grundlage zur Entwicklung der Pflegepraxis. Zweiter Teil: Der Analyseprozeß. In: Pflege 10, 3; 138-143.

WISSERT, M. (1998): Grundfunktionen und fachliche Standards des Unterstützungsmanagements. In: Zeitschrift für Gerontologie und Geriatrie 31, 5; 331 - 337.

WITTNEBEN, K. (1994): Pflegekonzepte in der Weiterbildung zur Pflege-lehrkraft. Über Voraussetzungen und Perspektiven einer kritisch-konstruktiven Didaktik der Krankenpflege. Frankfurt/Main: Peter Lang.

WOLLNICK, M. (1995): Interpretative Ansätze in der Organisationstheorie. In: KIESER, A. (Hg.): Organisationstheorien. Stuttgart: Kohlhammer.

WÜNSCHE, H. (1998): Pflegeeinsatz nach § 37.3 Pflegeversicherungsge-setz. In: Pflege Aktuell 52, 6; 346-349.

ZDERAD, L. T. (1997): Empathie in der Pflege. In: SCHAEFFER, D. (Hg.) (1997): Pflegetheorien. Beispiele aus den USA. Bern: Huber.

ZEMAN, P. (1998): Soziale Altenarbeit - Aktuelle Orientierungen und Strategien. In: Zeitschrift für Gerontologie und Geriatrie 31, 5; 313-318.

ZIELKE-NADKARNI, A. (1997): Einige Überlegungen zur Fachsprache in der Pflege. In: Pflege 10, 1; 43-46.

Schriftenreihe
GESUNDHEIT - PFLEGE - SOZIALE ARBEIT

Herausgeber/innen:

Prof. Dr. Sabine Bartholomeyczik, Frankfurt/Main
Prof. Dr. med. Eberhard Göpel, Magdeburg
Prof. Dr. Stefan Görres, Bremen
Prof. Dr. Hans-Günther Homfeldt, Trier
Prof. Dr. med. Ulrich Laaser, Bielefeld
Prof. Dr. Albert Mühlum, Heidelberg

Zielstellung:

Innerhalb weniger Jahre hat sich in Deutschland ein neues Verständnis für die notwendige Umgestaltung der gesundheitlichen Versorgung entwickelt. Bisher vernachlässigte Aufgabenfelder im Public-Health-Bereich, in der Pflege und in der Sozialen Arbeit werden restrukturiert und wissenschaftlich bearbeitet. Lehre und Forschung, Berufspraxis und Gesundheitspolitik sind zunehmend aufeinander bezogen. Eine differenzierte Infrastruktur für Gesundheitsreformen und anwendungsbezogene Forschung entsteht. Träger dieser Entwicklung sind sowohl Universitäten wie Fachhochschulen.

Die Herausgeber/innen der Schriftenreihe GESUNDHEIT - PFLEGE - SOZIALE ARBEIT sehen es als ihre Aufgabe an, Ergebnisse und Erfahrungen aus diesen drei Wissenschaftsbereichen zu veröffentlichen sowie die interdisziplinären und interinstitutionellen Schnittstellen zu bearbeiten.

D V G E - DEUTSCHER VERBAND FÜR GESUNDHEITSWISSENSCHAFTEN gem. e.V.

[German Association for the Health Sciences and Public Health]

DVGE - GESUNDHEIT FÜR ALLE

Gesundheit ist ein wertvolles Gut. Nicht nur für den Einzelnen, sondern für die gesamte Gesellschaft. Dieses wichtige Gut für alle zu sichern, ist die Hauptaufgabe des Deutschen Verbandes für Gesundheitswissenschaften (DVGE). Der Verband fördert Innovation, Professionalität und Wissen und arbeitet intersektoral an der Schnittstelle zwischen Gesundheitswissenschaften, Public-Health-Praxis, Gesundheitsmanagement und Organisationsentwicklung.

INTERDISZIPLINÄR UND MULTIPROFESSIONELL

Der DVGE operiert bundesweit und fachübergreifend. Als Sprachrohr seiner Mitglieder vertritt er professionelle und wissenschaftliche Interessen in Lehre und Forschung, in Praxis, Management und Organisationsentwicklung von Public Health.

Der DVGE wendet sich an alle im Gesundheitsbereich Tätigen und alle an Fragen der Gesundheit Interessierten, unter anderem an:
- *Studierende und AbsolventInnen der Gesundheitswissenschaften/Public Health an Universitäten und Fachhochschulen,*
- *WissenschaftlerInnen aus der Ökonomie, Gesundheitspsychologie, Gesundheitspädagogik, Sportwissenschaft, Gesundheitssoziologie, Umweltwissenschaft,*
- *Berufstätige in der gesundheitlichen Versorgung aus Medizin, Pflege, Psychiatrie, öffentlichem Gesundheitswesen, Gesundheitsverwaltung, -politik und -selbsthilfe.*

DAS "PLUS" AN WISSEN

Ihre Vorteile als DVGE-Mitglied:
Sie diskutieren mit!
Sie unterstützen die Gesundheitswissenschaften/Public Health!
Sie nehmen an den jährlichen Tagungen teil (reduzierte Beiträge)!
Sie erhalten kostenlos alle Verbandspublikationen und das "European Journal of Public Health"!
Sie erhalten 40 % Rabatt auf das Abonnement der "Zeitschrift für Gesundheitswissenschaften" im Juventa-Verlag - einschließlich des halbjährigen Bulletins der Association of Schools of Public Health in the European Region (ASPHER)!
Ihr Mitgliedbeitrag ist steuerlich voll abzugsfähig!

INFORMIEREN SIE SICH!

Geschäftsstelle:
Deutscher Verband für Gesundheitswissenschaften (DVGE)
Ev. Johanneskrankenhaus
Schildescher Str. 101
D-33611 Bielefeld
Tel.: +521/801-2130/1; Fax: +521/801-2150; Email: karsten-gebhardt@johanneswerk.de
Homepage: http://health.ibs.uni-bielefeld.de/dvge

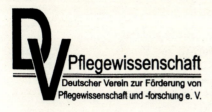

Pflegewissenschaft

Deutscher Verein zur Förderung von
Pflegewissenschaft und -forschung e. V.

jetzt auch im Internet:
www.dv-pflegewissenschaft.de

überverbandliches, bundesweites Forum für alle an der Pflegewissenschaft Interessierten

- Fachtagungen
- Zeitschrift „Pflege und Gesellschaft"
- Literaturlisten
- Dokumentationen
- Finanzielle Unterstützung der Mitglieder bei pflegewissenschaftlichen Aktivitäten und Arbeiten

Sektionen	Arbeitsgruppen
➢ *Historische Pflegeforschung*	➢ *Übersetzungen und Veröffentlichungen*
➢ *Bildungsforschung und -planung*	➢ *Ethik in der Pflege*
➢ *Hochschullehre Pflegewissenschaft*	➢ *Werbung und Öffentlichkeitsarbeit*
In diesen Sektionen und Arbeitsgruppen finden Sie Kontakte, Informationen, Engagement, Unterstützung und Beratung für Ihre eigene Arbeit.	

Interessiert?
Telefonieren, schreiben, faxen oder mailen Sie an:

DV Pflegewissenschaft
Bürgerstr. 47

47057 Duisburg
Tel./Fax 0203/356 793
info@dv-pflegewissenschaft.de

DGS
Deutsche Gesellschaft für Sozialarbeit
Forum für Wissenschaft und Praxis

Die Deutsche Gesellschaft für Sozialarbeit ist eine wissenschaftliche Gesellschaft. Sie dient der Förderung und Entwicklung der Sozialen Arbeit in Wissenschaft, Ausbildung und Praxis.

Die DGS vertritt die Anliegen der Sozialen Arbeit nach innen und außen
Nach innen in der Diskussion von Entwicklungen und Perspektiven sozialer Dienste und gemeinwesenbezogener Aktivitäten; nach außen durch öffentliche Darstellung von Zielen und Aufgaben der Sozialarbeit. Ihre Beteiligung an der politischen Diskussion soll zur Lösung sozialer Probleme und gleichzeitig zur höheren Wertschätzung von Sozialarbeit beitragen. Ein Zusammenwirken mit anderen Gremien und Fachverbänden in diesem Sinne ist ausdrücklich erwünscht.

Die DGS dient der Weiterentwicklung der Sozialarbeit als Profession und als Disziplin
Die sozialen Nöte der Zeit verlangen nach professionellen Antworten, die Profession verlangt nach wissenschaftlicher Fundierung. Die DGS will beiden Anliegen gerecht werden. Im Interesse der *Identität und Wirksamkeit von Sozialarbeit* pflegt sie den Austausch mit dem internationalen social work; im Interesse einer *Allianz für das Soziale* setzt sie auf die Pluralität der politischen, weltanschaulichen und fachlichen Überzeugungen; im Interesse einer *theoriegeleiteten Sozialarbeit* fördert sie die Entwicklung der Sozialarbeitswissenschaft.

Die DGS bietet ein Forum für Wissenschaft und Praxis der Sozialen Arbeit
Soziale Arbeit bedarf einer möglichst breiten wissenschaftlichen Vertretung und praktischen Unterstützung. Die DGS lädt daher Angehörige aller Berufe und Disziplinen, die auf dem Gebiet der Sozialen Arbeit tätig sind oder sie fördern wollen, zur Mitarbeit ein. Der Erfahrungszusammenhang der beruflich Tätigen und der sozialen Aufgabenstellung ist unverzichtbarer Bestandteil des wissenschaftlichen Diskurses, daher sind VertreterInnen der Praxis ausdrücklich willkommen. Die DGS ist jedoch keine berufsständische Vertretung.

Eine Mitgliedschaft in der Deutschen Gesellschaft für Sozialarbeit bedeutet
- Sie unterstützen die Profilierung der Sozialen Arbeit in Theorie und Praxis
- Sie sind informiert über aktuelle fachliche Entwicklungen in der Sozialen Arbeit
- Sie beteiligen sich direkt an den einschlägigen Auseinandersetzungen
- Sie bewegen sich in einem Kreis anerkannter Wissenschaftler und Praktiker
- Sie erhalten die renommierten „Blätter der Wohlfahrtspflege" als Mitgliederzeitschrift
- Sie werden als Mitglied unmittelbar über Tagungen und Kolloquien der DGS informiert
- Sie erhalten einen Mitgliederrundbrief und einen Mitgliederrabatt für Tagungen.

Geschäftsstelle:
Deutsche Gesellschaft für Sozialarbeit (DGS)
Postfach 1162
74370 Sersheim
Tel.: 07042/3984 Fax: 07042/8317-40
Email: DGS-Sersheim@t-online.de
Homepage: http://www.fh-fulda.de/dgs